国医大师

颜正华

手抄医书七种

颜正华 高 琰 编著

人民卫生出版社

图书在版编目（CIP）数据

国医大师颜正华手抄医书七种 / 颜正华，高琰编著 .
—北京：人民卫生出版社，2019
ISBN 978-7-117-27071-7

Ⅰ．①国…　Ⅱ．①颜…②高…　Ⅲ．①医案－汇编－
中国　Ⅳ．①R249.1

中国版本图书馆 CIP 数据核字（2019）第 005399 号

| 人卫智网 | www.ipmph.com | 医学教育、学术、考试、健康，购书智慧智能综合服务平台 |
| 人卫官网 | www.pmph.com | 人卫官方资讯发布平台 |

国医大师颜正华手抄医书七种

编　　著：颜正华　高　琰
出版发行：人民卫生出版社（中继线 010-59780011）
地　　址：北京市朝阳区潘家园南里 19 号
邮　　编：100021
E - mail：pmph @ pmph.com
购书热线：010-59787592　010-59787584　010-65264830
印　　刷：北京铭成印刷有限公司
经　　销：新华书店
开　　本：710×1000　1/16　印张：22
字　　数：407 千字
版　　次：2018 年 12 月第 1 版　2018 年 12 月第 1 版第 1 次印刷
标准书号：ISBN 978-7-117-27071-7
定　　价：72.00 元
打击盗版举报电话：010-59787491　E-mail：WQ @ pmph.com
（凡属印装质量问题请与本社市场营销中心联系退换）

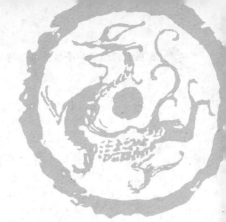

作者简介

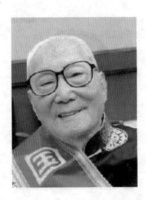

颜正华（1920年—），江苏丹阳人，师从清末"孟河医派"代表医家马培之的再传弟子杨博良，为孟河医派第四代传人。20岁满师归里，悬壶应诊，誉满乡里。曾任南京中医学院（现为南京中医药大学）中药学教研组组长。1957年奉原卫生部调遣，参与组建北京中医学院（现为北京中医药大学），历任中医系中药教研组组长、中药教研室主任、中药研究所名誉所长、校学术委员会副主任委员等职。现为北京中医药大学终身教授、主任医师、中华中医药学会终身理事、国家级非物质文化遗产代表性传承人、北京市首都国医名师、国家首批国医大师。颜正华教授是著名的中医学家、中药学家、中医教育家，是新中国中医药高等教育中药学科主要创始人和奠基人。主持编写了大量教材，自1956年编写第1版南京中医学院《中药学》讲义，到主编《全国高等中医院校教学参考丛书·中药学》，确立了当代高等中医药院校中药学教学的基本框架与内容。1986年出版的《临床实用中药学》奠定了临床中药学的基本内容。作为博士生导师、全国老中医药专家学术经验继承指导老师，为国家培养了大批中医药人才，获得国务院颁发的"对中医药有突出贡献"证书和特殊津贴，国家中医药管理局颁发的"全国老中医药专家经验继承工作优秀指导老师""全国优秀中医临床人才研修项目优秀指导老师"等荣誉。"颜正华临床经验及学术思想"被列为"十一五"国家科技支撑计划项目。

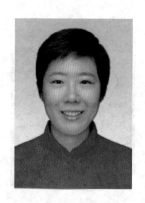

高琰，出身于中医世家，颜正华教授家传弟子、学术继承人，孟河医派第五代传人。北京中医药大学中医临床专业硕士，毕业后就职于北京医院中医科，主治医师。国家中医药管理局"颜正华名医工作室"主要成员，中华中医药学会脾胃病分会青年委员，北京中医药学会老年病专业委员会青年委员，参与国家级"十一五"科技支撑计划课题1项，北京市自然科学基金课题1项。师从颜正华先生十余年，主编《大国医——平淡之中见神奇》，参与编写国家"十三五"规划教材《中药学》，以及《国医大师颜正华学术经验集成》《颜正华中药学思想与临床用药研究全集》《颜正华学术经验辑要》《临床中药学备要》《临床中药学科服务手册》《老年疾病安全用药手册》《黄帝内经通释》《名老中医之路续编》《老年护理学——问题与实践》等专著10余部。

序

时光飞逝，岁月如梭，回忆我的中医生涯，从20世纪30年代后期开始学医至今，已走过八十多个年头。我学医是在日寇侵华、战火燎原的时代。我家庭本不算富裕，日寇在我家乡江苏丹阳烧杀抢掠，我童年时的记忆便是随父母逃难，生活十分艰苦，为了谋生，我父母让我学习医术。我14岁上私塾时，当地的名儒戴雨三老师开始教我背诵诸如《素问灵枢类纂》《伤寒论》《金匮要略》《汤头歌诀》《药性赋》和《脉诀》等中医启蒙读物，后来我又学习了《医学心悟》《类证治裁》《温病条辨》《妇科辑要》等多部医书及大量医案，读了两年半的中医书籍，加深了对中医中药的理解。后经人介绍，我有幸拜"孟河医派"杨博良先生为师，成为我成才之路上最为重要的一步。

孟河医派始于明末清初，以常州武进孟河镇为中心，以费、马、巢、丁四大医系为代表名扬大江南北，成为继温病学派后的一支新军，文化底蕴深厚，流派色彩明显，学术成就突出，正如丁甘仁先生所说："吾吴医学之盛，甲于天下；而吾孟河名医之众，又冠于吴中。"杨博良先生乃是孟河医派马系代表医家马培之的再传弟子，尽得真传，早年以外科蜚声常州城，内、外、妇、幼各科患者接踵而至，门诊日不暇给。先生治外感、内伤得益于《务存精要》《马征君医案》，治疡科宗《外科集腋》《青囊秘传》，治妇科、幼科遵邓氏家传——马培之嫡传弟子邓星伯，实为孟河医派中的佼佼者。

我当年拜师学医，父母替我收拾行囊，行几百里路程到达杨博良先生家中，3年多时间于杨师门下日夜研学。我还记得杨师家宅宽阔，大门悬一匾，患者题赠"功同扁鹊"，大厅悬匾为"广被太和"，恩师临证，于家宅堂上一八仙桌后正坐，患者就诊于其右，学生侍诊于其对面及左下方，桌中端放一块一尺见方、一寸左右厚的古砚，背面刻有"阅微草堂"字样，相传为纪晓岚遗珍。杨师诊病、处方，学生随录病案、药名，杨师再在砚中润笔，修改脉症方药。杨师家学渊源，饱览群书，我与同门师兄弟白天跟师侍诊、药房做工，夜晚则抄写杨师的藏书，因时间有限，为提高效率，我们抄写完毕后往往互相交换传阅，秉烛夜读。

现整理的手抄医书七种，即是我在杨博良先生家抄写、交换得到的，我曾反复阅读,对我日后的行医治学大有裨益,这几本书代表了清代吴中一带高超的医疗水平,所以我一直珍藏保存完好,望能传承后人。我的外孙女高琰随我学医临证十多年,继承了我的这些医案藏书,她发现这些医书内容宏论卓识,临床实用性强,充分体现了孟河医派师古不泥、和缓醇正、博采众长、寒温兼容、发皇古义、融会新知的特色,认为是不可多得的宝贵医学财富,应启迪更多的后学研究应用,遂多次向我讨教,逐字逐句推敲校对,经过了近十年的归类编排、点校整理,将由人民卫生出版社正式出版。作为孟河医派的传人,我感到十分欣慰,愿此书的出版能为弘扬孟河医派学术思想尽绵薄之力,把古人的医学经验传授下去,使岐黄薪火代代相传,永泽人民!

颜正华

戊戌年于北京

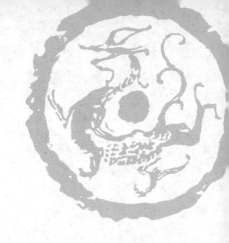

前　言

　　本书收录了七部清末时期的中医药抄本，部分为孤本，内容涉及医案、诊法、方药等。对这些抄本进行整理研究，存在一定的困难，抄本为手写体文字，均为繁体字，字体多不规范，异体字、俗体字、讹误字甚多，且年代久远，有的字体磨灭难以辨识，故而须根据上下文意加以酌定；很多作者因无传世著作，生平难考。但其在医学理论上有独到的见解，在临证实践上有丰富的经验，对其抄本进行整理，具有较高的学术价值和实用价值。本书完整地收录了抄本的内容，并加以校对，对保存中医药古籍、弘扬学术、促进临床有重要意义。

　　本书的出版，旨在将清末时期盛行于江苏武进一带，享誉海内外的"孟河医派"医学特色和经验呈现给广大读者，希望引起人们对"孟河医派"及古籍抄本的重视，开展更为深入的研究。在编写过程中，得到了颜正华教授学术继承人常章富教授和广积德中医馆的支持和帮助，在此表示感谢。本书主要供中医药专业工作者、中医药院校学生、古代文献及传统文化工作者阅读研究。在整理校对过程中难免存在错漏，请读者批评、指正。

高　琰

2018 年 5 月

凡　例

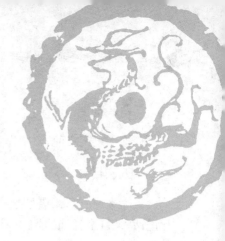

一、校本

1.《张聿青医案》现存近代 4 个版本,已经过现代点校整理,本书以再次整理后的人民卫生出版社 2006 年出版的《张聿青医案》为主校本,发现未收录条目 145 条,其中上卷 107 条,下卷 38 条,均按颜正华手抄本《张氏医案》原顺序收录加以补充,为方便读者阅读,添加了部分目录标题。

2.《黄乐亭指要》以上海科学技术出版社 2004 年出版的《中国古籍珍稀抄本精选——考证病源·儒医心镜·王乐亭指要》为校本,发现未收录 18 条医案及部分处方剂量,均按颜正华手抄本《黄乐亭指要》原顺序收录加以补充。

3.《梁溪黄升阶先生三余记效》以中国中医药出版社 1994 年出版的《吴中珍本医籍四种》为校本,其中仅中风、肺痿、虚损、遗精、淋浊、痿躄、肠痹、癃闭 8 个病证内容重复,余 21 个病证均按颜正华手抄本《梁溪黄升阶先生三余记效》原顺序收录加以补充。

4.《常郡钱心坦医案》《李颙亮医案》《朱紫印先生医案》《医案选》均为孤本。

二、正字及标点

底本中的繁体字、异体字(包括俗字、古体字)改为简体字。因原文无标点符号,添加了逗号、句号,酌用书名号、分号、问号、感叹号等。

三、校勘

凡底本脱、讹、衍、倒之处,影响文义者,均据校本详加校勘,并予以改正,不出校注;凡底本正确而校本有误者,不加校勘,不出校注;凡底本与校本有出入者,如剂量、药味等,均以底本为准,不出校注;底本原有注文,均以小字号排列于原文之后,加以标点符号,但不加括号;凡底本右方、右药之"右",悉改为上;规范及统一部分药名。

四、提要

置于正文之前,介绍作者与全书内容,着重其理论与临床学术特点。

五、目录

底本原有目录者照录,补上序号;原目录与正文不一致者,则依照正文改正;原无目录者,依据正文补目录。

六、剂量及禁用药物

为保持古籍抄本原貌,底本中剂量不予换算,对现属国家禁止使用的药材(如虎骨、犀角等),均不做删改,请读者使用时以代用品替换。

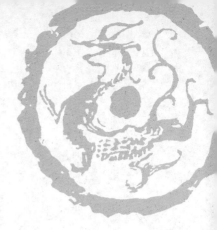

总　目　录

張氏医案

颖正华

疳厥

望日又診痙厥已減神情亦清然以中虛湯音低氣

怯虛損之極聊為專治而已

人參鬚﹍另煎沖煨龍骨﹍塊辰砂﹍稻豆衣﹍茯神﹍

煨牡蠣﹍廣橘紅﹍女貞子﹍潼沙苑子﹍金器一具

小春十一月又診痙厥之後身發白疹是病久中虛

之極也屢次發熱脉象虛微陰不足而陽有餘當氣

陰並顧

臺參鬚﹍女貞子﹍煨牡蠣﹍炒棗仁﹍龜甲心﹍

小黑豆衣﹍炙鱉甲﹍硃茯苓神﹍煨龍齒﹍沙苑子﹍

徐左內風夾痰瀰漫心竅神情乍鈍遂恐內閉昏痙

製半夏 天竺黃 茯苓神 生熟谷芽 枳殼 竹瀝

鬱金 鈎鈎 製膽星 煨天麻 菖蒲

不時痙厥﹍則四肢搐搦人事不省此肝風夾痰宜

祛風化痰

羌活﹍白殭蠶﹍製南星﹍製半夏 川芎 甘菊花

防風﹍煨天麻﹍鈎鈎﹍茯苓﹍橘紅﹍

《张氏医案》手抄本书影

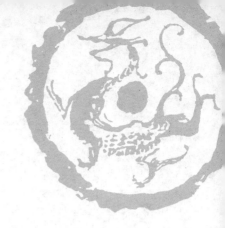

提　要

　　颜正华手抄本《张氏医案》,线装上、下两卷。主要记载了中风、痉厥、痰厥、停饮、痰饮、痰喘、痰嗽、咳喑、痿损、喉痹、咽痛、吐血、肝逆、腰痛、头痛、肾虚、鼻渊等病症具体案例治疗的症脉方药。《张氏医案》考证为张乃修原著的《张聿青医案》部分节选及补充。

　　张乃修,清末医家,字聿青,又字莲葆,号且休馆主。祖籍江苏常熟,又迁居无锡。父张甫崖,兄仲甫,均业医。自少年时从父习医,同治二年(1863年)曾随父为太平军治病。同治五年(1866年),于大市桥"信性堂"应诊。行医30余年,声著遐迩。光绪二十一年(1895年)旅居沪上10余年,救奇难大症无数,医名大振,从游者甚众。

　　《张聿青医案》全书20卷,由清代名医张乃修原著,其门人吴玉纯(文涵)等整理编次而成,书成于清光绪二十三年(1897年)。按外感、内伤、杂病编排,选案严谨,记录翔实,辨识精细,论证精当,处方确切,突出审证求因,诊法长于脉舌,重视调治脾肾,方药多有创新,记载了张乃修先生疗效卓著的临床经验与用药特点,尤其是每案后的批注,切中肯綮,是一部具有很高学术价值的医案专著。

　　颜正华手抄本《张氏医案》中载《张聿青医案》未收录条目145条,其中上卷107条,下卷38条,《张聿青医案》为张乃修的代表著作,《清代名医医案精华》中录有其医案多则。本书的出版可为后人进一步研究张乃修先生的临证特点提供更多的资料。

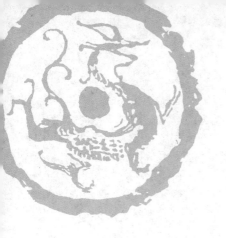

目　录

卷下

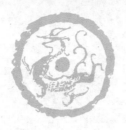

卷　上

中　风

偏左不遂,舌强言謇,脉象弦滑少力。此气虚挟痰,化风中络。

大有党参　炒于术　杭白芍　广皮　当归　炒菊花　竹茹　大有黄芪　全当归　制半夏　茯苓　煨天麻　姜汁

左　舌强,右半不用。气虚挟痰,治之无近功也。

制半夏　橘红　左秦艽　石菖蒲　竹沥　远志肉　僵蚕　炒菊花　煨天麻　再造丸开水先送

左半不遂,舌强言謇。肝风挟痰,类中脾之络也。

左秦艽　远志肉　白僵蚕　橘红　防风　制半夏　独活　石菖蒲　煨天麻　抚芎　人参再造丸

类中大势虽定,而两足仍难步履,头晕偏左。气虚挟痰,蕴于阳明。防其反复。

制半夏　炒于术　枳实　白蒺藜　秦艽　炒牛膝　广橘红　党参元米炒[①]　天麻　独活　桑寄生　厚杜仲

脉象弦滑,左臂作麻。此湿痰过盛,营卫之气,为之阻蔽,有痱[②]中之虑。

川桂枝　枳实　羌活　茯苓　白僵蚕　二妙丸　制半夏　制南星　防风　煨天麻　橘红

左　眩晕耳鸣,四肢麻木,脉形弦滑。此胃有湿痰,胆木不降,有类中之虞。

制半夏　枳实　煨天麻　竹茹　左秦艽　广橘红　胆星　钩钩　黑栀　煅决明　磁朱丸一钱半

左苏州　左半主血。然血中无气,则血不流。今左臂作麻,脉形弦滑,无

---

① 元米炒:糯米炒制。

② 痱:义同废。是一种中风后遗症,《金匮要略》称中风痱,类似偏枯。临床表现为肢体瘫痪,身无痛,或有意识障碍,以手足痿废而不收引,故名。《灵枢·热病》:"痱之为病也,身无痛者,四肢不收;智乱不甚,其言微,知可治。"

非痰湿阻遏，营卫不通。仿石顽①法。

焦苍术八分　川黄柏姜汁炒，一钱　橘皮一钱　秦艽一钱五分　当归二钱　白僵蚕酒炒，三钱　川桂枝五分　制半夏一钱五分　羌活一钱　煨天麻一钱五分　桑寄生三钱

右　右臂不能举动。高年血虚，风阳入络，为痹中之根。

秦艽一钱五分　当归酒炒，一钱五分　桑寄生三钱　川桂枝四分　煨天麻一钱五分　独活一钱　白僵蚕一钱五分　白芍酒炒，一钱五分　防己一钱五分　丝瓜络炒，二钱　活络丹一丸

偏左麻木不用，咳嗽气逆痰多，脉形软滑。痰湿阻肺，兼袭经络，图治不易。

川桂枝五分　制半夏　杏仁泥　炒苏子　枳壳　白芥子四分　橘红　茯苓　旋覆花　郁金

杨左　偏左麻木不能运用，胸腹常有热气注射，脉形弦滑。此气虚而痰热内阻，类中之根也。

制半夏一钱五分　陈胆星四分　粉丹皮二钱　海浮石三钱　竹茹水炒　陈关蛰②一两　广橘红一钱　天竺黄三钱　瓜蒌仁五钱　黑山栀二钱　枇杷叶去毛，四片　大荸荠四粒

又　浮游之火渐平，而食入辄作反逆。此胆胃不主下降，肝阳从此独升。再降胆胃。

制半夏　茯苓神　枳实　甜杏仁　山栀姜汁炒　广皮　竹茹　胆星　白蒺藜　陈关蛰　大荸荠两味煎汤代水

左　外疡之后，风与湿合，流入络隧，以致遍体烦疼，腿足软弱，恐成类中之症。

秦艽　汉木防己　川黄柏　制半夏　生薏仁　桑枝酒炒　独活　川桂枝　焦苍术　川草薢　丝瓜络

又　两次得汗，湿郁稍宣，遍体烦疼大退。药既应手，无庸更章。

焦苍术　秦艽　川桂枝　威灵仙　制半夏　川草薢　川芎　羌独活　川黄柏姜汁炒　橘红　泽泻

右　脉濡滑，左关微弦，面色浮黄，四肢酸软，心悸少寐。此由中气不足，湿土生痰，郁阻络隧，为痹中之根。

野于术一钱五分　制半夏一钱五分　广陈皮一钱　茯苓三钱　泽泻一钱五分　络石藤炒，三钱　焦苍术一钱，研为细末，米饮为丸，如桐子大，烘干，药汁送下　秦艽一钱五分　厚杜仲三钱　绵芪炙，二钱

———————————
① 石顽：张璐，号石顽，清代医学家，著有《张氏医通》等。
② 陈关蛰：即为海蜇皮。

7

投剂之后,脉症相安。然四肢酸软,筋惕少寐,良由痰湿阻络,甲木之气,不能下降。前法出入再进。

　　川桂枝　独活　木防己　制半夏　竹茹　川草薢　秦艽　桑寄生　茯苓　枳实　生苡仁　白蒺藜

痉　厥

　　林统领夫人　营血久亏,肝木失养,风阳大动,窜入经络,遍身酸楚。继当风木司命,阳气弛张,叠次痉厥,而神识昏迷,沉脉细涩如丝,深有阴阳相决之虞,未可为惯常也。拟护神潜阳之法,备请商定。

　　块辰砂包,三钱　茯苓神三钱　煅龙齿三钱　龟甲心刮白,炙,先煎,五钱　粉丹皮一钱五分　贞子酒炒,三钱　稽豆衣五钱　远志肉炒,四钱　秦艽一钱五分　上濂珠三分　真金箔一张　真川贝四分,三味研极细,先调服

　　望日又诊,痉厥已减,神情亦清,然心中悸荡,音低气怯。虚损之极,聊为专治而已。

　　人参须另煎,冲,一钱　煅龙骨三钱　块辰砂包,三钱　稽豆衣五钱　茯神三钱　煅牡蛎四钱　广橘红八分　女贞子酒炒,三钱　潼沙苑了盐水炒,四钱　金器具

　　小春十一月又诊,痉厥之后,身发白痦,是病久中虚之极也。屡次发热,脉象虚微,阴不足而阳有余。当气阴兼顾。

　　台参须冲,二钱　女贞子炒,三钱　煅牡蛎四钱　炒枣仁研,二钱　龟甲心刮白,炙,先煎,四钱　小黑豆衣四钱　炙鳖甲打,四钱　朱茯苓神三钱　煅龙齿三钱　沙苑子炒,三钱

痰　厥

　　徐左　内风挟痰,弥漫心窍,神情呆钝。还恐内闭昏痉。
　　制半夏　天竺黄　茯苓神　生熟谷芽　枳壳　竹沥　郁金　钩钩　制胆星　煨天麻　菖蒲
　　不时痉厥,厥则四肢搐搦,人事不省。此肝风挟痰。宜祛风化痰。
　　羌活一钱　白僵蚕三钱　制南星四分　制半夏一钱五分　川芎一钱五分　甘菊花一钱五分　防风一钱　煨天麻一钱五分　钩钩四钱　茯苓三钱　橘红一钱
　　神情昏愦,有语无偏,唇朱兼紫,脉滑而弦。此痰火肝阳交炽。拟泄热化痰。
　　羚羊片二钱　陈胆星五分　九节菖五分　橘红一钱　丹皮一钱五分　竹沥冲,一两　天竺黄三钱　远志肉五分　枳实一钱　煨天麻一钱五分　当归龙荟丸四钱
　　蒋左　体质素亏,春升之际,风阳大动,以致骤然痉厥。甲木不得下降,胆

无决断之权,惊悸善恐。有形之痰为之鼓动,所以脉弦而滑,舌红而苔黄浊也。拟化痰宁神,潜阳熄风。

粉丹皮　制半夏　淡黄芩　远志肉　黑山栀　茯苓神　天竺黄　九节菖
盐水炒橘红　上濂珠三分　金箔一张　辰砂一分,三味研细末,蜜水先调服

又　渐能安寐,而神情尚觉呆钝。苔黄腻浊,中心霉黑。还是肝火痰热未清。再化痰熄肝,宁神定志。

制半夏　远志肉　枳实　郁金　广橘红　陈胆星　天竺黄　蒺藜　滚痰
丸二钱,开水先送下

气从上冲,则胃脘阻塞,而痰涌发厥。此气挟痰扰胃,不解,急切图功不易。

制半夏　苏梗磨,五分　竹茹　制香附　川朴　枳实　茯苓　郁金　槟榔
磨,三分　沉香磨,三分

蒋又诊　肝火痰热未清,开合失度,又作寒热,热则阳气挟痰,又复上扰神明,为之不治。清化痰热,参以熄肝,自当徐愈也。

川郁金　陈胆星　远志肉　桑叶　九节菖　粉丹皮　天竺黄　黑栀　西
血珀蜜水调服

蒋左　中阳不旋,脘痛,涌涎,脉象沉弦。宜温中调气。

淡吴萸　橘皮　茯苓　枳实　土炒白芍　老生姜　制半夏　公丁香
竹茹

杨左　脘痛递减,大便不爽,九窍不和,亦属胃病也。

薤白头　制半夏　制香附　郁金　淡吴萸　瓜蒌仁　新会皮　瓦楞子
茯苓

姚左　中脘作痛,脉形沉细。通则不痛,仿此立法。

高良姜四分　瓦楞子醋炒,七钱　延胡索酒炒,一钱五分　制半夏一钱五分　公丁
香三分　制香附二钱　细青皮一钱　薤白头三钱　白蔻仁后下,七分　陈香橼皮一钱
五分

中脘作痛,腹中漉漉,胃阳不旋也。

薤白头　制半夏　砂仁　淡吴萸　瓦楞子　制香附　橘皮　丁香　良姜
香橼皮

左　温通胃阳,脘痛已止。再调气和中。

薤白头　制香附　砂仁　瓦楞子　公丁香　制半夏　橘皮　枳壳　郁金
香橼皮

脘痛漉漉有声。胃有停饮也。

良附丸、二陈汤、神香散,加桂心、薤白头、枳壳合方。

中脘有形漉漉,攻撑作痛。厥气郁于胃中也。

制香附　砂仁　淡吴萸　延胡索　沉香片　金铃子　枳壳　杭白芍　郁

金　台乌药　香橼皮

左北七房　中脘作痛,按之漉漉,寒饮结聚,暂为攻逐。

制半夏　新会皮　赤白苓　制香附　高良姜　荜茇　公丁香　白蔻仁黑白丑各三分　红毛大戟三分　上湘军三分　六味研为细末,分两次调服

王渭阳常熟　脉象沉弦。中脘有形作痛,此中阳不足,寒浊阻于胃腑也。

薤白头三钱　广陈皮一钱　茯苓三钱　高良姜四分　干佛手一钱五分　制半夏一钱五分　制香附二钱　瓦楞子打,五钱　沉香曲炒,二钱　公丁香三分　白蔻仁三分二味研末,每服五分,淡姜汤下

左　胸阳旋转而痛止,浊痰留恋而未清。欲使其气分宣通,当问其谁为阻我宣通者。

炒于术一钱五分　制半夏一钱五分　茯苓三钱　炮姜四分　公丁香三分　川桂枝五分　橘红一钱　白蔻仁七分　枳实一两　香橼皮一钱五分

照方四帖,研末为丸,每服二钱。

停　饮

中阳不足,阳气不旋。呕吐复作。再辛温,以助阳降浊。

制半夏醋炒　枳实　川桂枝　炒于术　鲜生姜　橘皮　茯苓　淡吴萸竹茹　伏龙肝煎代

又　攻下之后,中阳不复,痰水渐次复聚,及数日仍作呕吐。只宜缓以调之。

于术炭　茯苓　橘皮　淡吴萸　来复丹　制半夏　猪苓　竹茹　盐煨姜

胸中作痛,甚则呕吐,脉象沉弦。此水饮停聚胃腑,当缓以攻之。

二陈汤去甘草　制半夏　高良姜　公丁香一钱　红毛大戟八分　瓦楞子醋炒　延胡索　白蒺藜　白豆蔻三分　黑白丑各一钱

右　湖北船上　体丰多湿,湿盛生痰,痰阻胃腑,中州窒痹,呕吐涎痰。宜苦辛通降。

川雅连姜汁炒,四分　制半夏三钱　枳实一钱　薤白头三钱　淡干姜六分　广陈皮一钱　竹茹姜汁炒,一钱　茯苓三钱　上湘军四分　黑白丑各三分　公丁香三分白蔻仁四分　五味研细末,分二次调服,姜汤下

复诊呕吐不止,中脘板滞,脉象沉弦。还是痰阻胃腑,不能通降。再拟苦辛开降,参以芳香化浊。

川朴一钱　橘红一钱　茯苓五钱　川雅连四分　生姜汁一匙　制半夏三钱　竹茹炒,一钱　白蔻仁七分　淡干姜五分　太乙丹三分,磨研

胃有停饮,胃阳不运,至暮辄作呕吐,脉象沉弦,恐延反胃之症。

二陈去甘草　白蔻仁　淡吴萸　鲜生姜洗打二钱　猪苓　伏龙肝煎代　太

乙丹磨冲,三分

沈右 中脘有形,食入痞阻。苔白罩霉,脉沉弦细。此痰气郁结胃中,当为宣通。

川桂枝 茯苓 栝楼仁 郁金 泽泻 薤白头 制半夏 沉香曲 广皮 制香附

又 苔霉全化,中脘渐舒,然脉象尚带沉弦。宜肝胃两和,疏通痰气。

制半夏 枳实 沉香曲 广陈皮 陈香橼皮 制香附 蒺藜 郁金 整砂仁

中脘有形,食入痞阻,脉弦滑。此厥气郁于胃腑,当为疏通。

制香附 广陈皮 薤白头 川雅连 炒竹茹 越鞠丸二钱 麸炒枳壳 延胡索 制半夏 淡干姜 香橼皮

脘胁作痛,当为温通。

制香附 瓦楞子 缩砂仁 薤白头 陈香橼皮 小青皮 高良姜 上安桂 延胡索

脘痛稍减,再为温通。

薤白头 青陈皮 五灵脂 制半夏 陈香橼皮 高良姜 延胡索 川椒 制香附

脉象濡滞,胸次不舒,四肢如厥,苔白而罩黑。此由痰气内阻,阳不宣。再为通降。

广陈皮 薤白头 广郁金 姜汁炒竹茹 猪苓 制半夏 川桂枝 枳壳 鲜生姜洗打

左 中州不舒,甚至呕吐,脉象沉弦。饮停胃腑,当禁生冷腻滞之物。

制半夏 枳壳 茯苓 公丁香 真武丸 广皮 竹茹姜汁炒 广藿香 白蔻仁

痛吐止,而复作胃中停饮。未化,再为理通。

制半夏 制香附 高良姜 猪苓 盐水炒川椒 橘红 茯苓 公丁香 泽泻 伏龙肝

中脘漉漉,不为呕吐,即为泄泻,饮停胃腑。不入虎穴,焉得虎子。

制半夏三钱 广陈皮一钱 公丁香三分 大腹皮二钱 淡吴萸五分 上猺桂四分 茯苓四钱 控涎丹一钱,姜汤送下

又 泻水甚多,中州稍舒,然仍食入嗳气。再温中助阳。

上安桂五分 淡干姜炒黄,五分 橘皮一钱 公丁香三分 泽泻一钱五分 淡吴萸四分 制半夏一钱五分 茯苓四钱 猪苓二钱 大腹皮二钱

呕吐甚多,停饮由此而泄。气撑脘痛,欲吐,但小溲不畅。还是阳气不化耳。

官桂一钱 茯苓三钱 猪苓二钱 泽泻二钱 焦白术三钱 公丁香三分 白蔻

仁七分　制香附三钱　大腹皮一钱五分

停饮虽未复发,然胃失通降,上焦之气火不能下行,以致痰红,鼻衄。欲化其在上之热,当祛其在下之寒。

制半夏　茯苓　竹茹　公丁香　广陈皮　枳壳　腹皮　白蔻仁　伏龙肝

缪左　呕吐止而复作。胸中之阳气不能转旋。再进辛温。

川桂枝一钱五分　制半夏三钱　茯苓三钱　白蔻仁七分　淡干姜炒,五分　橘皮一钱　公丁香三分　猪苓二钱　广藿香三钱　伏龙肝一两,煎代

痛势大减。然气冲至脘,作痛仍剧,大便不行。肝胃不和,气浊内阻。再为疏通。

磨青皮　金铃子　川雅连　郁金　制香附　整砂仁　淡吴萸　木香槟榔丸

又　大便已行,并呕涎水,痛势递减,而仍未止。再辛通胃阳。

薤白头三钱　制半夏　青陈皮　沉香片　上猺桂　栝蒌皮　制香附　砂仁　茯苓

脉形细弱,背胁作胀,中脘作痛,不纳不饥。此由先天不足,气弱失运,运迟则生湿,气弱则生寒,寒湿交阻,宜乎脘痛不纳矣。急则治标,宗此方立。

公丁香　制半夏　九香虫一钱　广皮　白蔻仁　制香附　瓦楞子　香橼皮

六十四岁缪左　呕吐时止。舌苔薄白,并不厚腻。大便数日方行。脾得阳始运,胃得阴乃和,高年液亏胃阴不足,所以宜通宜降,转滞而转逆矣。

人参须　茯苓　甜杏仁炒黄　白檀香　白蜜二钱　制半夏　竹茹盐水炒白蒺藜三钱

朱左　停饮凝痰,聚于胃腑,胃腑之气,升多降少,五日辄呕粘痰涎水,二便不利。脉象沉弦。夫痰之与津,本属同类,清气化则随气布而上供,清气不化则滞液为痰而中阻,气之化与不化,悉视脾阳之转运何如,所以金匮有“饮家,当以温药和之”之例也。然刚燥之药,多服劫阴,攻逐之剂,正虚难任。惟有分其清浊,使清津上升,浊液下降,虽难霍愈,或可减轻耳。

制半夏二钱　云茯苓八钱　老生姜一钱　来复丹一钱,以上药汁送下

又　用半夏茯苓汤以行水降胃,兼进分利清浊之品,清升浊降,所以不止呕而呕自止,不攻荡而便自行。惟中脘时有上涌之意。痰气未能悉化,前方稍为扩充。

制半夏三钱　云茯苓一两　薤白头三钱　老姜四钱　来复丹一钱

王右　内有痰饮,继则心悸不宁,遍身筋脉动跃,脊背寒冷,渐即汗出,脉象弦滑,舌胖苔腻。此肝阴不足,脾胃湿痰悉随肝阳鼓舞,君火为水气所干,以致摇感震动。无性命之忧,有频年之累。

茯苓神　远志肉　橘皮　制半夏　指迷茯苓丸　石菖蒲　块辰砂　天麻

金器　真武丸

李左　中脘不舒，按之漉漉，于结聚之处自觉寒冷，肢厥头面畏风，脉沉弦。此由寒饮停于胃腑，阳气窒塞不宣，阳气所不到之处，即畏风厥逆之处也。症属停饮，饮家当以温药和之。

川桂枝　制半夏　淡干姜　焦白术　白蒺藜　广皮　木猪苓　云茯苓　炙黑草[①]　大腹皮

刘左常州　痰饮根深，脾阳不运，津液凝滞酿痰，肺发则喘咳。肺气不降甲木上逆，眉棱骨痛。脉象沉细濡软。饮家本当以温药和之，但本质既亏，未便过剂，疏理痰气，令其减轻，勿期霍愈，亦可。

制半夏　炒苏子　陈胆星　前胡　枳壳　广皮　白金丸[②]　茯苓　煨天麻　旋覆花　白前

姚左　体丰于外，气弱于内，运旋不及，痰湿有余，不时音喑。良由痰热熏蒸，清金失肃，与水亏火烁金伤有反。

鲜竹茹盐水炒　杏仁泥　桔梗　黑山栀　白蒺藜　煨天麻　瓜蒌皮炒　郁金　茯苓　炒菊花　橘红

痰　　饮

薛左　水饮停留，中脘痞阻，甚至作痛。胃阳不能转旋，久恐延膈。

薤白头　制香附　砂仁　大腹皮　控涎丹八分,姜汤送下　制半夏　橘皮　猪苓　赤白苓

江左西塘　三疟之后，脾阳损伤，以致运旋不及，酿湿生痰，蕴于胃腑，水火之道阻而为脘痞、不寐。肺气欲降不得，时易气逆，肢体疲软少力。治宜化痰和中。

制半夏　枳实　茯苓　杏仁泥　野于术　广陈皮　竹茹姜汁炒　蒺藜　泽泻

王左　久咳痰多，数日来，中脘结聚有形，食入痞阻，痰鸣气喘。脉象沉弦，舌苔淡白。此带病感寒，湿痰交阻，肺胃失节，有喘脱之虞。用金匮桂枝加厚朴汤。

川桂枝　苦杏仁泥　茯苓　炒苏子　白芥子　杭白芍甘草二分炒　上川朴　橘红　砂仁　海蛤壳　磨沉香　磨枳壳

---

① 炙黑草：即炙甘草。

② 白金丸：又名矾郁丸，白玉化痰丸，癫痫白金丸。《普济本事方》方。白矾、郁金各等分，为细末，皂角汁为丸，功豁痰安神。

薛左　迭经温化痰饮,咳逆已止,然脉象尚带沉弦。脾为生痰之源,以阳为运。再补其气而助鼓运旋。

制半夏　川桂枝　茯苓　野于术　泽泻　广橘红　淡干姜炒黄　人参须二分　炙草　猪苓

江左　咳嗽痰多,身热,脉数带滑。此外感风邪,激动内饮,肺胃因之不降也。

前胡　枳壳　杏仁泥　制半夏　白芥子　橘红　茯苓　炒苏子　旋覆花

痰饮而致咯血,中州痞满不舒,噫出腐气,脉象沉弦。脾土为湿痰困乏,不能统血。恐损而难复。

川雅连姜汁炒　茯苓　橘红　焦白术　磨郁金　炮姜四分　竹茹炒　枳实　制半夏　沉香曲

痰饮已久,向辄每发必喘,继则不时呕吐,吐后神始清爽。脉象沉弦。此饮邪泛逆,驾熟走轻,势难杜截,惟有相机行事而已。

制半夏　茯苓　生姜一钱五分　橘皮　旋覆花　控涎丹八分　野于术二钱　煅牡蛎四钱　赤石脂三钱,三味研极细末,蜜丸如绿豆大,每服一钱五分

痰饮化燥,经治渐愈。而屡饮蔗汁,甘寒阻遏胃阳,以致痰湿。肺气逆而痰不易出,湿痰蒙蔽,气火郁而不宣,自胸腹之间热炽难受矣。是谓之过,试细思之。

冬瓜子　杏仁泥　蜜炙橘红　瓜蒌霜　生苡仁　海蛤粉　炒黄川贝　黑山栀　炒竹茹　枇杷叶

六腑以通为用,胃有湿痰,阳气痞塞。辛温以开其痰湿之结,如鼓应桴,再从前法进治。

人参须　上猺桂二分,研末饭泡为丸　制香附　茯苓　厚杜仲三钱　川断肉三钱　砂仁七分　广皮　半夏曲　野于术一钱五分

痰饮感邪,而发气喘痰鸣,俯不能仰,脉象滑数,肺气壅实,恐致汗脱。

前胡　炒苏子　葶苈子　茯苓　白前　杏仁泥　枳壳　广橘红　制半夏　皂角子二分,重蜜涂,炙,研细,先调服

过左土峨　喘之一证,在肺为实,在肾为虚。此指气而言,非所以云痰也。今痰多盈碗,喘咳声嘶,背脊恶寒,口腻不渴。脉象右部细弱,左部散大。良由气弱生痰,尽从上逆,肺降之道路蔽阻,出纳皆失其常。深恐其上愈实,其下愈虚,阴阳有离决之虞。夫痰浊水沫,皆属阴类,所以饮家有当以温药和之二例。然浊阴弥漫,颧红能食之理,则是肺欲其温,而肝肾欲其清也。拟辛温寒合方。

川桂枝四分　煨石膏三钱　炒麦冬二钱　海蛤粉包,五钱　茯苓三钱　淡干姜四分,五味子五个同打　北沙参五钱　二泉胶蛤粉炒,一钱　杏仁泥三钱

金署郉谷翁　痰湿素盛,而年过花甲,肝肾日亏,木少滋涵,于一阳来复之

后，骤然气喘，痰随气上，漉漉有声。其病在上，而其根在下，所以喘定之后，依然眩晕心悸，倦乏，肝木之余威若此。空乏不足以涵养肝木，略见一斑。脉象左大少情，右濡细软。诚恐摄纳失职，复至暴厥。

炙熟地四钱　海蛤壳五钱　朱茯神三钱　炒杞子三钱　煅龙骨三钱　牛膝炭三钱　煨磁石三钱　白归身酒炒，二钱　炒白芍一钱五分　沙苑子盐水炒，三钱

又　补纳肝肾，症尚和平，然左脉仍觉弦搏。下焦空乏，根本之区，不易图复，理所宜然也。

龟甲心五钱　牛膝炭三钱　炒杞子三钱　紫河车炙，三钱　茯苓神各二钱　炙生地四钱　海蛤壳六钱　泽泻一钱五分　煅龙齿三钱　炒白芍二钱

又　左脉稍敛，心悸眩晕俱减。再摄纳下焦。

龟甲心五钱　牛膝炭三钱　紫河车炙，三钱　炒白芍一钱五分　泽泻一钱五分　海蛤壳四钱　川断肉三钱　炙生地四钱　炙熟地三钱　炒苑子盐水炒，三钱　海蛤壳四钱　煅龙齿四钱　粉丹皮二钱

又　脉象较前柔静，饮食亦复如常。虚能受补，当扬鞭再进。

龟甲心炙，七钱　紫河车三钱　海蛤壳二两　白芍酒炒，一钱五分　茯神辰砂拌，三钱　生熟地炙，各四钱　粉丹皮二钱　泽泻秋石水拌炒，一钱五分　沙苑子盐水炒，三钱　厚杜仲三钱　牛膝炒，三钱　煅龙齿三钱

又　滋填甚合，再参补气，以气为统血之帅，无形能生有形也。

人参须七分　白归身二钱　生熟地炙，各四钱　泽泻秋石水拌炒，一钱五分　厚杜仲三钱　黑山栀三钱　西党参元米炒，三钱　元武板①八钱　粉丹皮一钱五分　杭白芍酒炒，一钱五分　女贞子三钱　煅龙骨三钱　用紫河车三具，微炙研末为丸，每日服三钱

又　症之大势虽退，而阴气尚欠潜藏，牙龈微胀，再从前法进退之。

人参须二钱　龟板心八钱　粉丹皮二钱　女贞子三钱　黑豆衣四钱　炒牛膝三钱　西党参四钱　生熟地各四钱　炒白芍一钱五分　茯苓神各三钱　厚杜仲三钱

向有肝气旧恙，秋季肢厥，胸闷头昏，有似发痧，盖气道闭塞，阳气上升，即肝木勃动之先声也。平复未久，忽汶身热腹痛，右半胸腹尤甚，当脐坚硬跳动，缠绵经月，咳嗽痰多，经日盈碗。今痛势虽定，而遍右尚觉不舒，所最甚者，中宫窒塞，谷食难容，大便不解。六脉濡软，沉候俱弦，右关尤甚，寸细尺沉，左尺小涩。此肝木纵横，挟内伏之痰，乘于土位，肝脏居左，而土位居右，木既乘土，所以痛甚于右也。中脘属胃，胃为戊土，脐居一身之中，亦土位也，金匮当脐动气，有水邪干土之例，正与痰饮一层吻合。夫土中之木，木即气也，气乃无形之物，饮为有质之邪，事楚事齐，则是有形者急，无形者缓也。欲治有形，可攻可下，可燥可劫，但可施之壮实之躯，断难施于尺脉小涩之体。今食喜暖热，舌苔

---

① 元武板：即龟板。

薄白，而色淡，质腻。长沙云："饮家当以温药和之。"盖饮为阴邪，阴霾闭塞，非阳光煦照，安能雾散云收？况胃为阳土，水谷至此，顷刻即消，吾身之一丹灶也。今气停于是，湿停于是，痰停于是，饮停于是，苟中阳旋转，则水谷之海，岂是停气停湿停痰停饮之所？特温以煦之，其气既虚，血亦不足，剧烈之品，未免伤阴。拟用长沙瓜蒌薤白汤出入，以通心阳，而甘润滑利。而以辛温大热之品，另制为丸，使其飞渡上焦，免致损液。药能应手，尚有可为。特气弱年高，胜负之数，不能预决耳。管窥所及，尚乞，高正。

薤白头三钱　制半夏二钱　竹茹姜汁炒，一钱五分　霞天曲炒，一钱五分　生姜汁两茶匙冲　瓜蒌仁姜汁炒，五钱　广皮一钱　茯苓五钱　白螺蛳壳煅，二钱　上猺桂三分，研细末饭包为姜汤送下

服药前先服白酒一小杯，药后再饮一小杯。

又　伐肝通阳，脐腹之痛大减，中脘痞胀略松，稍能思谷，大便畅行，然每至食后，中州仍觉不舒。数日间，先寒后热者，再以胆主开合，为肝之外府，脏病于内，腑病于外，则开合为之失度，胆病实肝病也。高年久病，断无破泄之理。然食能知味，味非无胃也，食入必胀，土中有木也，木在土中则有胃若无胃矣。胃腑以通为用。又肝无补法，前人之谓泻肝，即所以补肝，则是破泄一层，未便过馁。今右尺脉较前稍起，左关仍弦，右关弦滑，沉候尚觉有力。伐肝泻木，虽经病久，尚在急需。拟从辛通之中，参以化痰调气。正之。

半夏曲二钱　枳壳炒，一钱　广皮一钱　茯苓五钱　白芍土炒，一钱五分　娑罗子磨冲，四分　白蒺藜炒，去刺，三钱　囫囵砂仁盐水，后入，四粒　竹茹姜汁炒，一钱五分　薤白头三钱　野蔷薇花七分　上猺桂研末泛丸，四分，姜汤分两次送下

痰　喘

邓左　脉症相安，然痰喘不减。消之化之，则去者未去，生者已生，惟有温助元阳，便之运化，方有治本之道。

制半夏　海蛤壳七钱　炒苏子　蜜炙紫菀肉　黑锡丹分而饮服，一钱　橘皮牛膝炭　炒玉竹

又　痰喘大退，而肢困力乏，病退三舍，而气虚难复。再补气化痰。

人参须　枳壳　橘红　炒苏子　川桂枝五分　厚杜仲　野于术　制半夏茯苓　杏仁泥　淡干姜蜜炙，五分

肝气素亏，脾土亦弱，水谷之气生痰聚饮，饮阻肺下，不时气喘，喘则痰多盈碗，脉象沉弦，舌苔白腻。五饮中之支饮也。仲景云饮家当温药和之，仿此为法。

蜜炙麻黄三分　淡干姜三分　橘红一钱　炙黑草半分　川桂枝三分　制半夏

一钱五分　杭白芍炒，一钱五分　五味子二分　细辛三分

孙左　脾肾两虚，饮食生痰，痰阻为喘者久。兹值春升之际，凭木火之势而化为热，以致竟夜不能交睫。尺脉不藏，苔黄舌红，龙相动，拟潜阳和阳，参以苦泄。

川雅连四分　制半夏盐水炒，一钱五分　竹茹盐水炒，一钱五分　枳实七分　酸枣仁合炒，三钱　茯苓神各三钱　肥知母去毛，三钱　上濂珠三分　川贝母五分，二味研末先服

由咳而至气逆，发则喘，不能卧。邪在肺络，恐难杜截。

连节麻黄　连节甘草　枳壳　茯苓　郁金　连皮尖杏仁　橘红　前胡百部　老姜

镇摄喘咳大退，但寒热往，良由肾气空虚，少阴机枢之不转耳。

熟地炭　海蛤粉　补骨脂　赭石　橘红　核桃肉　牛膝炭　菟丝子　茯苓　砂仁　制半夏

痰　嗽

左　感寒入肺，气喘，咳嗽，痰多。脾肺同病也。

蜜炙麻黄三分　杏仁泥三钱　橘红二钱　炒苏子三钱　旋覆花二钱　川桂枝三分　制半夏一钱五分　茯苓三钱　白芥子研，三分　炙黑草二分

温疏太阴，咳嗽略减，然痰多盈碗。还当温化。

不去节麻黄　不去节甘草　橘红　苏子　煨生姜　不去皮尖杏仁　制半夏　茯苓　枳壳　旋覆花

头三味名为三拗汤张氏。

左　咳嗽，左胁引痛。风邪袭肺，左胁隶于肝，风气通于肝也。

前胡一钱五分　川贝母二钱　桑叶一钱　枳壳一钱　新绛五分　薄荷后下，七分桔梗一钱　杏仁泥三钱　郁金一钱五分　大力子三钱　橘红络各一钱

时左　咳嗽，痰色稠黄，其状如脓。邪袭于外，湿蒸于内。

杏仁泥　炒瓜蒌皮　马兜铃　赤苓　生苡仁　苏子　橘红　枳壳　淡黄芩　茯苓　葶苈子

左　劳碌伤风，头胀，恶寒，频咳。从表而入者，仍当从表而出之。

前胡　川贝母　桑叶　郁金　盐水炒橘红　牛蒡子　杏仁泥　菊花炒桔梗　枳壳

左　咳嗽，痰多，气逆。寒痰注于肺下，势难杜绝根株。

制半夏　杏仁泥　旋覆花　枳壳　淡姜渣三分　橘红　炒苏子　茯苓麻黄炙　五味子二味同打六粒

左 降气化痰,咳仍不止,脉象细软中虚,而土不生金,金失降。令暂用异功法,以观动静。

人参须 炙黑草 广陈皮 野于术 白茯苓

刻减什七,而背脊凛寒,肌肤灼热。还是饮阻于内,阳气不升。

杏仁泥 茯苓 前胡 郁金 金沸草 鲜生姜 橘红盐水炒 苏子 半夏 荆芥 炒枳壳

咳嗽大减,气逆未平降。令无权暂为疏解。

三拗汤加竹茹盐水炒 苏子炒 旋覆花 枳壳 茯苓 缩砂仁

咳嗽递减,气仍上逆。下虚上实,再为降化。

炒苏子 云茯苓 旋覆花 牛膝炭 蜜炙紫菀肉 广橘红 代赭石 海蛤壳 砂仁

左 脉症相安,然脾少健运饮食,酿痰阻肺。不治其咳,而治其痰,所谓必求其本也。

川桂枝 制半夏 五味子 橘红 炒苏子 旋覆花 于术炭 茯苓 淡姜渣 黑草 杏仁泥

又 痰多,力乏。津液滞而不流,则浊邪日多,气分日耗。脾为生痰之源,以阳为运,调理之气即此而在矣。

野于术 淡干姜 白茯苓 橘红 焦谷芽 川桂枝 炙黑草 制半夏 泽泻

右 咳嗽,内热俱减,每咳则呕。肺胃阴伤之象,再甘以益阴。

川贝母二钱 南沙参四钱 炒青蒿二钱 炒扁豆衣四钱 桑白皮二钱 川石斛四钱 杏仁泥三钱 炒白薇三钱 茯苓四钱

左 交子①后,气冲作咳。上实下虚,前法再进一步。

代赭石 磨沉香 五味子 茯苓 蜜炙紫菀肉 旋覆花 川桂枝 炒苏子 蛤壳 砂仁

谢左 久咳,感邪而剧,痰多不退,甚至神识迷糊,痰气弥漫,而脉形沉细少力,有正不胜邪之虑。

野于术 广橘红 制半夏 白芥子 炒苏子 旋覆花 茯苓 远志肉 杏仁泥 姜汁

陈右 高年脾胃气虚,阳气运旋失职,饮食生痰。肺气被阻,根深蒂固,聊作缓兵之计而已。

炒苏子 制半夏 广皮 枳壳 蜜炙紫菀肉 白芥子 茯苓 旋覆花 杏仁泥

---

① 交子:交子,半夜。

荣左　咳嗽气逆,痰多,中脘板滞,身热连绵,脉数,苔白如腐。此阴分暗虚,湿痰弥漫,恐元气难支。

杏仁泥　海蛤粉　枳壳　半夏盐水炒　枇杷叶　瓜蒌皮炒　香豆豉　竹茹郁金　青果汁三匙

左　咳稍减疏,而气仍喘促。太阴之饮有余,手太阴之液不足,仿清燥并行法。

炒南沙参　白芥子　蜜炙麻黄　茯苓　川贝炒　老姜　炒松麦冬　杏仁泥　炒苏子　制半夏　炙紫菀肉

周左　航海感风而咳,虽经养肺而咳止住,然肺络之中,邪未尽泄,所以稍一感触,辄喉痒咳剧。疏其新感,咳即渐减,腠理日疏,邪仍内踞。金病则不能制木,木火自必刑金。然右脉浮滑,病仍在肺。前贤谓邪在肺络,或邪未楚而适投补益,以致邪伏于内,难泄者,三拗汤主之。然苦温疏散,肺体恐伤。兹拟肺露,而变其法,作日就月将之计,庶策疏不碍表,补不滞里耳。

不落水猪肺一只　不去皮尖杏仁三两　不去节麻黄六钱　不去节甘草一两
三味与猪肺一同蒸露,随意温服

温疏太阴之表,咳略减轻。而脉象微数,营液不足之征。论病宜续进苦温,然肺虽恶寒,心则恶热,脉沉带数,未便耗伤营分,再出之以和平。

粉前胡　广橘红　制半夏　云茯苓　旋覆花　杏仁泥　炒苏子　炒黄川贝母　蜜炙紫菀

另附梨膏方

前胡　橘红　炒黄贝母　旋覆花　云茯苓　杏仁泥　苏子炒　制半夏蜜炙紫菀肉

又　梨膏方

蜜炙麻黄四钱　茯苓四两　杜苏子绞汁冲入,四两　姜汁二钱　竹沥冲,四两　煨石膏二两　枳壳八钱　甜杏仁打汁冲,七两　雪梨一斤　荆沥冲,二两

久咳不已,痰白起沫,畏风自汗,耳下结核,脉细数而促,此体虚感风,邪恋损肺,症入损门,恐鞭长莫及。

杏仁霜三钱　炒黄川贝三钱　左牡蛎煅,四钱　粉丹皮一钱五分　白薇三钱霜桑叶一钱　盐水炒橘红二钱　茯苓神各二钱　炒青蒿二钱　肺露一两　枇杷叶

先后并亏之体,肺感风寒,痰多,咳喘,入春以来,咳虽减疏,而根的未除,脉数内热。正气荣,液亏损,深恐从实变虚,而致难复。

杏仁　蜜炙橘红　茯苓　苏子梗　制半夏　前胡　蜜炙紫菀肉　枳壳旋覆花　归身

又　咳嗽减疏,然肺气仍无下降之权,吸气痰鸣,内热,脉数,口渴能饮。肺胃阴伤,还恐难复。

炒南沙参五钱　光杏仁　生扁豆子　茯苓　紫菀肉炙　川石斛三钱　生山药　炒青蒿　川贝母　枇杷叶

咳　喑

王右上海　由咳而至内热不退，经事四月不行，脉象浮弦。此风温之后，久咳音伤，所以风火入络，手腕肿痛不楚也。

当归　粉丹皮　野于术　白芍　川芎　秦艽　白僵蚕　炒菊花　天麻煨

右　由咳而喑，脉象浮弦。寒束热伏，金失其音。

香豆豉　桔梗　枳壳　桑叶　葱白头　广橘红　蝉衣　郁金　前胡　竹膜

咳逆痰多，音声雌喑，脉象沉弦而数。势将延入损途。

制半夏　茯苓　炒苏子　桔梗　枳壳　香豆豉　广橘红　杏仁泥　郁金　旋覆花　前胡　葱白头

右　咳减，而声音渐爽。还当泄肺疏邪。

象贝母　枳壳　射干　橘红　薄荷　蝉衣　杏仁泥　桔梗　大力子　郁金　荆芥

右　咳嗽音喑，金实不鸣也。

蜜炙麻黄三分　煨石膏二钱　桔梗一钱　郁金一钱五分　橘红一钱　杏仁泥三钱　枳壳一钱　蝉衣一钱　川贝母三钱　茯苓三钱

左　曾经失血，兹感风温，咳经数月，音喑不扬。邪留肺伤，久恐延损。

香豆豉三钱　桔梗一钱　杏仁泥三钱　蝉衣一钱　郁金一钱五分　法半夏一钱五分　橘红一钱　瓜蒌皮炒，四钱　前胡一钱五分　荆芥一钱五分

右　音稍亮，而喉间作燥。上焦之气火未靖，前法兼养气液。

生扁豆衣　郁金　水炒竹茹　桑叶　南沙参　川石斛　天花粉　粉丹皮　炒麦冬　生鸡蛋白　另用热豆腐浆，以生鸡蛋白冲入调服

痿　损

左　咳嗽气逆，身热痰多，有时带秽。气分攻撑，恐成痈痿。

葶苈子五分　冬瓜子四钱　茯苓三钱　旋覆花二钱　炒竹茹　枇杷叶　杏仁泥三钱　橘红一钱　炒苏子三钱　瓜蒌皮炒，三钱

咳嗽，痰红，气秽。将成痿损重症。

煨石膏　薄荷　川贝母　款冬花　杏仁泥　桑叶　桔梗　碧玉散　冬瓜子　青葱管

左　痰秽不退,势成痿损。

冬瓜子　生苡仁　碧玉散　桑叶　枇杷叶　杏仁泥　赤白苓　淡黄芩
石膏煨　青葱管

顾左　咳嗽略减,秽气不退,其为痰温热郁蒸损肺金,显有可征,效方扩充,再冀应乎。

煨石膏四钱　海蛤粉五钱　杏仁泥二钱　冬瓜子四钱　丝瓜子四钱　枇杷叶六片　北沙参五钱　川贝母三钱　炙桑皮二钱　茯苓四钱　青芦管一两五钱

又　痰秽大退,咳亦略减,然右胁肋痛引肩胛,脉细弦数。肝火痰热蒸熏,肺损不复,维见转机,尚不足恃。

北沙参　真阿胶　煨石膏　炙桑皮　冬瓜子　枇杷叶　炒天冬　杏桃仁
川贝母　生苡仁　丝瓜子　青葱管

喉　痹

右　音暗,咽燥作痛,便艰带红。风湿化火,灼烁肺胃。前投凉解不应。拟通地道而开天气,肺与大肠相表里故也。

鲜生地　玄参　鲜石斛　天花粉　牛蒡子　桔梗　射干　玉泉散　连翘
大麦冬　梨汁

姚左西塘　咳嗽递减,内热亦退,而咽喉作燥。还是气火未静,宜从此谨慎,以图其复。

南沙参　蛤代散　黑山栀　冬瓜子　枇杷叶　川石斛　川贝母　扁豆衣
牛膝炭

鲍右宜兴　咽喉作痛,遇劳即发,颧红目涩痛。此心胆火郁,恐成喉痹。

郁金　玄参　桔梗　黑栀　连翘　射干　蝉衣　荆芥　细生地　生甘草

又　昨进甘凉,中脘痞阻,而目痛火升,咽痛,足厥不温。气火尽从上浮逆。再反佐以进。

磨郁金　半夏曲　茯苓　香豆豉　滋肾丸　煅磁石　白蒺藜　枳壳　光
杏仁　分两次盐汤送下

又　咽痛稍减,足厥转温,中脘仍然不舒。还是气郁不解,火难下降。前方再进一步。

制半夏　枳实　川雅连二分　磨郁金　滋肾丸　橘红　茯苓　淡干姜四分
生熟香附

又　苦辛开通,中脘稍舒,咽痛稍减,颧红稍退。水性常降,宜使之升,火性上升,宜使之降。中焦为升降之总道。再宜苦辛合化,引导火热下行。

制半夏　枳实　川黄柏　郁金　上猺桂三分　广皮　竹茹　肥知母　茯

苓　去粗皮为末,饭包为丸,如桐子大,烘干先服

又　胸次稍舒,饭食稍增,然足仍厥逆,咽喉仍痛。还是虚阳上逆。用金匮法。

猪肤六钱　白蜜二钱　生甘草三分　滋肾丸三钱　白粳米粉炒,二钱　桔梗一钱　茯苓三钱　药汁送下

咽　　痛

鲍右丁山　经治诸恙稍退。春升木火燃动,不为乳胀,即为咽痛矣。

桑皮二钱　郁金二钱　黑栀三钱　胡黄连四分　炒瓜蒌皮三钱　钩钩四钱　粉丹皮二钱　白蒺藜三钱　朱茯神三钱　淡吴萸炒,三钱　炒黑豆衣三钱

又　节令之后,木火不熄,咽中热痛,豆胀,牙痛。前法再参育阴。

元参　香豆豉　黑山栀　郁金　丹皮　石决明　池甘菊　盐水拌灯心　桑叶　青果

又　昨兼清泄,咽痛牙疼稍减,然咽喉仍有哽塞之象。气郁痰滞,木火欲降无由。再开展气机,行痰利气,火自降也。

香豆豉　郁金　灵磁石　炒香甜杏仁　枳壳　黑山栀　竹茹炒　云茯苓　炒瓜蒌皮　枇杷叶

孙左　向有痰嗽,去冬感受风温,以致热与痰合,蒸腾损肺,咽喉作痛,音暗声嘶,内热连绵,痰稠如胶,而色带青绿。脉象细数。气火尽从上凌,太阴肺津,悉为痰热所耗,金水不能相生,肾脏之水,日形亏损。虚劳喉痹,恐非草木可以为功。

黑元参　天花粉　桔梗　海浮石　川贝母　白莱菔汁温冲,半酒杯　玉泉散杏仁泥　郁金　茯苓　青果打汁,五个　陈关蜇一两五钱　大荸荠五枚　二味煎代

又　清化痰热,咽痛音哑仍然不减。脉象细数,颇有促意。足见痰热虽壅于上,而肾水内亏,虚阳亦从上逆。再上下分治,以观造化如何。

生地炭　苦桔梗　净蝉衣去翅足　生甘草　黑元参　粉丹皮　川贝母黑山栀

不时咽痛,甚则吐血。脉气口带浮。此风热迫损肺络。宜微苦辛凉。

连翘　射干　磨郁金　杏仁泥　白茅根　黑山栀　元参　荆芥炭　茯苓桑叶

吐　　血

蒋左　血来虽不复涌,然犹夹带未净,左部尚觉转指,还须清养,以固

其络。

炒黑丹皮　川贝母　牛膝炭　代赭石　梨汁—杯　金石斛　生扁豆衣
瓜蒌霜　青黛　藕汁半酒杯

顾左　风温袭肺，由咳而致见红，至今时来时止，脉象浮芤。恐其复涌。

粉丹皮　青黛　川贝母　黑栀　连翘　金石斛　水炒竹茹　瓜蒌皮　磨
郁金冲,五分　藕节

左　失血后，营阴未复，复热，肛痛，营阴更耗，以致咳剧，绵热，脉形细数。
势入损途。

川贝母　炒地骨皮　炒瓜蒌皮　桑叶　小黑豆衣　炒白薇　女贞子　黑
山栀　粉丹皮　肥知母

频咳，气内逆，畏风，脉数软滑。此阴偏于内，风袭于外。势入损门。

蜜炙桑叶　川贝母　云茯苓　大豆卷　旋覆花　盐水炒竹茹　淡黄芩
杏仁泥　炒青蒿　蛤代散

血略减少，而仍未止。络损不固，驾轻就熟，势难探手奏功。

侧柏叶　黑山栀　海蛤壳　磨郁金　丹皮炭　川贝母　盐水炒竹茹　牛
膝炭　青黛　藕节

不时见红，脘阻，嘈杂，火升，心悸，厥气扰于肺胃也。

金铃子　朱茯神　炒枣仁　小黑豆衣　淮小麦　土炒白芍　白蒺藜　女
贞子　煅龙齿

肝　　逆

左　气从少腹上冲则腹痛，甚至上干心胸，则懊恼难忍。此冲气上逆。姑
调气熄肝。

盐水炒香附　炒白芍　白蒺藜　金铃子　钩钩　盐水炒青皮　淡吴萸盐
水炒　煨天麻　整砂仁　金匮肾气丸

左　气从少攻上冲，中脘有形作痛，厥气冲犯胃腑。

淡吴萸　制半夏　橘皮　白蔻仁　瓦楞子　丁香　制香附　茯苓　老生
姜　控涎丹—钱　姜汤送下

右　少腹痛，冲及脘。当治肝胃。

淡吴萸　整砂仁　制香附　酒炒白芍　枳实　制半夏　楂炭　小青皮

腰　　痛

侯翔干　气虚湿滞，气虚则肌肉不充，湿滞则少腹撑满。拟补中寓泻。

大有黄芪四钱　西党参四钱　云茯苓　生熟草①　广陈皮　半夏　四味煎过
上二味

又　疏补兼施,气分尚属和平,而腰脊酸楚,频觉板胀。肝肾虚而走络。再益肝肾,参以制肝。

上猺桂　炒牛膝　炒杞子　炒小茴　别直参　血鹿片三分　厚杜仲　菟丝子　潼沙苑子　土炒白芍　茯苓

又　体重,腰脊作痛。肝肾空虚,所有湿邪复趋其地。用肾着汤出入。

淡干姜　制半夏　焦白术　茯苓　橘皮　生熟草

左　腰府作痛,湿袭络隧也。

川萆薢　川桂枝　独活　桑寄生　生苡仁　西秦艽　汉防己　地骨皮　猪赤苓

左　腰府痛减,再分利湿邪。

川桂枝　生苡仁　泽泻　左秦艽　厚杜仲　桑枝酒炒　汉防己　川萆薢　独活　丝瓜络姜汁炒　川黄柏

左　腰府作痛。脉形沉细。肝肾虚而湿寒乘袭也。

川萆薢　川黄柏　当归须　赤猪苓　生苡仁　独活　川桂枝　延胡索　泽泻

邹左　肝肾不足,闪挫气注,腰府不舒。当益肝肾而和络气。

川桂枝五分　厚杜仲三钱　丝瓜络炒,二钱　旋覆花包,三钱　独活一钱　橘络一钱五分　炒牛膝三钱　猩绛五分　青葱管三个　生熟苡仁各二钱

腰背作痛,右腿股不时麻木。气虚而湿热袭流经络。恐成痿痹。

炙绵芪　木防己　秦艽　制半夏　赤白苓　焦冬术　川萆薢　独活　白僵蚕　橘红　桑枝

左　当脐作痛。前投疏通不应,再仿塞因塞用法。

熟地炭　炒山药　泽泻　白芍　龟甲心五钱　黄肉炭　茯苓　丹皮　砂仁　瓦上炙成灰,研,开水先调服

头　痛

偏右头痛,痰热化风也。

制半夏　橘红　白僵蚕　煨天麻　钩钩　白茯苓　枳实　抚川芎　黑山栀　白金丸

头痛止而复发。肝肾阴亏,虚风上僭。补其不足,泻其有余。

---

① 生熟草:即生熟甘草。

生地炭　白归身　杭白芍　抚川芎　白芷　藁本　炒菊花　钩钩　煅决明　粉丹皮　黑栀　僵蚕

右　头痛不止，甚则心胸懊恼。肝火风壅于阳络。恐致失明。

桑叶　黑栀　藁本　甘菊花　防风　丹皮　淡芩　僵蚕　羌活　石决明

右　头痛甚剧，右目翳障。肝火风上旋。势必损明。

川芎　白僵蚕　连翘　羚羊角　丹皮　白芷　甘菊花　黑栀　干荷叶边　松萝茶

右　头痛偏右，痰时带红。二者今虽暂安，然眩晕心悸，火从上逆。脉弦带滑。无非肝肾之阴精不足，而脾胃之痰湿有余，胆胃之气，不克下降，则肝脏之阳，上升太过。拟熄肝和阳法。

白蒺藜　淡黄芩　防风　炒枣仁　煅决明　制半夏　朱茯神　羌活　白归身　稽豆衣

肾　　虚

左　咳嗽鼻衄，腰酸肢重。肝肾两虚，恐延衰症。

丹皮炭　厚杜仲　当归　丝瓜络炙　炒麦冬　川贝母　牛膝炭　炒川断　白芍　生地炭　海蛤粉　白茅花

又　补肾清金，衄血未来，咳减纳加。属水亏而虚火上炎，载血逆行也。乘此善调，以图恢复为要。

炙生地　炒麦冬　牛膝炭　川贝母　生山药　代赭石　炙熟地　杭白芍　厚杜仲　茯苓　龟甲心

姚右嘉善　营分久虚，木失涵养，阳气上逆，乘于胃络。牙痛牵引鱼际，宜养血而引导阳气下行。

白归身　黑豆衣　上安桂　肥知母　地骨皮　大麦冬　女贞子　川黄柏　白僵蚕

又　前拟桂柏等方，原为引导虚阳而设。夫齿属于肾，而龈属于胃，牙肉常肿，是阳气乘入胃络。特刚药可以制病，不能生水，改进和阳熄风法。

大熟地　大天冬　旱莲草　蜜水炒香附　煅决明　生阿胶　川石斛　生牡蛎　女贞子　广木香

江左　阴分素亏，虚阳上亢。牙缝出血，时觉浮动。脉弦带数。虚热走于胃络，名曰齿衄，又谓牙宣。当育阴以制其阳。

炙甘草　泽泻　杭白芍　炒麦冬　牛膝炭　炒丹皮　茯苓　黑大豆　骨碎补盐炒，去毛

右　牙龈肿胀，牙缝出脓，畏风，肢体疲软。脉象细涩，关部独弦。厥阳走

于胃络。拟清胃熄风。

川石斛四钱　川雅连鸡子拌炒,三分　杭白芍炒,一钱五分　金铃子一钱五分　白蒺藜三钱　阿胶蛤粉炒,一钱五分　炒归身一钱五分　半夏曲炒,二钱　潼沙苑子盐炒,三钱　海蛤壳包,三钱　辰砂拌茯神三钱

鼻　渊

杨左　浊涕从脑而下。脉象细弦。此阳明湿热熏蒸。姑拟导湿下行。

苍耳子　马兜铃　桔梗　升麻　冬瓜子　辛夷　生苡仁　碧玉散　煨石膏　松萝茶

张左　痰多脘痞,甚则呕吐,浊涕从脑而下。此脾胃气虚,生痰酿浊,难杜根株。

制半夏　竹茹　海蛤壳　淡干姜　旋覆花　葛花　石膏煨　广皮　茯苓　苍耳子　川桂枝　松萝茶

王左　涎涕带血,血从呼出。风邪湿热上蒸。

玉泉散三钱　苍耳子一钱　桔梗一钱　桑叶一钱　象贝母二钱　郁金一钱五分　薄荷后下,五分　马兜铃二钱　枇杷叶去毛,四片

头胀作痛,浊涕自下。风邪湿热上攻也。

川芎　防风　苍耳子　白僵蚕　钩钩　荆芥　白芷　辛夷　菊花　松萝茶

浊阻自汗

吴左　病后自汗,咽中牵腻,有时火从上升,则肌肤灼热。脉数软滑。此由甲木与戊土不降,而乙木独升。恐损久不复。

制半夏　云茯苓　鲜竹茹姜汁炒　地骨皮桂枝四分煎汁收入　广陈皮　海蛤粉　泽泻　炒瓜蒌皮　鲜枇杷叶去毛,四片　淮小麦煎汤代水,一两

心悸自汗

是左　心悸少寐,寐则汗出。阳气不主收藏,宜抑心之阳。

酸枣仁　朱茯神　煅牡蛎　炒地骨皮　青盐　煅龙齿　白芍　浮小麦

陈右靖江　中脘痞阻,心悸,耳鸣,眩晕,甚至呕吐恶心,脉象弦细。此肝阳上逆,胃失通降。不能急切从事。

朱茯神　法半夏　橘皮　钩钩　地骨皮桂枝二分,煎汤拌炒　炒枣仁　白蒺

藜　竹茹　煅牡蛎　淮小麦煎代，一两

又　中州稍舒，而仍烦嘈汗泄。阳气不主凝静，再固表潜阳。

煅牡蛎　地骨皮　煅决明　炒枣仁　半夏曲　浮小麦　煅龙骨　朱神
炒菊花　稽豆衣　白蒺藜

又　汗出稍减，然腠理仍然不固，脉象濡弱。良由卫气不能拥护，法再进
一步。

生芪皮防风同炒　野于术炒（上三味玉屏风散）　地骨皮炒　煅牡蛎　煅决
明　钩钩　酸枣仁　麻黄根　五味子　朱神

内热汗多，脉形左大。肝火上逆，卫气不固。防疟。

川桂枝三分　地骨皮同炒　粉丹皮　黑豆衣　煅决明　麻黄根　黑山栀
茯神　煅牡蛎　淮小麦

每晨汗泄。阳气不升，外卫不固。当先固表。

桂枝　地骨皮同炒　青防风　白术同炒　淡芩　橘白　茯神　淮小麦

刻诊，仍自汗，产后风邪伤卫，难治。

桑叶　杏仁泥　蜜炙橘红　白芍　鲜薄荷梗四两　川贝母　茯苓　炙紫
菀肉　防风　梨肉一两

陈左　伏暑之后，湿邪久恋，熏蒸阳明，汗出不止，遗泄频来。亦属湿扰精
宫耳。

地骨皮桂枝二分炒，二钱　赤猪苓　生苡仁三钱　川草薢　通草　淡黄芩
泽泻　滑石　半夏　沉香曲　浮小麦

又　汗减复盛，时仍泄遗。湿热蒸腾于上，混扰于下也。

地骨皮桂枝炒　川草薢　生苡仁　盐水炒泽泻　大淡菜　砂仁七分　广皮
猪苓　盐水炒黄柏　浮小麦

郁　　火

心悸，耳鸣，不时身热，脉象左弦右大。此木火不能条达，阳气有余。非旷
怀不能为功。

桑叶　炒菊花　煅决明　金铃子　缩砂仁　丹皮　姜炒黑栀　钩钩　制
香附　白蒺藜

耳鸣，心悸。营液内耗故也。

白归身　朱茯神　川石斛　白蒺藜　石决明　炒杞子　钩钩　制半夏
炒菊花

痛泄虽止，厥气不克，胃气即从上逆，由齿痛而致眩晕。郁则为气，升则为
风也。

白归身　土炒白芍　炒菊花　煨天麻　煅决明　炒木瓜皮　炒杞子　潼沙苑　钩钩　朱茯神　香附

查左　火升较退,然阳上升,辄太阳穴微痛。木失涵养,少阳火升太过。再苦辛以泄之。

龟甲心　粉丹皮　桑叶　钩钩　稆豆衣　干荷边　生地炭　炒菊花　石决明　朱神　白蒺藜

邹右　寒热无时,悸眩,气撑腹满,带下,鼻衄,脉左关弦。此木郁而开合失常。

柴胡　白芍　制香附　炒丹皮　女贞子　炒枣仁　当归　金铃子　茯苓神　黑豆衣　钩钩

左　体丰多湿,湿土生痰,痰盛则水火之升降被阻,而为不寐也。

制半夏三钱　橘皮一钱　竹茹一钱　煅龙齿　焦秫米二钱　枳壳二钱　茯苓神　夜合花　远志肉甘草汤拌炒

胃痛之后,浊痰未清。误投腻补,以致胃土不降,木不升浮。肢体震动,甚则火升,心悸。欲降其胆,当和其中。

制半夏　白蒺藜　海蛤粉　炒竹茹　炒瓜蒌皮　煨天麻　橘红　陈胆星　杏仁泥　茯苓

张右　由咳而至眩晕,心悸。外风引动内风,盖曲直动之象也。

藁本　白蒺藜　煨天麻　炒决明　茯苓神　秦艽　白僵蚕　炒菊花　钩钩　川芎

陈右　偏左有气上冲,则耳鸣,牙痛,心悸,经络动跃。肝升太过,还宜重以镇之。

白归身　煅决明　煅磁石　炒枣仁　白蒺藜　白芍　钩钩　朱茯神　炒杞子　磁朱丸

李左　脉渐耐按,然头晕似有漂浮之意。阳浮不熄,当助其所以制伏阳气者。

西党参　白归身　龟甲心　白芍　茯苓神　生地炭　煅牡蛎　煅龙骨　煅决明　制半夏

王右　营阴不足,厥气有余。腹中有形,发则嗳噫痛胀,阳气上扰,耳鸣,眩晕,经事不调。气为血帅,调血当先调气也。

全当归　整砂仁　朱茯神　煨天麻　麸炒枳壳　制香附　新会皮　白蒺藜　金铃子　香橼皮

左宜兴　稍涉劳动又复气撑,胃痛,呕吐。厥气横逆,急者先治。

川楝子一钱五分　川雅连四分　淡干姜同炒,四分　醋炒青皮一钱　煅牡蛎四钱　川椒盐炒,二分　乌梅肉炙,四分　醋炒香附一钱　厚杜仲

黄右　每至经期,辄腰腹作痛。迩来中脘不舒,食入泛漾,头疼眩晕,凛热无时。此气滞血虚,肝胃失协。先从肝胃两和。

制半夏　白蒺藜　广陈皮　朱茯神　桑叶　香橼皮　制香附　池菊　厚杜仲　盐水炒竹茹　丹皮　干荷叶

右　温疟之后,胃土不和,不纳不饥,中脘如阻,少寐,而自觉肢体震摇,脉形细弦。平素经来过多,良由肝阴不足,肝阳过升,青土为木所侮,失于通降,宜从肝胃两和,参以宁神。

半夏曲　盐水炒广皮　煅龙齿　夜交藤　焦麦芽　白蒺藜鸡子拌炒　炒香甜杏仁　茯苓神　盐水炒香附　枣仁

昨又气撑,咽腻。渐即头目眩晕,脘中阻窒。经谓气即肝阳上逆,都从厥气不和而来。拟调气熄肝。

制香附　新会皮　粉丹皮　盐水炒竹茹　炒枣仁　金铃子　桑叶　钩钩茯苓

过右　心悸,呕吐,脘阻,耳鸣,少寐。此肝阳鼓荡,冲动胃土。姑先降胃熄肝。

制半夏　生姜汁　竹茹一钱五分　煅龙齿　煨天麻　金器　茯苓　橘皮白蒺藜　沉香曲　块辰砂

方右　呕吐已止,嘈杂亦减,然左胁下闪闪若动,身体有飘浮之意。无非是阳气升逆太过耳。

制半夏　白蒺藜　煅磁石　煅龙齿　人参须七分　茯苓神　橘红　海蛤壳　块辰砂　金器

右　大便杂涩,头晕,目昏,腰酸,脉弦,烘热。此血虚肝阳升动,不能欲速图功。

鲜首乌　稆豆衣　粉丹皮　柏子仁　川贝母　左金丸

左　体丰多湿,湿盛生痰,胃土少降,肝阳过升。欲平其肝,当降其胆,欲降其胆,先降其胃。

制半夏　枳实　茯苓　煨天麻　粉丹皮　橘皮　竹茹　钩钩　桑叶　磁朱丸

左　眩晕,心悸,不寐,肌肤足跗牵强,脉象弦滑。此肝风夹痰内炽。拟化痰熄肝。

制半夏　枳实　丹皮　白蒺藜　茯苓　秦艽　白僵蚕　橘皮　竹茹　黑山栀　煨天麻　钩钩

过右　咯吐之后,眩晕,耳鸣,心中嘈烦,腰痛,带下。此肝阳不熄,撼扰神舍。不能欲速图功。

茯苓　炒枣仁　煅龙骨　块辰砂　潼沙苑子　稆豆衣　钩钩　池菊　淮

小麦　金器

又　嘈烦大减。眩冒，耳鸣，未退的是阳升太过。前法出入为主。

半夏曲　稽豆衣　海蛤粉　炒菊花　橘红盐炒　潼白蒺藜　茯苓　钩钩块辰砂　盐水炒竹茹

程右　肝阳上升不熄，眩晕目昏，四肢作酸，脉弦而滑。此肝风与湿相合，风主动摇，所以身如舟行也。

于术炭　淡干姜蜜炙，三分　泽泻　川桂枝　茯苓　煨天麻　炙黑草　二妙丸二钱

洛社王左　由发热而致溲结不爽，甚至带出血块。此热结膀胱，非高年所宜也。

细木通　滑石块　牛膝梢　泽泻　瞿麦　车前子　甘草梢　丹皮　赤猪苓　淡竹叶　上沉香三分　西血珀四分　二味研末调服

淋　浊

左　小溲结块如脂，膏淋重症也。

海金沙　秋石　滑石块　赤白苓　大淡菜　磨沉香　猪苓　泽泻　黑山栀

结块已退，而溲带血。

车前子　炒丹皮　滑石块　甘草梢　淡竹叶　海金沙　泽泻　牛膝炭赤白苓

左　淋浊，于溲毕作痛，阴虚湿热下袭也。

秋石四分　磨沉香四分　牛膝炭三钱　甘草梢五分　官桂五分　川草薢三钱生苡仁三钱　车前子三钱　藕汁一杯温服

又　淋痛稍退。再清下焦湿热。

制半夏　茯苓　牛膝梢　泽泻　二妙丸　广皮　车前子　甘草梢　龟甲心

秦左　小溲淋浊，阴茎作痒。肝火湿热蕴遏。宜淡渗苦泄。

柴胡　车前子　滑石块　瞿麦　淡竹叶　龙胆草　泽泻　甘草梢　细木通

向有淋症，兹则马口不净，临溲作痛。湿热并阻膀胱，势难欲速图功。

细木通　制半夏　瞿麦　车前子　牛膝梢　朴硝　茯苓　泽泻　橘皮甘草梢　淡竹叶

陈左　小溲淋痛，甚至带血。膀胱不司气化。其病也久，其愈也难。

官桂　磨沉香　赤苓　甘草梢　藕汁　秋石　生苡仁　泽泻　牛膝梢

徐左 淋浊之症,痛者为火,不痛者为湿。小溲之后,马口不净,其为湿流于下,显然可见。

川萆薢　橘皮　生苡仁　猪茯苓　二妙丸　制半夏　泽泻　滑石

赵左 持重远行,气虚湿陷,小溲了而不了,足跗带肿,叠经分利。气虚未复,所以沦陷者是也。拟分利湿邪,参入补气。

西潞党　茯苓　茅术炭　猪苓　制半夏　炙绵芪　白术炭　生苡仁　泽泻　枳壳

钱左 浊经两月,小溲甚畅,而马口不净,脉不大,耐重按。此气虚矣。

别直参另煎,冲,二钱　野于术二钱　炙柴胡四分　沙苑子三钱　泽泻一钱五分 炙绵芪三钱　炙升麻四分　广皮一钱　煅牡蛎四钱　威喜丸二钱

李左 血淋四载有余,尿管作痛。湿热留恋膀胱血分,不易图治。

海金沙　细木通　炒小蓟　甘草梢　细生地　丹皮炭　滑石块　当归炭 牛膝梢　黑山栀

病后湿热未清,袭入下焦为浊。当为分清。

炒白术　益智仁　制半夏　沙苑子　二妙丸　赤白苓　川萆薢　橘皮 泽泻　威喜丸

周左 小溲混浊如膏。肾虚而湿热内袭,膏淋重症也。

海金沙三钱　磨沉香三分　茯苓　潼沙苑子　秋石三分　块滑石　泽泻 大淡菜

庄左 命门相火为生身之本,真阳亏损则火衰,湿痰郁遏,火不用事,则火亦衰,脉滑而大,痰多,阳痿。火之式微,湿之有余也。取舍之间,各有明辨。

冬术炭　制半夏　生苡仁　杏仁泥　川萆薢　赤白苓　泽泻　姜竹茹 瓜蒌皮　广皮

又 流化湿邪,相火得展,而腹笥膨满。还是湿郁气滞,再调气泄湿。

冬术炭　大腹皮　猪茯苓　泽泻　焦麦芽　木香　枳实炭　砂仁　广皮 制香附

血淋不退,尿管作痛。湿瘀内阻,不得不为宣通。

粉丹皮　滑石块　黑山栀　当归须　海金沙　泽泻　车前子　淡竹叶 当门子①一分,用牛膝捣汁,半茶杯,先调服

痢

张左 气撑腹痛,下利。湿热化燥伤阴,脉虚,喉舌起腐。深入重地,图治

---

① 当门子:好麝香。

为难。

川雅连炒,三分　川石斛五钱　当归炭一钱五分　麦冬炒,一钱五分　淡黄芩二钱北沙参五钱　丹皮炭一钱五分　茯神三钱　野蔷薇露一两　白荷花露一两　戊己丸一钱五分　花露送下

又　糜腐大退,痢亦略疏,而腹仍作痛。湿稍化,阴液渐能上升,而有形之积,依然内阻。虽见转机,未为稳妥。

磨枳实冲,六分　淡酒芩一钱五分　炒北沙参四钱　野蔷薇露一两　范志曲炒,三钱　川石斛三钱　土炒白芍　鲜佛手露一两　磨槟榔冲,三分　土炒川雅连三分

赤痢迁延两载,腹痛气撑。肠胃必有留邪,宜苦辛通降。

土炒于术　云茯苓　枳实　醋炒升麻　醋炙柴胡　当归炭　土炒白芍泽泻　大有党参　煨诃肉　驻车丸

腹痛下痢,赤腻,脉象左弦。肝气克制脾土。宜于土中泻木。

川朴　砂仁　枳实炭　茯苓　生熟苡仁　青陈皮　木香　范志曲　泽泻左金丸五分

由泻而致痛利,咳嗽,喉有痰声。脾困于湿,肺伤于风。将损而难复。

大豆卷　桔梗　茯苓　整砂仁　范志曲　猪苓　煨葛根　橘红　木香枳实炭　泽泻　冬术炭

左　痢后湿热未清,便解之后,辄带红腻。此大肠屈曲之处尚有余邪。不能欲速图功。

当归炭一钱五分　黄柏炭　丹皮炭　茯苓　泽泻　川雅连炒　干姜炭　煨天麻　菊花　木香

左　由赤痢而变白腻。气分虚寒矣。

炙绵芪二钱　炙升麻四分　当归炭二钱　炒冬术二钱　煨木香　焦苡仁三钱西党参元米炒,三钱　砂仁七分　诃黎勒①二钱　广皮　醋炙柴胡四分　茯苓三钱

右　久痢赤腻,肠鸣而腹作痛。休息根源。

当归炭一钱五分　黄柏炭一钱五分　焦冬术二钱　泽泻一钱五分　煨木香五分川雅连五分　炮姜炭三分　白茯苓三钱　猪苓二钱　砂仁七分

左　久痢不止。湿热蕴留肠胃。休息根源也。

炒党参二钱　炒于术二钱　砂仁五分　川雅连五分　炮姜炭五分　当归炭一钱五分　枳实二钱　生熟木香八分　赤白苓四钱　锦纹大黄磨冲,五分

左　休息愈而复发。肠胃积邪未清。再苦辛合化。

炙绵芪二钱　当归炭二钱　醋炙升麻四分　泽泻一钱五分　炒冬术二钱　茯苓三钱　醋炙柴胡四分　生熟草各半分　驻车丸

---

① 诃黎勒:即诃子。

左　休息日久不愈,时有痰中带红。湿热留伏肠中。不能急切从事。

炒于术—钱五分　广皮—钱　防风炭—钱　川连炭四分　泽泻—钱五分　莲子七粒　茯苓三钱　枳实炭—钱　荆芥炭—钱　炮姜炭四分　当归炭—钱五分

左　下痢兜涩太早,以致湿热伤营,便痢紫黑。蒸湿成痰,咳嗽交困,久虚之体,恐不可支。

丹皮炭　南楂炭　炒槐花　前胡　泽泻　川连炭　延胡索　桔梗　茯苓　葶苈子

又　紫黑之血已止,然下痢仍然未平的是湿热所伤。前法兼益脾胃。

野于术　茯苓　川连炭　生熟木香　菟丝子　广皮　丹皮炭　干姜炭　补骨脂　莲子

噤口大势已减,然临圊依然痛坠,节骱作烧,糜饮入口,辄欲反出,上腭两腮唇口腐烂。然又并不甚渴,脉数滑,久按少神。此湿热内蕴,下则压坠腑气,上则熏灼伤阴。有厥脱之虞。拟清燥并行,苦甘化合法。备请商进。

炒黄南沙参四钱　法半夏盐炒,一钱五分　川雅连姜汁炒,五分　赤白苓各三钱　金石斛三钱　橘白络—钱　淡黄芩酒炒,一钱五分　滑石块三钱　方通草八分　白荷花露—两　佛手露—两　二味燉热过药

疝　气

左　少腹有形,不时攻筑,甚至气填胸膈,脉象左弦。此疝气上冲也。

金铃子　小青皮　缩砂仁　楂炭　荔子核　制香附　枳壳　木香　炒小茴

左　湿寒内阻为狐疝。

盐水炒香附　小青皮　炒小茴　赤白苓　木香　乌药　南楂炭　猪苓　炒橘核

左　大病之后,脉象时常带数,右三部微滑,左三部并无数象。此气分湿热逗留,湿热润下,再坠腑气,所以有疝气情形。拟理气泄湿。

盐水炒香附　制半夏　泽泻　生苡仁　金铃子　黑山栀　川草薢　枳壳　猪茯苓

徐左　右脉濡细,左脉细弦。少腹偏右,筋突痛胀,必得平卧,痛势方平。考少腹两旁属肝,居中为冲任虚寒,湿压气坠,所以为痛为胀。至平卧则压坠之势稍衰,所以其痛略减。拟导温,则湿得泄而不坠,水窍当开,则精窍当闭,而遗泄亦可免矣。

川草薢三钱　淡吴萸盐水炒,四分　炒小茴五分　猪茯苓各二钱　荔子核炙,二钱　炒橘核十粒　生苡仁四钱　黑山栀—钱　乌药—钱五分　泽泻—钱五分　木香磨

冲,五分

某　少腹作痛有形,腿股屈伸不利。湿郁气滞,恐成内痈。

制香附二钱　锦纹大黄酒炒,后入,二钱　生苡仁四钱　台乌药一钱五分　当归炭二钱　败酱草三钱　南楂炭三钱　丹皮炭一钱五分　炒蓬术①一钱

---

① 炒蓬术:即炒蓬莪术。

卷　下

风　温

　　过翊虞八土桥　风温大势已解，而痰热未清，咳不尽除。痰稠黄厚，火升少寐，不思纳谷，左寸脉大。良以心阳克肺，手太阴清肃无权，则足太阴转输失职，鼻准清冷，乃气机之闭郁，以兼症之中，别无元阳衰脱之见端也。拟清化痰热，而肃肺气。即请，指正。

　　磨郁金冲，五分　茯苓辰砂拌，四钱　新绛五分　杏仁泥三钱　盐水拌灯草三尺　黑山栀一钱五分　旋覆花包，三钱　炒蒌皮三钱　风化硝五分　盐水拌竹茹一钱五分　浮石三钱　冬瓜子四钱　枇杷叶去毛，四片

　　雷同蒋左　风温交候，身热，频咳，无汗，口渴，苔黄干糙。肺胃热炽，恐致昏喘。

　　川贝母二钱　连翘三钱　郁金磨冲，五分　杏仁泥三钱　鲜薄荷洗打放入，七分　生熟莱菔子各一钱五分　黑山栀各一钱五分　枳实一钱五分　煨石膏四钱　桑白皮炙，二钱

　　气喘不定，痰多稠厚。苔白转黄，舌边尖绛，唇朱颧赤，脉数至六至以外。夫风为阳邪，易于化火，所有痰浊，尽从阳化，华盖之脏，独当其炎，蒸之气，所以清肃之令不行，右降之权尽失。痰鸣气喘，偁如梦语，将有耗气伤阴等变矣。

　　磨犀尖　肥知母　栝楼霜　桑白皮　炒黄川贝　生苡仁　枇杷叶　生石膏　杏仁泥　茯苓　马兜铃　冬瓜子　青葱管　连翘

　　身热，咳嗽，两胁作痛，脉数，舌红苔黄糙。此风邪夹湿，熏蒸肺胃，恐气喘痰升。

　　桑白皮　马兜铃　淡芩　连翘　杏仁泥　桑叶　磨犀尖　炒川贝　黑栀　前胡　栝楼霜①　梨汁

　　咳嗽身热，痰鸣音哑，吸气短促，汗出发润。金伤已极喘脱之虞，行将立至。勉用喻氏法以尽人力。

---

① 栝楼霜:瓜蒌仁压制去油。

煨石膏五钱　北沙参六钱　玄参三钱　阿胶珠二钱　炒麦冬三钱　生甘草五分
牛膝炭三钱　川贝二钱　枇杷叶六片

痰饮、岚瘴

鸭阵槁关左　烟体痰浊素盛，痰湿下注，发为泻痢，痢止而痰湿不行，升降开合之机，皆为之阻，以致右胁作痛，痛势甚剧，按之坚硬有形，中脘觉板滞，不时呃忒，气坠欲便，而登圊又不果行。苔白罩霉，脉形濡细。此痰湿气三者互聚，脾肺升降之道路阻隔不通，以致流行之气欲升不能，欲降不得，所以痛甚不止矣。气浊既阻，中阳安旋运，挟浊上逆，此呃之所由来也。在本法当控逐痰涎，使之宣畅。然脉见濡细，正气已虚，痛实正虚，深恐呃甚发厥，而致汗脱。拟疏通痰气，旋转中阳，以希万一。即请明哲商进。

生香附研,三钱　猩绛七分　公丁香三分　旋覆花包,三钱　橘红一钱　橘络一钱五分　磨郁金冲,七分　枳壳一钱　竹茹姜汁炒,一钱五分　青葱管三枚　磨刀豆子冲,四分

原注：磨刀豆子，止逆。青葱管，下气。

服一剂，大松，转方：香附减半，旋覆花去一钱，去郁金，加炒苏子三钱，加白芥子一分，乳没药各二分，黑白丑各三分，六味研细末，米饮为丸如绿豆大，烘干，开水先送下。

朱左　吐泻交作。中州阻窒，恐至内闭。

川朴一钱　制半夏二钱　花槟一钱　川雅连吴黄汤拌炒,三分　青陈皮各二钱
广藿香三钱　磨枳实冲,五分　赤白茯苓各二钱　淡干姜六分　伏龙肝煎代,一两
煨木香五分　鲜佛手一钱五分　范志曲二钱　鲜生姜二钱　玉枢丹一锭,用佛手、藿香汤旋磨旋冲旋饮

左　吐泻交作，心胸窒痹。气湿交阻，清浊不司升降，恐其内闭。

制半夏　上川朴　陈香薷　赤白苓　嫩苏梗　鲜佛手　伏龙肝　新会皮
大腹皮　炒竹茹　煨木香　玉枢丹

荣左　久处海隅，感受岚瘴，治悉未病，明哲者所以保身也。拟方如上，五日一服，作弭悉之谋可耳。

制半夏　赤白苓　广陈皮　猪苓　白芷　焦苍术　生熟苡仁　泽泻　大腹皮　姜　枣

阴虚、阴损

曾右　咳嗽减疏，而内热不退，大便溏行。肺胃阴亏，脾土气弱。损瘵深，

总难许治。

炒青蒿三钱　粉丹皮二钱　炙紫菀肉一钱五分　生山萸三钱　枇杷叶四片　十大功劳叶一钱五分　炒白薇二钱　炙鳖甲五钱　炒扁豆衣三钱　鸡头子炒，三钱　黑豆衣三钱

又　咳嗽内热皆减。再从肺胃清养。

南北沙参　整砂仁　炒白薇　杏仁泥　枇杷叶　川石斛　枳壳　炒青蒿　制香附　黑山栀

陈左　失血之后，久嗽不已，每交节令，辄复见血，面色桃红，时易怒火，然每至天寒，即恶寒足厥。脉形沉细而数，频有促意。此为血失阴伤，龙雷之火不能藏蛰，阴火上逆犯肺，肺降无权。清肺壮水益阴，固属一定不易之法。然药进百数十剂，未见病退，转觉病进。再三思维，一身之中，孤阳虽不能生，而独阴断不能长，坎中之一点真阳不化，则阴柔之剂不能化水生津，阴无阳化，则汤力甚微。意者惟有引导虚阳，使之潜伏，为万一侥幸之计。拙见然否。

龟甲心八钱　粉丹皮二钱　麦冬二钱　真阿胶蛤粉炒松，一钱五分　泽泻一钱五分　大生地五钱　萸肉炭三钱　西洋参米炒，三钱　生熟白芍各一钱　上猺桂三分，研末，米饮打糊，包裹为丸，如梧桐子大，烘干，药汁送下

又　壮水益肾，兼辛温为向导，脉数稍缓，火升之际，足厥转温，但交节仍复见红，龙相之火尚未安静。前方出入，再望转机。

西洋参　川贝母　茯苓　蜜炙紫菀肉　煅牡蛎　金色莲须　阿胶珠　肥知母　蒲黄炭　北五味子　太阴玄精石　牛膝炭

右　久咳不止。肺金损伤，心营亦损，痞不成痰，内热，脉数无序。劳损之症，不能许治。

南北沙参　款冬花　朱茯神　炒麦冬　橘红　川贝母　桑白皮　炒枣仁　制半夏　龙齿煅

陈右　久咳根蒂不除，去秋燥气犯肺，咳而失血，金水由此而亏，连绵内热，形瘦肉脱，脉形细数而促。理宜壮水救阴，清金保肺，然舌淡少华，中气薄弱，稠腻之药不能多进。症入劳损之途，未可许治。勉拟金匮麦门冬汤。备质，高明。

人参须四分　茯苓四钱　桑白皮二钱　甜杏仁泥三钱　地骨皮炒，二钱　白粳米一把，煎代　麦冬炒，三钱　生甘草三分　川贝母二钱　枇杷叶去毛，四片

钱左嘉善　屡次失血，血止之后，神色淡白，动则气逆常咳，大便溏行，脉形沉细。夫脾为统血之脏，以阳为运，脾阳不振，则统摄无权，血遂得而妄行矣。病者不复为损，损久不复为劳，恐涉及不复之虑耳。

生地炭四钱　牛膝炭三钱　橘白盐水炒，一钱　茯苓神各二钱　炮姜炭二分　炒于术一钱五分　茜草炭一钱　厚杜仲三钱

孙左　失血一症，由于阴虚阳亢者多，而此症血来盈口，继发㾦疹，其风温迫肺，显然可见。脉细而弱，不耐重按。伏风未清，则新风易入。急宜微苦辛凉，以澈其根蒂。若漫投育阴补益，恐犯薛氏成劳之虑，不可不辨。

前胡一钱五分　象贝母二钱　桑叶一钱　郁金一钱五分　薄荷后下，四分　梨肉一两　连翘三钱　杏仁泥三钱　桔梗一钱　丹皮炭二钱　牛蒡子打，三钱

左　失血盈口而来，血止之后，腰背作痛，痰火上升。脉象两关弦滑。此由中气不足，痰湿内阻，胆胃之气不能下降。宜调中强胃，而益肝肾。

人参须另煎冲，五分　炒麦冬一钱五分　川石斛四钱　代赭石四钱　炒牛膝三钱　桑叶一钱　厚杜仲三钱　炒川断肉三钱　橘白盐水炒，一钱　茜草炭一钱五分　粉丹皮一钱五分

又　阳本上升，阴从下吸则降，阴本下降，阳从上挈则升。阳降则为蒸变生化之源，阴升则为滋养濡润之助。今腰楚于下，火升于上，其阴精之不能下吸，阳气才得上浮。滋益之品，无不黏滞，湿痰素盛之躯，势必有碍胃纳。再以清养胃气，补益肝肾勺参咸化。

人参须　生扁豆衣三钱　茜草炭一钱五分　牛膝盐水炒，三钱　龟甲心四钱　秋石二分　金石斛　盐水炒橘白一钱　厚杜仲三钱　海蛤粉三钱　泽泻一钱五分

左　喘咳者，久则肺胃络损，血来如涌。脉气口带浮。势有涌溢之虑。

炒苏子三钱　牛膝炭三钱　川贝母二钱　乳汁磨沉香三分　磨郁金冲，五分　杏仁泥三钱　旋覆花包，二钱　代赭石四分　侧柏炭二钱　磨三七三分　蒲黄炭一钱　百草霜一钱

又　昨宗缪仲醇"宜降气不宜降火"之说立方，气降则火降，如鼓应桴，吐血顿止矣。如咳延已久，劳损根深，虽解目前之危，仍难弥日后之虑也，得寸则寸，已为幸事矣。有仓扁其人者，尚宜就而正之。

旋覆花包，二钱　炒苏子三钱　牛膝炭三钱　磨郁金冲，六分　蒲黄炭五分　代赭石三钱　杏仁泥三钱　茯苓一钱　百草霜一钱　乳汁磨沉香冲，三分　藕节二枚

辕左　体质阴亏，起蛰之前，阳气发越，以至虚火凌逼肺胃，两次吐血，至今咳嗽，脉弦。为势甚微，而为证极重。

川石斛四钱　川贝母二钱　蛤黛散包，四钱　炒苏子一钱五分　茜草炭一钱五分　枇杷叶去毛，四片　生扁豆四钱　杏仁泥三钱　茯苓三钱　牛膝炭三钱　桑叶炙，一钱

左　咯吐见红，脉弦滑。湿热蒸腾于肺也。

丹皮炭二钱　黑山栀二钱　淡黄芩酒炒，一钱五分　磨郁金五分　冬瓜子四钱　藕节二枚　碧玉散三钱　水炒竹茹一钱五分　茯苓神各二钱　川石斛四钱　炙丝瓜络一钱五分

左周庄　血渐减少，咳仍不止。木火之上炎者稍平，而燥金被损。损而不复，大局可虑。

北沙参五钱　丹皮炭二钱　川贝母二钱　生扁豆衣三钱　茜草炭二钱　枇杷叶去毛,四片　炒麦冬三钱　磨郁金冲,三分　蛤黛散包,三钱　川石斛四钱　牛膝炭三钱　磨三七五分

　　右　少腹偏左作痛,咳嗽失血,寒热往来。势入损门,何易有治。

南沙参四钱　川贝母二钱　杏仁泥三钱　蛤黛散包,三钱　炒白芍一钱五分炒苏子三钱　茯苓四钱　紫菀肉炙,一钱五分　茜草炭一钱五分　牛膝炭三钱　枇杷叶二片

　　左　不时咯血,头痛,心悸,耳鸣。木火上凌,当熄火宁神。

丹皮炭二钱　太阴玄精石三钱　朱茯苓神三钱　煅决明五钱　钩钩后入,三钱藕节二枚　黑栀三钱　川贝母二钱　炒枣仁二钱　煅龙骨三钱　炒菊花一钱五分

　　右　血咯未固,痰仍带红,不寐,火升。再潜阳熄木。

金石斛四钱　朱茯神三钱　丹皮炭二钱　川贝母二钱　瓜蒌霜三钱　煅龙齿四钱　淡黄芩酒炒,一钱五分　黑山栀三钱　夜交藤三钱　枇杷叶四片　藕节二枚

　　张左　咳嗽虽止,然有时仍然带红。肺胃络损不固。姑养肺胃,兼熄肝风。

川石斛四钱　牛膝炭二钱　盐水炒竹茹一钱　炒菊花一钱五分　白蒺藜三钱盐水炒橘白一钱　茜草炭一钱　生扁豆衣四钱　钩钩三钱　煨天麻一钱五分　煅决明五钱

　　又　由咳而至失血,咳止,血屡溢。风伤阳络,宜微苦辛凉。

丹皮炭　连翘　川石斛　当归醋炒　藕节　黑栀　冬霜叶　茜草炭　磨郁金　侧柏叶炭

　　左　咳虽减疏,而脉沉带数。劳损根深之下,转机毫末,何足为事,勉方备质。

生地炭四钱　牛膝炭三钱　蜜炙紫菀肉一钱五分　川贝母二钱　坎气炙,一条五味子三分　海蛤粉四钱　茯苓四钱　款冬花炙,二钱

原注:坎气,即脐带。

　　吴左　久咳,曾经见红,兹因寒热往来,痰稠,舌干,口苦,脉数而促。木旺金伤,势入损途。有鞭长莫及之虑。

南北沙参各二钱　杏仁泥三钱　桑白皮二钱　蜜炙紫菀肉一钱五分　枇杷叶四片　川贝母二钱　川石斛四钱　地骨皮二钱　麦冬炒,二钱

　　左　咳血仍然不止,痔血顿下,脉沉转弦。肝火上凌胃,夫通降还恐涌溢。

茯苓　竹茹　十灰丸　丹皮炭　代赭石　磨三七冲　炒苏子打　侧柏炭磨郁金冲　川贝母　杏仁泥

　　右　肺有伏寒,进米两次,呕血,继以血崩,崩止,而中脘不舒,气撑有形。此肝经之气上犯,阳明下逼营分。非旷怀不能为功。

乳汁磨沉香四分　炒枳壳一钱　蜜水炒青皮一钱　生白芍一钱五分　炒苏子

研,三钱　炒丹皮二钱　大贝母二钱　枇杷叶四片

周庄沉菊溪三月十一日　诊失血盈碗而来,胸次不舒,大便不解,脉象弦芤而数,不耐重按。此阴分久亏,肝阳上凌肺胃,络损不能扃固,气大,尚甚,还恐涌溢。

磨郁金　苏子盐水炒　丹皮炭　黑山栀　磨三七　藕节　川贝母　代赭石　鲜竹茹　瓜蒌霜　茜草炭

又主诊　昨进之后,果又两次,血来仍复盈碗,脉弦芤顿转沉细。

胡左　痰带红点,痰稠如胶,心中有难过莫名之状。此水亏于下,痰握于上,切勿以其势微而忽之。

海浮石三钱　煅决明四钱　蛤黛散包,四钱　丹皮炭一钱五分　煅磁石三钱　瓜蒌霜三钱　黑山栀三钱　钩钩后入,三钱

又　痰血已止。痰稠稍稀,的是肝炎上撼心肺。再为清化。

海浮石三钱　煅决明四钱　川石斛四钱　丹皮炭一钱五分　栝楼霜三钱　煅磁石三钱　川贝母二钱　海蛤粉四钱　茯苓辰砂拌,三钱　辰砂拌麦冬一钱五分

又　血止而阴未复。再平肝养阴。

朱茯神　辰砂拌麦冬　当归炭　柏子仁　煅磁石　金铃子　酸枣仁　丹参炭　煅龙骨　代赭石　盐水炒香附

瘀　血

计左　湿热熏蒸,面色油晦,小溲晕赤,咯血见红。再淡以渗之,苦以泄之。

碧玉散　冬瓜子　生苡仁　郁金　泽泻　竹茹盐水炒　丹皮炭　杏仁泥　赤白苓　川黄柏　枇杷叶

左　心中似有气冲,则咯吐全红。今血虽止住,而气冲未定。脉来弦大。肝火挟胃之气逆,血因之而上矣。

代赭石　丹皮炭　竹茹炒　牛膝炭　藕节　枳实　云茯　黑山栀　郁金磨冲　瓜蒌炭

祝左　血仍不止,头胀少寐,吸气短促,脉象左弦。无非阳气上逆,载血妄行。还恐涌溢。

羚羊片　磨郁金　炒赤芍　代赭石　墨炙旱莲草　丹皮炭　磨三七　牛膝炭　百草霜　红生地　鲜藕一两,代水

又　血虽渐少,而腹满不舒。良由肝脏之气不和,肝火不能藏蛰。前法参以调气,气降即火降也。

磨郁金　乳汁磨沉香　炒赤芍　太阴玄精石　藕节　炒黑丹皮　黑山栀　白蒺藜　墨汁旱莲草　茜草炭

过左　痰多,自觉身热,而脉不甚数。此痰湿有余,郁遏阳气。

制半夏　炒竹茹　砂仁　茯苓　二妙丸　橘红　制香附　生熟苡仁　川桂枝五分

又　辛通苦泄,痰气之郁遏者开,则阳气之勃蒸自化。胃气阮苏,内热亦退。阴生内热,虽属古圣明训,实与此症异歧。前法再扩充之。

焦苍术一钱　川桂枝五分　制半夏二钱　竹茹炒,一钱五分　泽泻一钱五分　焦谷芽三钱　炒黄于术一钱五分　川黄柏一钱五分　广皮一钱　茯苓三钱　生熟苡仁各四钱

某　痰饮多年,加以病损,损而未复,气弱不运,饮食水谷尽化为痰。以致气喘踵发,几及两月方定。今神情痿顿,肢体疲软,吸气则少腹触痛,脉细濡而滑,苔白无华。呼出之气,主心与肺,吸入之气,属肝与肾,一呼一吸,肺肾相通,必有痰阻。诚恐损而不复。

川桂枝四分　炒苏子　制半夏　杜仲　广橘红一钱　生香附　茯苓　炒牛膝　杏仁泥　旋覆花　蛤壳　菟丝子盐水炒

张左　身热已退,而咽次仍然哽阻,脉象弦滑。还是痰气交阻。再为清化。

香豆豉　枳实　茯苓　竹茹炒　白檀香　光杏仁　制半夏　川朴　苏梗磨　枇杷叶

噙　栝蒌霜三钱　黑山栀三钱　风化硝一钱五分　杏仁霜三钱　桔梗三钱　广郁金三钱　　上药研为细末,用淡姜汁白蜜为丸,如弹子大,每服一丸,细细噙化下

陈右　寒嗽多年,痰多,气逆,咽中不舒。姑疏痰气。

川朴　苏子炒　橘红　旋覆花　瓜蒌霜　郁金　磨苏梗　制半夏　茯苓　枳实　风化硝

右　咽胀作痛,脉象左弦。心胞之火内郁也。

桑叶　丹皮　黑玄参　连翘　郁金　杏仁泥　豆豉炒香　瓜蒌皮　川贝母　风化硝　枇杷叶

左　春升之令,肝火升腾,咽中痛痒复发,口鼻热冲。恐成喉痹。

玄参　射干　黑山栀　郁金　枇杷叶　桔梗　连翘　丹皮　瓜蒌皮　玉泉散包

左　感寒咳嗽者,久兹感新风,咳频音暗,恐由此而损肺,难复。

麻黄蜜炙,后入　桔梗　桑叶　郁金　茯苓　川贝母　煨石膏五钱　杏仁泥　前胡　蝉衣　射干　竹衣

石　　蛾

右　石蛾遇劳辄发,发则咽痛,耳后筋胀,鼻窍不利。此喉蛾之后,遗毒未

清,不易杜截也。

　　射干　玄参　桑叶　黑栀　白茅根　橘红盐水炒　桔梗　大贝母　丹皮
梨肉　郁金

　　吕左宜兴　喉症之后,痰滞未清,以至喉间肿胀如核,久而不化。宜开郁。
此症亦名石蛾。

　　制半夏　水炒竹茹　郁金　茯苓　象贝　陈关蜇　橘红　杏仁泥　枳壳
桔梗　大荸荠

　　音暗,咽赤肿痛,脉象浮弦。阴亏于下,邪郁于上。姑为清泄。

　　射干　桔梗　蝉衣　薄荷　郁金　陈关蜇　玄参　山豆根二钱　荆芥
麦冬炒　青果　地粟

风 痰 痿

　　右　肢节作麻。气虚而湿痰内阻,为风痹之根。

　　制半夏　竹茹　茯苓　煨天麻　白蒺藜　橘皮　枳实　白僵蚕　钩钩
清气化痰丸

　　毛右　左半腰腿仍痛,痛处自觉火热。风湿热乘虚而入络。在产后势难
急切从事。

　　川桂枝五分　秦艽　乳香三分　川芎　丝瓜络　羚羊片八分　当归　没药
三分　桑寄生　桑枝

　　右　右足搐动,肌肤麻木。痰湿化风,二主动摇故也。

　　川桂枝　防风　羌独活　白蒺藜　煨天麻　钩钩　秦艽　橘红　制半夏
茯苓　磨沉香　二妙丸

　　又　右足搐动略定。再化痰熄风。

　　川桂枝　川黄柏　煨天麻　木防己　白僵蚕　全蝎去毒尖,三分　焦苍术
羌独活　秦艽　制半夏　桑枝

　　又　右足搐动既退之后,过凉又剧。盖血气喜温而恶寒。再温经和络祛风。

　　当归二钱　川桂枝五分　防风一钱　桑寄生二钱　西党参三钱　天麻煨,一钱五
分　羌独活各一钱　川芎一钱　北细辛三分　白术二钱

　　某　痛势稍定,热亦减轻。而右脐傍有气攻冲,冲则牵引筋络作痛,大便
不行。此风湿热郁结,脾土气滞不能运旋。再参通腑。

　　川桂枝四分　焦苍术二钱　威灵仙酒炒,二钱　制香附二钱　磨沉香冲,四分
川黄柏一钱五分　汉防己二钱　龙胆草三钱　金铃子一钱五分　当归龙荟丸三钱

　　邵左　大病之后,湿恋阳明。身热不退,腿足痿软,不能步履。有难复之虞。

　　汉防己　泽泻　大豆卷　制半夏　川桂枝　二妙丸　川草薢　生苡仁

赤白苓　杏仁泥　独活

又　身热口渴俱减,步履略能自如。再祛湿泄热。

大豆卷　生苡仁　秦艽　宣木瓜　川桂枝　酒炒桑枝　制半夏　光杏仁　川萆薢　独活　汉防己　泽泻

营左　大疟已久,复感暑邪,旬日以来,热势起伏,初起时尚觉微寒,继则不寒但热,热甚之时,烦懊不堪,思吃瓜水以救燎原,而所进汤饮,仍喜暖热,胸闷哕恶频频。脉数糊滑,苔白糙腻异常。汗不畅达。此由暑邪与湿干合,三焦之气,尽行窒塞。今痰湿相持于内,则里气不能外通于表,所以不能作汗。湿阻中焦,则为哕恶。暑必为烦,所以懊侬不堪。湿与暑相蒸,暑与湿交煽,若不从外达,即从内闭,将至昏糊发痉发厥。急化夫里,使蕴遏之湿痰开展,暑邪从湿中外达,是为大幸,方草请正。

制半夏　白蔻仁　上川朴　磨槟榔　香豆豉　草果仁　鲜佛手　磨藿香　桔梗　郁金　肥知母　九节菖蒲　姜汁炒竹茹　新会皮

又　烦闷大减,热之起伏亦得稍衰,哕恶较定,神情亦得爽慧。日前屡屡发厥,自昨至今未发厥,亦非可不谓转机。但脉数犹带糊细,舌苔大化,白色渐次转黄,近根微霉。湿痰之郁遏稍开,而暑湿相蒸,何能遽化。上中二焦,犹是邪湿交炽。将及两旬,还恐化燥昏厥之类。请正。

光杏仁　白蔻仁　广橘红　广郁金　淡黄芩　赤猪苓　苦桔梗　益元散　通草　生苡仁　大腹皮　制半夏

热势起伏,神情糊乱,便溏泄而病矢气,腹脘按之作痛,齿垢焦唇,舌红苔白。此伏邪夹积熏蒸,有窜之虞。

郁金一钱五分　益元散包,三钱　川雅连姜汁炒,五分　九节菖蒲五分　磨枳实冲,五分　淡干姜　淡黄芩一钱五分　礞石滚痰丸　木香槟榔丸二钱　二味莱菔子汤送下

伏邪晚发,热甚寒微,经水适来适断,冲脉气阻。夫冲脉起于气街,布散于胸中者,此响彼应,遂致中州痞满,痰湿停聚,哕恶呕吐,自觉胸中脘部之间,似有一团凝结,滴水入口,皆聚于此。心火下降,肾水上升,水火交通,才得成寐。今中州阻痹,则水火相济之道路,阻隔不通,坎离不接,彻夜不能交睫。脉象滑大而数,而沉取濡软,舌淡红,苔白且揸。邪湿痰气,交会中宫,而正气渐虚。所虑神昏发呃。气湿之结,前人谓非辛不能开,非苦不能降。拟泻心为法。

川雅连姜汁炒,三分　制半夏三钱　赤白芍各三钱　鲜佛手　淡干姜四分　广陈皮一钱　白蔻仁研后入,七分　大腹皮二钱　鲜生姜三片　姜汁炒竹茹一钱　藿香三钱

二剂后改方加　郁金一钱五分　枳实一钱　九节菖蒲五分　玉枢丹三分　研末先调服

某　口鼻吸受暑邪,内藏于骨髓,外舍于分肉之间,至旬前感触秋凉,内伏之邪,由此而发。不寒但热,热则懊烦胸闷,而索饮瓜水,然口渴仍喜暖热,纤毫无汗,频带哕恶,中脘板痛,齿垢唇焦。而舌红苔白干毛,脉象糊数不扬。此邪湿滞交蒸,伏邪欲外达,而气湿相搏于内,所以叠经疏解,而未能作汗。暑必归心,所以懊烦闷乱。将及转候,深恐内闭神昏,发痉发厥。

　　杏仁　蔻仁　竹茹　槟榔　藿香　通草　郁金　桔梗　橘红　半夏　豆豉　九节菖蒲　枳实　生苡仁　改方加川连　干姜

　　太阳内伏寒邪,邪乘阳气发越而发,头痛如破,神情迷乱。幸松云先生随症施治,大势得平,经月以来,独胃气未能稍苏,浆粒不入口者,月来如一日。历投和中化湿、温理中阳、导浊下行诸法,于胃纳一边,无微不至,独胃气仍然不醒。今细察病情,除不食之外,若头晕不能左转,吞酸恶心,中脘有气攻撑,胸腹中疼痛。脉微数,右关带弦,尺转气略大,舌苔黄浊。此盖由头痛之余,肝木未平,胃土为之所侮,致阳明失通降失司。兹与松云先生议定,依然前方参入理气平肝。当否即请。

　　制半夏　茯苓　川雅连　制香附　新会皮　枳实　赤白芍　磨沉香　竹茹盐水炒　白蒺藜　金铃子

　　钟左　肝阳夹痰内阻,气机室痹,有似痧胀。今虽呕出涎,还宜开展气分。

　　制半夏　郁金　茯苓　秦艽　杏仁泥　枳壳　广皮　生香附　白蒺藜　冬瓜子　炒苏子　桑枝

　　右　营阴不足,肝火风上旋。由头痛而至口眼㖞斜,舌强言謇。脉至细弦数。此风火蒸痰,袭入少阳阳明之络。拟化痰平肝泄风。

　　桑叶一钱　粉丹皮二钱　黑山栀三钱　白僵蚕三钱　煨天麻一钱五分　钩钩三钱　远志肉五分　菖蒲三分　菊花一钱五分　松罗茶一钱　青果三枚

　　华左　吐血之后,火易上升,胸胁不时刺痛。肝火尚属未静。再泄木和阴。

　　桑叶一钱　黑栀三钱　生扁豆衣四钱　炒白薇　生白芍一钱五分　丹皮二钱川石斛四钱　磨郁金五分　茜草炭一钱　藕节二枚

　　孙左　脾肾两虚,饮食生痰,痰阻为喘者久。兹值春升之际,痰凭木火之势而化为热,以致竟夜不能交睫。脉左尺不藏,苔黄舌红,龙相亦动。拟潜阳和阴,参以苦泄。

　　川雅连　酸枣仁二味同炒　制半夏　竹茹盐水炒　知母　云茯苓神　炒枳实　上濂珠三分　川贝母五分　二味研末调服

　　王左　向有肝阳,一阳来复之时,加以情怀怫郁,以致甲木不降,乙木勃升,心悸不寐,肉瞤筋惕,肢震头摇。脉细而沉取弦搏,苔浊浓腻。此由肝火风震,津液凝痰,痰转化热,遂与风火彼此相煽,而有莫御之势矣。拟化痰熄风,参以宁神镇肝。

橘红　珍珠母　大淡菜　热童便每日另服半茶杯　陈胆星　煨天麻　制半夏　茯苓神　金器　天竺黄　钩钩

又　化痰熄肝，脉症相安。然仍筋惕肉𥆨，悸眩不寐。脉象弦滑，舌苔腻浊。痰火风鼓旋不熄。再化痰熄肝。

制半夏　广橘红　茯苓神　陈胆星　煅磁石　块辰砂　煅龙齿　煅牡蛎　珍珠母　煨天麻　大淡菜　鸡子黄一枚

廉右　胆胃不降，水火不能交合。不寐眩晕，足膝软弱。下虚上实，图治不易。

人参须　橘皮　茯苓神　炒牛膝　煅龙齿　煨天麻　制半夏　枳实　厚杜仲　金毛脊　夜交藤　炒竹茹

又　阳气时升时降，时重时轻。法不外乎交合水火，熄肝化痰。

人参须　砂仁　炒枣仁　茯苓神　钩钩　枳实　橘皮　煅龙齿　制半夏　煨天麻　上猺桂三分　川雅连三分　二味研末饭丸

左　耳鸣溃水。肝风夹湿上腾也。

桑叶　白蒺藜　煨天麻　煅决明　制半夏　橘红　丹皮　炒菊花　白僵蚕　泽泻　茯苓

毛左　湿邪大势虽退，而竟夜不能交睫，唇口蠕动。肝阳大震，恐致痉厥。

朱茯神　炒枣仁　夜交藤　煨天麻　煅决明　煅龙齿　上濂珠二分　西血珀三分　真金箔半张　三味研细末，钩钩汤先调服

脉象虚弦，左关尤大。胸腹之间时有热气上冲。此年高真阴不足，厥易上越也。

白归身　川石斛　女贞子酒炒　煅决明　朱茯苓神　制首乌　白芍　黑豆衣　潼沙苑子

孙西林夫人　余屡诊屡效屡次求于先生，此方投进，亦未经大效不药，旬日不起。录此备关。

口吐涎沫，胃气虚不能约束津液也。吐沫而仍口渴，胃阴虚而求救于水也。舌红苔黄，胃气不治而虚浊反行攒聚也。气阴并亏，又复夹浊，不特用药，顾此失彼，且恐动辄得咎，惟仲圣大半夏汤取人参以补胃气，白蜜以和胃阴，半夏以通胃中阴阳，试进之以观动静。

人参一钱　白蜜五钱　半夏三钱

肝　阳

右　体丰于外，气弱于内，旋运不及，酝湿生痰，阻于胃腑，中脘不舒，心胸灼热，清窍不利。为痰火情形。

半夏　枳实　茯苓　丹皮　泽泻　橘皮　竹茹　山栀炒　蒺藜　猪苓

王左　眩晕,足酸,甚至昏仆。肝阳挟痰上逆,恐成痫厥。

制半夏　枳实　煨天麻　钩钩　茯苓　秦艽　白僵蚕　独活　橘红　竹茹　菊花

江右　怒火如狂,六脉弦数。肝火扰攘,心神为之不宁。拟护肝化痰熄风。

天竺黄　煅决明　粉丹皮　块辰砂　生铁落一两　川贝母　陈胆星　朱茯神　黑山栀　金器　上濂珠三分　玳瑁一分半　研细先调服

痰气交阻阳明,纳食中脘痞胀,每至病发,则诸气闭郁,上不得吐,下不得便,脉象弦滑,口燥烦渴。火从气化,气由痰阻。宜化痰开郁。

香豆豉三钱　广郁金一钱五分　杏仁泥三钱　枳实一钱　白金丸五分　黑山栀二钱　瓜蒌皮四钱　茯苓四钱　竹茹盐水炒,一钱　枇杷叶四片

病发时用当归龙荟丸二钱,礞石滚痰丸二钱。

风　疹

邹左　遍体风疹。营中郁热也。

粉丹皮二钱　豨莶草二钱　当归酒炒,二钱　白僵蚕三钱　夏枯草三钱　地骨皮二钱　海桐皮炒,二钱　菊花一钱五分　白茅根去心,七钱

右　风疹时发时止者数月,节骱作痛。肝火游行于肌肉,而化风入络也。

全当归二钱　粉丹皮二钱　干菊花二钱　羚羊片先煎,一钱　白茅根去心,七钱　三角胡麻三钱　白僵蚕二钱　黑山栀三钱　秦艽一钱五分　炒赤芍一钱五分　独活一钱　地骨皮二钱

右　体发赤疹,肿痒难忍。此由风热袭入血分。宜养营凉血祛风。

白僵蚕三钱　地骨皮二钱　香白芷一钱五分　全当归二钱　菊叶一钱五分　黑山栀三钱　郁金一钱五分　淡芩一钱　白茅根一两　粉丹皮二钱

右　肝出挟温,上蒸头面,发出丹瘰,两耳后糜碎湿痒。姑清泄肝胆,火降则温亦降也。

桑叶　黑山栀　碧玉散　泽泻　马勃　玄参　丹皮　郁金　赤白苓　银花炒　青黛包,五分　连翘

休息（痢）

陈左　休息痢疾,每因湿热逗留而来,其红赤之物,都缘湿热迫伤营分。然邪郁大肠,安有久而不去,不腹痛、不后重之理。今并不身热、不腹痛、不后重,其血液时止时来,而脉象常带细数,又安有不发热而脉数之理。所以然者,

以痢伤脾阴,脾为统血之帅,脾阴不能统摄,血液渗溢,其红腻之物,即随时而见。前用补益藏阴,服之颇适,药既应手,毋庸更章。

当归炭一钱五分 茯苓神各二钱 生姜打汁留渣,生地汁炒,二钱 炙草四分 木瓜皮炒,四钱 怀山药炒,三钱 土炒白芍一钱五分 大生地打汁留渣,生姜汁炒,四钱 人参须七分 黑大枣二枚

交节痢数增多。气虚而湿热留恋,补泻两难,姑用七补三泻,以观动静。

炙绵芪二钱 炒于术一钱五分 醋炒升麻四分 生熟草各分寸 广陈皮一钱 西党参二钱 广木香五分 醋炒柴胡三分 茯苓四钱 诃黎勒三钱

又 痢数稍减,其为气虚可见。前法再进一步。

大有芪炙,三钱 野于术炒,二钱 当归炭二钱 生熟草各二分 炮姜三分 泽泻一钱五分 潞党参炒,三钱 诃黎勒煨,二钱 茯苓三钱 川连炒,三分 阿胶蛤粉炒,一钱五分

又 脉症相安,再守效方出入。

炙绵芪 炙升麻 广皮 茯苓 驻车丸 潞党参 炙柴胡 于术炒 菟丝子

又 下痢稍减,而有时仍带黏腻。肠胃湿热留恋,脾阳不能升举。前法再进一层。

炙绵芪三钱 于术炭二钱 川雅连炒,四分 西党参三钱 茯苓四钱 当归炭二钱 阿胶珠二钱 炮姜四分 诃子肉煨,二钱五分 炙草二分

荣左 休息日久,气虚温陷里急,而频见污衣。诚恐元气难支。

炒于术 醋炒升麻 炒香菟丝饼 炮姜 赤白苓 煨诃黎勒 补骨脂 莲子

某 便泄气撑,以泄为快。脾虚则木旺土贼。恐非草木可以为功。

淡吴萸 金铃子 南楂炭 杭白芍 醋炒青皮 陈香橼皮 郁金 白蒺藜 广木香 砂仁 广皮

某 痢久而根未除,赤白相兼,后重起沫。脾虚而湿热郁阻肠中。烟体当此,极恶劣也。姑为温脏清腑。

焦冬术 炮姜 生熟木香 范志曲 淡芩 茯苓 川雅连 生熟砂仁 生熟陈皮 猪苓

童左 下痢赤腻,里急后重不爽,苔糙,脉涩滞。暑湿热郁阻肠胃。烟体当此,未可与寻常并论。

整砂仁入煎,四粒 磨木香冲,四分 炮姜三分 广陈皮一钱 白芍一钱五分,甘草三分煎汤收入 川雅连酒炒,五分 茯苓三钱 枳实一钱 黄柏炭一钱

又 下痢已止,而便未调。再和中,清理湿热,以清邪数。

上川朴八分 猪苓 南楂炭 广陈皮 泽泻 生熟谷芽 川雅连四分 土

炒野于术

右 痔坠便血。肝火湿热下注于肠。不宜急切从事。

黄柏炭二钱 丹皮炒，二钱 地榆炭二钱 荆芥炭一钱五分 润肠丸一钱五分 川连炭三分 槐花二钱 火麻仁一钱五分 龟甲心七钱

又 痔坠下血大减。再凉血宽肠。

白术炭 煨天麻 白蒺藜 煨决明 甜杏仁 茯苓神 丹皮炭 钩钩 火麻仁 泽泻

杨左 感风已解，而肠红便血。湿热伤营也。

苍术炭一钱 炒槐花三钱 黄柏炭一钱五分 荆芥炭一钱 泽泻一钱五分 当归炭一钱五分 丹皮炭一钱五分 黄连炭一钱五分 防风炭一钱 大红鸡冠花炙，二钱

风伤卫阳，咳剧自汗，今忽便血。风邪陷入肠胃。表里合病。势多变局。

荆芥炭 侧柏炭 炒槐花 炒黄桑叶 茯苓 防风炭 丹皮炭 杏仁泥 枳壳 泽泻

便血复发，每至圊后，气即下坠，坠则小溲欲解不爽。此气虚统摄无权，清阳沦陷也。

炙绵芪 野于术 炙黑卓 醋炒柴胡 丹皮炭 黄柏炭 西党参 当归炭 醋炒升麻 槐花炭 地榆炭 炮姜炭

痛泄、便泄

左 头痛，身热，便泄。邪郁而气机下滞也。

柴胡五分 羌独活各一钱 川芎一钱五分 泽泻一钱五分 煨木香五分 陈皮一钱 前胡一钱五分 茯苓三钱 桔梗一钱 砂仁后下，七分

头痛已止，身热便泄未定。再调气泄湿。

川朴一钱 白蔻仁七分 广藿香三钱 滑石块四钱 泽泻一钱五分 枳实炭一钱 通草一钱 猪茯苓各一钱 生熟薏仁各二钱 煨木香五分

又 身热已退，痛泄亦减。再为疏通。

川朴 范志曲 南楂炭 茯苓 泽泻 青陈皮 枳实炭 煨木香 苡仁炒 乌药

嗜饮多湿，湿困脾阳。大便泻痢。脉象濡软，舌苔淡白。宜利湿温中。

土炒于术二钱 范志曲三钱 茯苓三钱 泽泻一钱五分 煨木香五分 淡干姜炒黄，四分 葛花一钱五分 白蔻仁入煎，三粒 砂仁三粒

又 右脉滑大，便泄如前，小溲欲解不畅。湿郁府中，水液渗入大肠。再参分利。

野于术　葛花　羌活　泽泻　生熟苡仁　通草　云苓　广陈皮　防风　猪苓　煨木香　滑石块

又　便泄稍减，小溲亦畅，腰府作痛。湿虽未清，而脾肾之气，究已暗损。再为兼顾。

野于术二钱　羌活一钱　猪苓二钱　肉豆蔻煨，研，五分　补骨脂三钱　云苓四钱　防风一钱　泽泻一钱五分　菟丝子盐水炒，三钱　生熟薏仁各四钱

张右　上则嗳噫，下则便泄。厥气不和，克制脾土。和协肝脾，即所以固其胎息也。

砂仁　制香附　炒防风　淡吴萸　茯苓　广皮　白芍　老苏梗　木香　香橼皮

每至阴分则热，肠鸣，便泻。此脾虚而湿气滞。恐变胀病。

川朴　广皮　大腹皮　炒猪苓　泽泻　草果仁　椒目炒　木香　生熟苡仁　炒冬瓜皮　煨姜

淋　遗　泄

某左　小溲闭癃，湿热郁结，膀胱不化。半百将衰，不宜犯此。
木通　车前子　瞿麦　泽泻　滋肾通关丸　滑石　萹蓄　山栀　牛膝梢
高年气虚，湿热下注而为浊。宜从补气之中，参以分利。
人参须　赤白苓　广皮　猪苓　生熟苡米　野于术　制半夏　萆薢　杜仲　生熟谷芽
由白浊而转淡血，尿管作痛。此肾虚湿热，未可轻视。
生地黄　蒲黄炭　丹皮炭　海金沙　甘草梢　滑石块　黑山栀　淡竹叶　当归炭　藕汁　西血珀四分　研极细末，藕汁温服
溲涩作痛，咳嗽痰多。湿热郁阻膀胱。当疏风理湿。
前胡　新会皮　牛蒡子　石菖蒲五分　瞿麦　车前子　杏仁泥　枳壳　萆薢　萹蓄三钱　木通　清宁丸三钱
血淋痛剧，湿热蕴结膀胱。
海金沙　丹皮炭　黑山栀　细生地炭　车前子　淡竹叶　炒小蓟　甘草　赤苓三钱　淡黄芩一钱　上沉香一分半　西血珀四分　二味研末先服
由牙疳而至鼻衄，兹则溲血作痛甚剧。此湿热蕴遏膀胱。
海金沙三钱　黑山栀三钱　鲜生地七钱　木通五分　淡竹叶三钱　丹皮炭二钱　侧柏叶炙，三钱　小蓟一钱　滑石块四钱　川黄柏盐水炒，二钱　西血珀五分　研末先服
肾藏精而主纳，膀胱蓄水而主出。肾虚而湿热内扰，湿不得泄，精不得藏。

欲固其肾藏之精,当祛其膀胱之湿。

　　生于术　川萆薢　煅牡蛎　泽泻　大淡菜　茯苓神　生苡仁　川黄柏
猪苓

　　不时遗泄,眩晕,耳鸣,腹痛。肾虚则木旺,木旺则气滞,气滞则生风。其
病虽殊其源则一。

　　制香附　新会皮　茯神　煅牡蛎　炒山药　大淡菜　砂仁　白蒺藜　龙
骨煅　金色莲须　稽豆衣

痰　饮

　　薛御之　湿盛多痰之体,感冒风邪,袭于肺卫,以致由咳而引动伏饮,咳日
以剧,右胁作痛。浊痰弥漫,神机不运,神识迷糊。叠化浊痰,神情转慧。至于
痰湿之变态,如阻营卫,而为寒为热,郁遏中气,苔起灰霉,困乏脾阳,脾土不能
运旋鼓舞,而便燥结,清中之浊不降,浊中之清不升,而转干燥,传变种种。虽
肌表之温风化疹外达,而湿痰究仍内困,所以病退之后,而疲惫自若。渐至气
阻湿坠,少腹之满,顿从上潜,不特入腹过脐,而且上至胸脘,食入攻撑,右寸细
涩,关部弦滑,尺部沉微,左部俱见小弱。都由脾为湿困,阳气不能运耳,土滞
而木不扶苏,遂令湿之流于下者,随左升之气而逆从上耳。肠胃流行之机,悉
为阻为撑为胀之所由来也。下病过中,图治非易。拟条达肝木,泄腑浊而运脾
阳。冀其小溲渐畅,湿流气宣,方是好音耳。

　　淡吴萸蜜水浸取出,焙干,盐水炒,三分　盐水炒香附一钱五分　广陈皮蜜水浸取出,
陈壁土炒,二钱　川楝子一钱五分　麸炒枳壳一钱　连皮茯苓五钱　霞天曲炒,二钱
不落水鸡内金炙,研调服,一具　木猪苓二钱　泽泻一钱五分　小温中丸三钱　开水先
送下

　　周左常熟　由肢体疲软,渐至食入运迟,腹笥胀满,脐下尤甚,咳嗽痰多。
脉形沉细,苔白少华。此由脾肾阳衰,不足以运旋鼓舞。土为火子,真阳不治,
则土德愈衰,木邪愈肆。补火生土,一定之理也,特化王道无近功耳。饮食一切,
必须谨慎,以盛纳在胃,运化在脾也。知者当能察之。

　　别直参二钱　川桂枝四分　野于术土炒,二钱　制半夏二钱　炒苏子三钱　炒
椒目五分　熟附片八分　茯苓七钱　炮姜四分　橘红一钱　泽泻一钱五分　鸡内金
炙,入煎,一钱五分

恶露、结块

　　右　新产之后,恣食冷物,以致恶露不行。姑拟疏通,以观造化。

延胡索　当归须　穿山甲　乌药　南楂炭　蓬术炒　五灵脂酒炒　干漆炒令烟尽　赤芍

徐右老杨歧　小溲畅利，腹胀不松，心背掣痛。恶露不宣，阳气不能流畅，阴气不得凝聚，内脏外皆阻。产后当此，险如朝露也。

大熟地四钱　制乌附四分　熟附片四分　延胡索酒炒，二钱　制香附研，二钱　老生姜二味各炒，一钱　蜀椒炒，二分　川郁金一钱五分　全当归酒炒，二钱　单桃仁去皮尖，打，三钱　人参回生丹一丸分二次服下

又　心胸作痛已止，恶露亦得稍通，是分娩至今未有之事也，但腹胀如前。虽得稍稍宣通，还是车薪杯水，尚难恃为稳当。

炮乌头四分　炒蜀椒三分　大熟地四钱　全当归炒，二钱　川郁金二钱　泽兰叶三钱　熟附片四分　延胡索酒炒，二钱　老生姜同炒，二钱　川芎一钱　五灵脂酒炒，三钱　茺蔚子炒，四钱　人参回生丹半丸药汁送下

徐右　结块坚大如盘，推之不移。气寒血滞于肠胃，汁水相搏，未可轻视。

川桂木　延胡索　野水红花子炒，三钱　当归须　蓬术炒，一钱五分　楂炭　两头尖　制香附　台乌药　白术

又　结块稍软，而频咳气逆。此兼感新邪，药宜兼顾。

杏仁泥　川桂木　金铃子　前胡　当归须　蓬术　台乌药　南楂炭　延胡　苏子梗　荆山棱　两头尖　香附

内伤、劳倦

袁左　四肢困乏。劳倦内伤，不能急切图功。

焦白术　赤白苓　生苡仁　泽泻　白蒺藜　晚蚕砂　猪苓　范志曲　左秦艽　制半夏　广皮　焦麦芽

华左　劳倦内伤，背肋作痛。不能急切图功。

焦白术　白赤苓　白蒺藜　独活　桑寄生　范志曲　泽泻　秦艽　丝瓜络　川桂枝

钱左　食入运迟，肢困力乏。脾阳为湿所困。宜祛湿崇土。

广皮　枳壳　赤白苓　猪苓　沉香曲　焦麦谷　小川朴　制半夏　砂仁生苡仁　泽泻　莱菔子炒，三钱

荣左　气虚脾弱，旋运失常。胃纳不香，咽中不爽。宜和中化痰，以裕其生化之源。

人参须七分　益智仁一钱　橘皮一钱　白僵蚕一钱五分　白蒺藜三钱　野于术一钱五分　制半夏一钱五分　茯苓四钱　煨天麻一钱五分　泽泻一钱五分

消　渴

姚左　膏淋之后，湿热未清，口渴，溲浑酸浊。为肾消重症。

天花粉二钱　川萆薢二钱　蛇床子一钱五分　川石斛四钱　秋石三分　川雅连三分　天冬麦冬各一钱五分　覆盆子一钱　海金沙包，三钱　鸡内金炙，入煎，一钱五分

又　脉症俱见起色。效方出入，再望转机。

海金沙包，三钱　块滑石三钱　车前子三钱　茯苓神各二钱　秋石二分　龟甲心炙，先煎，五钱　泽泻一钱五分　炒牛膝三钱　川黄柏一钱　大淡菜二只　鲜藕汁一杯冲

唐左　消渴略定。前意续进。

天花粉一钱　鲜生地洗打，六钱　川雅连炒，三分　甜桔梗一钱　黑大豆三钱　肥知母炒，一钱五分　茯苓三钱　枇杷叶去毛，四片

左　频渴引饮，溲多。湿热内蕴，清金被耗，为高消重症。

煨石膏　桔梗　杏仁泥　黑大豆　枇杷叶　黑山栀　瓜蒌皮炒　川贝母　水炒竹茹

频渴引饮，溲多混浊，目昏不寐。此肺胃湿热熏蒸，将成高消重症。

煨石膏　瓜蒌皮　茯苓　煅磁石　淡竹叶　黑栀　川贝母　酸枣仁川连二分，煎汤研　黑大豆　夜交藤

目　疾

徐右　目为肝窍，为脏腑精气之所聚。目疾之后，眦痒多泪，脉数微弦。此风热未清，风为阳邪，其气通肝，所以风邪为热。拟养血清肝熄风，勿使其有伤精气为上。

制首乌四钱　决明子四钱　池甘菊一钱五分　炒黑荆芥一钱五分　地骨皮炒，三钱　黑豆衣四钱　蜜炙桑叶一钱　炒赤芍一钱五分　晚蚕砂　桔梗

又　脉症相安，但右目不赤不痛，不因见风亦时常流泪。是肝胆气弱，肾水不足，虽有风邪，不能自越。以丸药缓缓调之。

大熟地三两，用川椒二钱煎汤蒸制　上猺桂去粗皮另研和入，一钱　山药炒，二两　茯苓二两　牡丹皮一两五钱　萸肉炭一两　蜜拌炒川芎一两　熟附片一钱　建泽泻一两五钱

已戌丹专治疯狗毒蛇咬伤肿胀，即将药末点目内眦，取泪流。男左女右百发百中。

珠粉二分　岩脑沙一分　龙脑香一分　焰硝一钱　当门子一分　飞辰砂一分

明雄黄_{一分}　上七味共研细末,用磁瓶收贮封固

人马平安散

当门子_{二分五厘}　飞辰砂_{二分五厘}　焰硝_{二分五厘}　龙脑香_{二分五厘}　明雄精_{二分五厘}　月石_{二分五厘}　上药研末,收贮治痧胀,腹痛,呕逆,昏晕,汗流,肢厥。将末药点目内眦睛明穴,男左女右,得泪自苏。

滑　胎

王右　屡次滑胎,继则经事先期,色紫不泽,临行腰楚。姑拟畅营卫。

全当归_{酒炒,二钱}　红花汤炒橘络_{一钱}　白蒺藜_{三钱}　紫丹参_{二钱}　杭白芍_{酒炒,一钱五分}　蕲艾炭_{四分}　炒川断肉_{三钱}　菟丝子_{三钱}　炒牛膝_{三钱}　制香附_{二钱}

八珍丸_{二两}　每日清晨三钱开水送下

又　气血不固,屡屡滑胎。惟有调养营血,作日就月将之计也。

大熟地_{砂仁拌炙成炭,四钱}　泽泻_{一钱五分}　细子芩_{酒炒,一钱五分}　白芍_{酒炒,一钱五分}　黄肉炭_{一钱五分}　茯苓神_{各二钱}　炒山药_{三钱}　橘皮_{一钱}　粉丹皮_{二钱}　制香附_{二钱}　生熟谷芽_{各一钱五分}

又　滑胎屡屡,继则经事不调。当兼理气。

制香附_{研,二钱}　云茯神_{三钱}　黄肉炭_{一钱五分}　木香_{五分}　全当归_{酒炒,二钱}　炒山药_{三钱}　丹皮_{一钱五分}　细子芩_{酒炒,一钱}　川断肉_{三钱}　熟地炭_{四钱}　炒白芍_{一钱五分}

（完）

黄乐亭指要

颜正华

張　懶食嗜卧脾氣因之　會皮

炒白术　神麯　穀芽　半夏　赤苓　扁豆　生熟砂仁

徐　飲食不運食後作飽脈見沈細不獨脾氣衰弱本之

火亦衰矣宜火生土　清晨服桂附八味九主

遠志　冬术　薑炭　焦穀芽

夏　脈虛浮石三部更甚宜養其氣修其脾　胃健旺再

商真陰之議　陳皮　穀芽

綿耆　當歸　西洋參　茯苓　杜仲　冬术　山藥　炙草

蔣　胸腹痞滿食入作脹脾氣失於健運也

冬术　枳殼　神麯　穀芽　遠志　陳皮

郁　至高之年陽氣不振濁痰阻於膻中用高火照法以

清消陰霾

熟附　黨參　半夏　桔梗　當歸　砂仁　陳皮　生薑

嚴　中陽不旺喜食麯物未免為滯

黨參　遠志　查肉　冬术　半夏　炒穀芽　陳皮　泡薑

神麯　蔻仁　炒麥芽

《黃樂亭指要》手抄本書影

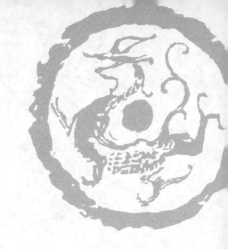

提　　要

　　颜正华手抄本《黄乐亭指要》,线装四卷。主要记载了衄血、失音、肺痿、哮喘、气、脾胃、呕吐、霍乱、作酸、嗳气、木乘土、噎膈、咳血、吐血、淋浊、癃闭、二便、疝、湿、脚气、痹、泄泻、肿胀、便血、大疝、痢疾、脘痛、癖块、痿症、痰饮、头痛、腹痛、胁痛、面、疳、牙血等病症具体案例治疗的症脉方药。《黄乐亭指要》考证为《王乐亭指要》的部分节选及补充。

　　黄氏名黄钟,字乐亭,清代江苏无锡县富安乡人,候选县丞,精医术,嘉庆年间(1796—1820 年)以疡科知名乡里,遇疑难症应手奏效,病愈不求酬报,馈之亦不辞,遇贫困者反助药资,著有《外科辨疑》四卷、《外科医案》二卷(又名《乐亭医案》),今存抄本,还著有《疡科圭臬》若干卷,今未见。《王乐亭指要》为黄乐亭临证病案,录于清光绪元年(1875 年)春,现存出版《中国古籍珍稀抄本精选——考证病源·儒医心镜·王乐亭指要》。

　　颜正华手抄本《黄乐亭指要》考证为清光绪版本《王乐亭指要》,载未收录18 条医案,及部分处方剂量。书中以病为纲,以内科杂病为主,间有妇人科与外科治案。书中病案,颇多连续治疗,有利于读者领会病情变化各阶段的辨治方法。

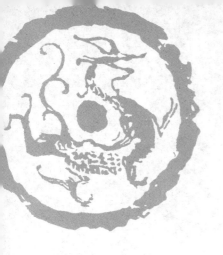

目　录

卷三

卷四

卷 一

衄 血

邹　脉大而数,左甚于右。鼻衄成碗而色鲜,此炎暑蒸腾,肝阳上逼,肺金受灼,而血妄行也。

麦冬　夏枯草　玄参　炒丹皮　鲜生地　竹茹　茅针花　京墨汁五匙

廉　质本阴亏内热,鼻衄。拟四阴煎,脾肾同治。

北沙参　大生地　怀药　扁豆子　川石斛　砂仁　焦谷芽　粉丹皮

李　鼻衄。脉至右寸,关独大,此火浮于肺。

白及　麦冬　黄芩　淡竹茹

钱　鼻衄已久,宜清宜折。

枯芩　白及　茶叶子

某　鼻衄,头痛,风热上行。

枯芩　白及　白芷　川芎

秦　脉数内热,鼻衄,此阴虚火浮。

生地　丹皮　玄参　麦冬　北沙参

陈　血不归经,逆行于上,而时见鼻衄。脉至弦数,甚于右寸关,宜清热养阴为先。

北沙参　麦冬　玄参　石斛　知母　牛膝　女贞子　地骨皮

又　原方去　玄参　知母　加大生地

失 音

某　色脉无亏,而音不扬,更兼咽喉不利,不时而痛,喜吃甘温而适。此系风寒束缚,肺气窒塞。

叭杏饭上蒸熟,捣如胶,另用　肉桂末以桂和匀,捣,将白蜜拌　和匀如指面大,用薄棉一层包药,含于口内,将汁咽之,日含二三次,夜亦可以含卧。另用蜜陈皮二三钱,炮汤代茶。

又　桔梗　生、熟甘草　生、熟诃子肉　蝉衣　灯心　香椿头如无,可以竹膜三分代之

又　鸡子一枚,置碗中打如糊　白糖霜三钱　上药,滚豆浆一碗,清晨服之

某　寒来热伏,金实不鸣。

苏梗　陈皮　杏仁　桔梗　枳壳　半夏　蝉衣　生姜

沈　六脉数大,甚于两关,肝阳胃火,上灼肺金为咳,而声不扬,大便坚涩,肺与大肠为表里,清金制阳,必须育阴。

上洋参　麦冬　川贝　蝉衣　生地　芦根　燕窝　鲜百合　枇杷叶　三味煎汤代水

又　火之旺者,水必亏,六脉数象不减,方不外乎清金保肺,壮水制阳。

北沙参　麦冬　川贝　生地　丹皮　扁豆　沙苑　通草　甘蔗皮　枇杷叶

吴　气弱音雌。

党参　冬术　全当归　陈皮　黄芪　通草　半夏　杏仁　炙草　蝉衣　诃子肉　香椿芽　升麻　柴胡

某　久咳音雌,色脉无伤,金不鸣也。

叭杏　半夏　蝉衣　桔梗　诃子　紫苏　薄荷　通草

某　脉至滑大,甚于右寸关,久咳见血,音哑伤极矣。

北沙参　玉竹　麦冬　紫菀　扁豆　苡仁　白及　通草　百药煎　月石　川贝　蝉衣　百合　紫降香此三味,加前方中,先服三剂

褚　咽痛音雌,由咳而起,六脉沉细,少阴太阴同治。

熟地　麻黄　杏仁　生草

王　久咳,声音不扬,而咽喉作痛,饮食不贪,脉至细数,右寸关较大。人之声音发于肾,而出乎肺,肺肾两亏则音雌。水亏于下,则阳越于上,为咽痛。肾为肺之子,子虚则盗气于母肺,脾土日衰,则饮食不化精血,而化痰涎。脉症合参,无非是脾肺肾三经并伤之恙,幸而便犹未溏,但将交夏令,内有虚阳,外有炎蒸已伤之,欲其不燥,不外乎制阳壮水,保肺醒胃理脾为上。

熟地　怀药　丹皮　黄肉　泽泻　茯苓　五味　麦冬

又　沙参　扁豆　建莲　芡实　通草　诃子　川贝母　蝉衣　竹衣

檀香百合一两　元米二两　官燕一钱　右三味煮烂,清晨加冰糖服之,以代朝粥,滚豆腐浆一碗,另将鸡子一个,加冰糖调匀,冲食之,以代点心。猪脚一具,苡仁一两,煮烂作菜

是方培土生金,无碍乎脾肾发声,而不耗气,消痰不至于涸液伤阴,间日服可也。

吴　久咳,音雌,咽痛,纳减,不能卧,六脉细涩,面色萎黄。种种见症都是损怯气血就偏之象,勉拟大补元煎治之。

党参　熟地　杜仲　怀药　萸肉　杞子　当归　白芍　炙草　五味　青果

王　久咳失音,右脉细弱,拟六君子,以培土生金。失治于前,见功甚难。

六君子,加黄芪　当归　五味　诃子

杨　咳嗽声音不扬,右寸关独浮大有力,邪未透达,此症忌用人参,屡屡告诫,何以即妄?

杏仁　桔梗　荆芥　前胡　苏子　玉竹　白薇　蝉衣

周　金破不鸣,责在肺肾。

茯苓　炙草　桔梗　玄参　薄荷　紫苏　蝉衣　熟地　半夏　当归　陈皮

蒋　音雌咽痛,脉弱,两尺浮露。此水亏火浮,肺金受灼,损正之萌也。芩、连、知、柏切勿杂投,有伤生生之气,变症必多,不可不虑。

桔梗　甘草　玄参　川贝　金银花　灯心

煎好去渣,将鸡子白一枚,捣匀服。

接方　生地　山药　丹皮　萸肉　茯苓　玄参　麦冬　甘草　银花　青果

吴　久咳失音,脉软无力,咳甚则吐,宜温培肺胃之气。

蜜炙黄芪　冬术　紫菀　当归　橘饼　玄米煎代

刘　人之声音发于肾,而出于肺,今咳音不扬,脉来细软,良由肺气不通,肾气衰弱耳。

熟地　党参　冬术　生熟诃子　炙草　桔梗　百合　蝉衣　香椿头　每日清晨鸡子冲豆腐浆服

吴　咽哑便溏,脉弱形瘦,药难应效。

黄芪　生诃子　冬花　扁豆　蝉衣　炙草　猪肺清汤煎药

王　咽痛音哑,右脉软弱,左细数。此水亏于下,火浮于上,肺金受灼,恐成损怯。

生熟地　桔梗　苡仁　生熟草　大贝　北沙参　鸡子白调稠冲服

又　薄荷　百草霜　霜梅　贝母　灯心灰　甘草

上药末,用白蜜二两调匀,不时服食。

沈　咳久音哑,咽喉烂碎。此体虚感触时邪,先清上焦,继当育阴。

桔梗　甘草　薄荷　甘草　蝉衣　玄参　川贝　射干　黄芩　川连　芦根　灯心

王　脉至软弱,腿膝酸疼,久咳不已,声音不扬。此禀质不足,而寒湿侵里。

杜仲　冬花　桑皮　当归　川膝　赤苓　白术　苡仁　防风　黄芪

陈　六脉浮数,左尺为甚,音雌咽痛。症属水亏于下,阳浮于上,肺金受酌灼,拟生脉六味,兼育肺肾之阴。

西洋参　麦冬　五味　生熟地　怀药　丹皮　黄肉　茯苓　诃子肉　泽泻　玄参　凤凰衣五寸　灯心　青果　蝉衣　竹膜　糯稻根须

蒋　金为水母,肾为肺子。久咳者,无不伤乎肺,则肾水因而亏矣。脉见浮数,喉舌干燥,岂非肾阴肺液亏乎?且声音骤哑者,发乎肺肾两亏,当此时令,风热之际,未免又触时邪,声音骤哑,此虚中夹实症也。育阴清肺之中稍兼疏解之品。

鸡子白衣四分,清补肺发音之物,即凤凰衣　北沙参　麦冬　生地　薄荷叶　蝉衣　牛蒡子　竹膜

盛　久咳而至咽哑,便溏,脉细数,上中下俱损。

西洋参　黄芪　熟地　怀药　丹皮　冬术　黄肉　北沙参　神曲　诃子肉　五味　白芍

周　中气不足,肺肾两亏。先理治中气。

柴胡　党参　升麻　有芪　炙草　冬术　茯苓　蝉衣　香椿头　生、熟诃子肉

肺　痿

章　脉来弦数,左甚于右,左胁下痛,继以咳吐红浊痰涎,似脓非脓,似血非血。此肝郁化火,灼肺成痿,兼感时邪,为头痛发热,势非清浅。

天冬　川贝　郁金　知母　红花　瓜蒌皮　骨皮　香附　紫菀　扁豆　橘红　炒荆芥　桑枝皮

宿　经云五脏六腑皆能令咳逆。今左关独大独弦数,此肝阳有余,木旺则土衰,湿浊不化,蕴于胃腑,鼻秽气升随肝火上炎,肺金消烁,焉得不咳而成痿乎?

白芍　玉竹　桔梗　苡仁　天冬　丹皮　沙参　郁金　百合　紫菀　羚羊　枳香　紫降香

复诊　原方加生地　去紫菀　羚羊

潘左　左关弦数,右寸无力,咳吐痰似脓似血,右乳肋骨隐隐作痛,每吐,汗必淋漓。木火上炎,肺金受灼,急宜壮水制阳,清金保肺为上。

沙参　天冬　白及　白芍　生地　苡仁　黄芪　紫菀　郁金　元米一撮

某　痈为实,而痿为虚。实症脉必数大,面必红,气必粗,咳必重,痰必浓,痛必甚,可清可攻可消,日久亦必兼补托。今面色黧黑,唇口刮白而滑,痰虽秽而清,胸虽痛而不甚,脉虽数而无力。先伤脾土,土伤则湿郁,化热熏蒸,肝气亦伤而成痿症。痿与痈,一虚一实,宜先辨确切,治痿当以培土补肺为主,兼以

清理湿热为佐。

沙参　黄芪　苡仁　冬术　桑皮　川贝　黄芩　百合

许　久咳见血,右乳之上隐隐作痛,形瘦面黄,饮食渐渐减少。此系风寒伤肺,劳倦伤脾,将成肺痿,先行补土生金法。

黄芪　当归　苡仁　桔梗　冬术　白及　丝瓜子　川贝　百合

某　酒客中虚,胃家湿郁化火,秽浊之气,时时蒸熏,肺脏受灼,能不频频咳嗽,似乎肺痈,其实非也,乃肺胃两伤之重恙。清肺适足以碍胃,补土生金,胃关便固方有转机。

西洋参　扁豆　冬术　桔梗　白及　玉竹　神曲　冬花　檀香　降香
百合

黄　脉至滑数,时见歇止,咳甚则呕,有汗而热不退。此系风温感于肺胃,防成肺痿。

白薇　川贝　沙参　天冬　桔梗　百合　玉竹　冬花

徐　咳吐臭痰,六脉细弱。当补血气,兼以芳香悦脾,弗徒事于寒凉攻伐。

西洋参　茯苓　大有芪　冬术　苡仁　川贝　炙草　当归　枟降香
脉迟无力,咳嗽,秽恶,阳痿。肺胃肾三经病也。

熟地　姜半夏　炒砂仁　甘杞子　杜仲　巴戟　锁阳一钱　桃肉三钱

哮　喘

潘　右寸浮紧。此肺经着寒。
半夏一钱半　猪牙皂一寸　姜　炙草　发时可服此方
丸方　杏仁四两　苏子二两　冬花三两　炼蜜为丸
范　开药,非久服之品。
黄芪　冬术　陈皮　党参　升麻　柴胡　当归　炙草　半夏　生姜
生、熟诃子
又　麻黄　淡干姜　五味　炒半夏　生姜　和捣,服补药三剂,间服此方一剂
吴　久哮,时发时止,甚则带血,脘痛且呕。不特肺有伏邪,且伤及胃矣,先理新感,续商搜遂。
杏仁　前胡　荆芥炭　生、熟砂仁　陈皮　延胡　苏子　百部　桃仁
姜半夏
陈　久哮,纳减气逆,肩背作痛,六脉细弱。肺家虽有伏寒,然体虚已甚,燥烈温散之药,未便擅投。拟与气血兼培,以救其本。
炒半夏　甘草　冬术　当归　冬花　杜仲　核桃肉　黄芪

接方　潞党参　茯苓　冬术　炙草　百部　冬花　姜半夏　当归　橘饼

葛　肺有伏寒,咳喘频发。肝家血滞,经乃发热,乳腰并痛。

桃仁四两　杏仁四两　款冬花四两,蜜炙　杜仲四两　百部四两　炒苏子三两 半夏三两　香附四两　丹参四两

上药为末,大枣、生姜同煮,取枣肉和药,杵匀作丸,如弹子大,每服五丸,橘饼汤下

金　寒邪伏肺,交春则咳喘频发。宗先调补脾肺,发时疏散逐邪。

党参　茯苓　白术　炙草　半夏　陈皮　姜

又苏子　菔子　白芥子　半夏　杏仁　香附　荆芥　前胡　党参　桑叶 姜　此方发时服之

王　寒邪入肺络。

半夏　叭杏　莱菔子　苏子　芥子

姚　元海气泛,入夜喘急,形寒畏冷,夏袭重裘。

黄芪　熟地　黄肉　山药　磁石　核桃　补骨脂　巴戟

又　汗多畏寒,都是阳虚。

黄芪　桂皮　白芍　五味　炙草　青盐

蒋　胸痞气短,由遗泄伤肾,摄纳无权,法当补塞,况六脉如此之虚而无神,断不可再行开泄。

党参　熟地　五味　杞子　补骨脂　当归　桃肉

某　右寸关滑大,左三部细软,行动数武则喘。细细参之,肺气之不降不肃,未始无邪,肾气之不摄不纳,总因痔血过多,损及肾真也。

怀膝　补骨脂　桃肉　熟地　当归　炙草　党参　苏子　远志　茯神 枣仁

王　风寒劳碌,外感内伤,无一不兼。温肺理气以治喘急,纳气养营以治内伤。

杏仁　半夏　茯苓　陈皮　砂仁　熟地　当归　牛膝　杜仲　续断　骨脂　桃肉　马兜铃

汪　去年病后失调,今动则气急,目视糊模,六脉细涩,精气俱亏。当摄纳为主,兼调营卫。

熟地　当归　炙草　党参　杞子　五味　桃肉

王　气火上升,挟痰阻咽,喉为之吞吐不利。右关滑大,法宜清解。

荸荠　灯心草　炒苏子　莱菔子　白芥子　苓　川郁金　桃杷叶

侯　脉至滑数,而甚于左,舌苔白腻,胸膈满闷,气逆则咳。此系湿郁中焦,

肝阳因之而不能疏泄,宗气属阳,有余便是火。立方兼淡以渗湿。

　　黑山栀　川郁金　半夏　陈皮　苡仁　木香汁　茯苓

　　许　肺气窒塞,失其右降之令。

　　生熟砂仁　陈皮　半夏　瓜蒌仁　通草　苏子　薤白头

　　某　腑气以通为补。

　　西洋参　枳实　半夏　陈皮　生、熟砂仁　淡吴萸　细川连　芦根　竹茹　生姜

　　蒋　肝胃之气,有升无降。

　　降香　苏梗　香附　丹参　茯苓　山栀　青皮　大麦仁

　　钮　胃气逆行。

　　旋覆花　半夏　赭石　茯苓　炙草　补骨脂　陈皮　紫衣桃肉

　　某　肺气窒塞,清不升,浊不降。

　　升麻　柴胡　桔梗　枳壳　黄芪　党参　冬术　当归　苡米　炙草　紫菀　生姜

　　王　肺气不降,胃气逆行,肝气郁而不宣,自中脘至咽喉痞塞,纳谷艰阻,拟与嘉言法。

　　西洋参　枳壳　川连　干姜　半夏　桔梗　陈皮　赭石　覆花　苏子　砂仁　沉香　枇杷叶　姜

　　苏　肺气窒塞。

　　桔梗　紫苏　白芷　生姜

　　李　气结于咽,失于宣降。

　　苏子　半夏　茯苓　前胡　竹叶　枇杷叶

　　汪　胸中气机窒塞。

　　枳壳　苏梗　陈皮　大麦仁　半夏　蔻仁　桔梗　通草

　　成　木郁气滞,用二贤散主之。

　　盐水炒陈皮四钱　炙甘草一钱

　　上药磨末,一钱许,清晨白滚水调服。

　　吴　清气不升,浊气不降,以致中脘窒塞。

　　半夏　砂仁壳　升麻　牛膝　冬术　坛降香

　　季　痰气窒塞。

　　陈皮　桔梗　叶苏　木香　半夏炒　砂仁炒　茯苓　炙草

　　陈　中脘之右板硬,气逆于上,则咽嗌如阻,气下则心如塞。此肺气失宣,胃气失降。

　　莱菔子　竹叶　通草　苏子　沉香汁　象贝　瓜蒌仁　枳实　枇杷叶

　　复诊　杏仁　苏子　陈皮　党参　枳实　莱菔子　麦仁　槟榔汁　五

谷虫

杨　脉至左三部细弱,右三部弦数。面黄无神,发热无定,气短似喘,不能偃卧,右半天府云门疼痛连胁。经云:肺主布气,脾主运气,肾主纳气。兹以脉症合参,肺脾肾三经俱伤,失布失运失纳,而又夹邪,以致气机升降,失其常度。法宜调补之中稍兼疏理。

半夏　茯苓　广皮　炙草　西洋参　熟地　苏子　前胡　郁金　青木香

脾　胃

储　纳少便溏,胸腹作胀,六脉细涩。纯乎脾失健运,中无砥柱,气血有伤,当培土为主。

车前子　胡芦巴　冬术　陈皮　苓　神曲　麦芽　白芍　砂仁　谷芽

周　诊脉左弦右弱,腹满便溏,气逆不能仰卧。一切见症,无非刚猛过投,以致伤脾伐胃,肝木乘虚来侮。偏寒偏热,偏补偏攻,皆非所宜。议两和胃肝为治。

茯苓皮　大腹皮　白芍　焦麦谷芽　苏梗磨冲

某　早食则适,晚食则腹不宽。脾肾之阳衰弱,火不生土也。

益智仁　泡姜　菟丝子　远志　焦谷芽　焦神曲

俞　不任苦寒者,中阳衰也。不受燥烈者,肾阴亏也。饮之不化气而化痰者,脾之健运无力。与五福饮气血兼培。

党参　熟地　冬术　陈皮　半夏　丹参　建莲　大枣

邓　木郁土衰。

冬术　陈皮　神曲　茯苓　生熟砂仁　香附

周　质本阴亏,宜培补肝肾。奈食稍多,胸腹撑胀痛,得呕得嗳则适。滋腻之药未免碍脾,且先芳香健运,继当填补肝肾为要。

冬术　扁豆　神曲　芽谷　砂仁　新会皮

严　食不能运,脾不健也。

冬术　续断　杜仲　焦谷芽　炙草　神曲　当归

吴　足膝无力,面色无神,脉来软弱,劳伤脾土。

焦谷芽　焦茅术　焦白术　杜仲　赤苓　当归　姜　枣

赵　右关沉细,脾阳渐亏,当温补中气。

冬术　杞子　远志　谷芽　生姜　红枣

复诊　入暮目视无光,不特脾阳衰也。

萤火虫　焦冬术　杞子　远志　谷芽　石决明　桂圆五粒　杜仲

许　脾阳不运,土衰也。

冬术二两　山药三两　泽泻二两　芡实三两　建莲四两　姜炭一两　炙草一两
焦锅巴三两　每日早晚用黄糖调服,锅巴汤下

胡　脾阳衰弱,以致发黄。拟补火生土法。

炒远志　陈皮　远志　焦谷芽　焦神曲　生姜

张　懒食嗜卧,脾气困乏。

会皮　炒白术　神曲　谷芽　半夏　赤苓　扁豆　生、熟砂仁

徐　饮食不运,食后作饱,脉见沉细。不独脾气衰弱,木之火亦衰矣。宜火生土。

远志　冬术　姜炭　焦谷芽　清晨服桂附八味丸三钱

夏　脉虚浮,右三部更甚。宜养其气,修其脾,脾胃健旺,再商真阴之议。

陈皮　谷芽　绵芪　当归　西洋参　茯苓　杜仲　冬术　山药　炙草

蒋　胸腹痞满,食入作胀,脾气失于健运也。

冬术　枳壳　神曲　谷芽　远志　陈皮

郁　至高之年,阳气不振,浊痰阻于膻中。用离火照法,以消阴霾。

熟附　党参　半夏　桔梗　当归　砂仁　陈皮　生姜

严　中阳不旺,喜食面物,未免为滞。

党参　远志　楂肉　冬术　半夏　炒谷芽　陈皮　泡姜　神曲　蔻仁
炒麦芽

龚　气分偏亏,脾土不能健运。

黄芪　当归　冬术　谷芽　神曲　陈皮　生姜　大枣

吴　痞结中宫,便溏,脉弱。当以健运中土。

焦白术　焦神曲　焦谷芽　焦楂　陈皮　炙草　砂仁　官桂　香附

杨　气血两亏之疾,全仗水谷之海,能纳能运,能受重剂,补方希冀可以翰旋。今不纳谷,食入恶心,大便见溏,前投熟地,而胸膈满闷,皆脾胃不醒不运之故耳。急培后天,能多进谷食,乃是转机,否则图痊非易。

酸枣仁　砂仁　扁豆　谷芽　怀药　杞子　丹参　北五味　牛膝　建莲
玉竹

卫　久热,脉不弦数,亏在气分,宜培土为主。

党参　冬术　炙草　怀药　谷芽　广皮　焦曲　当归　姜　枣

许　面色淡黄无神,脉软而少力,痰多者,良由脾不运化,主以培土乃治痰之本也。六君子汤加生姜。

刘　脾虚夹湿,兼以操劳。

茅术　白术　谷芽　生熟砂仁　广皮　半夏　香附　赤苓　丹参　玫瑰花

何　中脘结块,作胀作痛,良由气积交凝。补气脾土则块自除,不可偏于

攻消,恐未必有益,而反有碍于正气也。

甜冬术　广皮　生、熟砂仁　枳壳　香附　当归　苏梗

边　木犯土位,土衰则运化失职,中宫所以痰多,大便所以时溏也。

小朴　广皮　茅术　半夏　党参　炙草　甘松　赤苓　泽泻

杨　饮食不节,致多胸腹疼痛,议与健脾消导。

焦白术　焦枳壳　焦楂　焦神曲　焦麦芽　熟砂仁　木香

袁　形瘦便溏,腹胀脾气衰也。脉来细数无力,内热不已,肝肾阴亏也。经曰:治脾妨肾,治肾妨脾。此症是也,勉商一法。

冬术　焦谷芽　焦曲　苓皮　大腹皮　车前　冬瓜皮

又　六味丸加白芍,清晨服

某　久咳伤及于土,脾胃衰而纳减。

党参　冬术　半夏　茯苓　炙草　广皮　姜　枣

呕　吐

某　胃为阳,土喜润而恶燥,宜降不宜升。今诊脉右关滑大,唇红口甜,纳谷辄吐无余,虽汤饮不纳,业已月余,大便两旬不解。脉症合参,系阳明实火,闭结胃气,有失下行之旨,法宜清降。

川贝　活水芦根　竹茹　淡姜渣

另用好龙井茶叶一撮　生姜一片　泡汤饮。白扁豆煮烂如糊,食之以代粥。呕止便解,用独参汤以扶正气。

史　朝食暮吐,脉来迟软,当补火生土。

淡干姜　党参　茯苓　冬术　炙草　益智　远志　焦谷芽　神曲　蔻仁

陈　胃气逆行,以致作呕。

半夏　党参　生熟砂仁　蔻仁　丁香　乌梅　生姜

陈·厥阳犯胃,气逆则呕,胃气下行为顺,肝阳以清泄为先,但由来已久,不可不兼扶正。

竹茹　芦根　姜　吴萸　大麦仁　炒半夏　陈皮　砂仁　枳壳　洋参川雅连　车前子

某　纳食辄呕,著寒辄甚,胸痞作痛。

冬术　党参　炙草　蔻仁　陈皮　淡干姜　木香汁　竹茹　灶心土煎代

呕吐本为胃病,而胃为肾之关,有因水之不足,而不能制胃火者,有因火之不足,而不能生胃土者,此两说辩论最详。大凡食入即出者,属火之有余,必得肾水以济之,无过于六味作汤,资饮咋服既能安适,不必日日更换,连服十剂在商。

熟地　萸肉　丹皮　茯苓　怀药　泽泻　怀膝

邵　久咳,邪移于胃则呕,此胃失下行而上逆也。拟六君合苏子降气法,肺胃同调。

生姜　党参　半夏　陈皮　茯苓　冬术　炙草　苏子　砂仁

胃气应降不降,浊气上熏而作呕。

生姜　半夏　陈皮　砂仁　柏子仁　莱菔子　苏子　大麦仁

陈　诊脉左寸关独数,纳食辄呕,大便不通,肝阳犯胃,腑气有升无降。

枳实　川连　吴萸　槟榔　姜仁　生姜　木香　黑栀　川楝子　玄胡索　青皮　洋参　生、熟砂仁

吴　脉形两损,咳痰呕逆,身热汗濡,头晕气升。症势甚剧,拟调中培土,冀其呕止纳谷。

冬术　怀药　白芍　陈皮　茯苓　谷芽

过　面色淡白,口吐清涎,脉至右关沉细,寒湿于胃脘。理中汤主之。

党参　白术　炙草　泡姜　陈皮　蔻仁

孙　胃气大伤,纳食辄吐,药味偏劣,均非所宜。

姜汁炒竹茹　乌梅　伏龙肝煎饮

又　龙井茶一撮　姜一斤

又　好醋十匙　生姜　建莲　煮烂作点心

又　山药煮代饭　大鲫鱼一个姜醋蘸

陈　积饮停痰,作胀作呕。

生姜　茯苓　半夏　陈皮　生、熟砂仁　炒神曲　焦谷芽　广木香

华　津液不足,气血虚弱,纳谷辄呕,脘中作痛。宜与辛润腑气,以通为补。

姜半夏　薤白　姜仁　会皮　姜　大麦仁　黑芝麻

又　原方加生、熟砂仁　川郁金

马　食入至饥时作呕,完谷不化。脾阳式微,运化失职。

干姜　党参　熟附　生姜

许　呕吐完谷,脘痛攻撑,六脉沉细。不特胃虚,脾阳亦衰。

党参　干姜　半夏　白蜜　灶心土煎代

叶　脾气不克运,胃气逆行,纳食辄呕,脘痛作酸,右关略见滑数,不无痰火,而但挟滞,拟和中一法。

姜半夏　广皮　茯苓　生、熟砂仁　川朴　楂炭　大麦仁

赵　知饥能纳,食后一二时,胸腹渐渐作痛,得水谷尽行吐出方适。显系脾气,失健失运。

异功散　加川朴　枳壳　神曲　槟榔　官桂　泡姜　木香

管　纳谷辄呕,胸次有块积滞,踞于中宫,以致胃不容纳。

半夏　广皮　槟榔　枳壳　焦楂　神曲　生、熟砂仁　木香　生姜

蒋　中脘结块如拳,攻痛作呕。

焦白术　焦枳壳　生、熟砂仁　焦神曲　木香　焦麦芽

史　肝胃之气上逆,为吐酸,为哕恶。

党参　枳实　青皮　吴萸　炙草　覆花　麦芽　蔻仁　代赭石　半夏

接方　制半夏　茯苓　广皮　香附　蔻仁　荜澄茄

共研末,每日将木香汤送下

严　能食不运,胸胀痛,呕吐。

焦冬术　焦曲　焦谷芽　焦楂　半夏　干姜　熟砂仁　广皮

霍　乱

胡　泄泻呕吐,脉至数大,左手尤甚,舌干而黄,时令暑热干于脏腑,所谓热泄热呕是也。泄多伤阴,呕多伤液,恐有化燥,舌短,津枯,转筋之剧,则险矣。

川连　竹茹　广皮　姜渣　芦根

又　脉数大较昨减四五,吐泻亦渐少,有转机之兆。

又　吐泻虽止,今日脉象较昨数大稍增,右关更甚,舌苔根黄,阳明之热不清,议兼人参白虎。

西洋参　麦冬　生石膏　滑石　淡姜渣　细川连　通草　淡竹叶　芦根香粳米　广皮

又　脉症合参,俱退七八,余焰犹未尽减轻,其制方可再投。

西洋参　麦冬　生石膏　滑石　通草　川连　扁豆　淡姜渣　竹茹　芦根　香粳米

胡　泄泻数日未已,左数右滞,身体左热右寒。此阴阳不和,升降失职,亦是暑热起见,渐有转筋之意,须防加重。况身怀六甲,吐泻动胎,为害非细,宜凉不宜温,宜和不宜散。

川连　竹茹　淡姜渣　老苏梗　广皮　木瓜

又昨投泄热和胃,诸恙稍减,然总要胎元不动则吉。

川连　生姜　竹茹　老苏梗　广皮　木瓜　生、熟砂仁

以冷水、滚水各半煎药

作　酸

左关弦滑,食后作酸,得吐则适,似属肝阳犯胃。

党参　川连　吴萸　半夏　代赭石　旋覆花　陈皮　砂仁　木香　生姜

曲直作酸,脉至左弦右弱,宜兼清泄肝阳。

半夏　茯苓　陈皮　枳壳　吴萸　川连　蔻仁　党参　伏龙肝　姜

谈　作酸一症,有因火旺者,又因胃阳衰者。今色脉无力无神,当以胃阳衰弱治之。

蔻仁　砂仁　陈皮　芡实　山药　杜仲　生姜

邵　湿停中脘,脾不运也。吐酸痞闷,主以温开。

半夏　陈皮　生、熟砂仁　枳壳　小朴　赤苓　生姜

嗳　气

吴　胃气逆行则嗳,脾失健运则溏。

党参　茅术　陈皮　半夏　莱菔子　神曲　炙草　覆花　茯苓　麦仁　木香　炮姜炭

孙　脉左弦,胸痞作酸而嗳,肝气上逆而胃不降。

党参　枳实　赭石　覆花　当归　半夏　茯苓　大麦仁　降香　炙草

又　逆气稍平,宜与异功散,以培中土。

某　气逆作嗳,便溏,脾阳不运,胃气不降。

大麦仁　谷芽　炮姜炭　益智仁　焦曲　半夏　砂仁　冬术　广皮

木 乘 土

袁　胸胁气撑作痛,上呕恶,下为便溏。脉见左弦右弱,此肝木犯胃则呕,克脾则泄也。

生姜　神曲　焦苍术　白术　白芍　半夏　陈皮　蔻仁　延胡

又　焦茅术　白术　当归　防风　白芍　炙草　肉桂　良姜　神曲

王　六脉细弱,气血两亏,面青形瘦,肝木之旺,脾土之衰,显见矣。少腹之右攻撑作痛,甚则呕,无非木乘土位,肝病治肝不应,急宜培土以平木,发时不妨偏胜。今之嗽咳,又因寒邪客肺,所谓病中加病,亦宜兼治。

远志　叭杏　杞子　胡芦巴　南沙参　官桂　巴戟　党参　冬术

某　木侮胃土,不饥少纳,胃为阳明,喜于清降,肝为刚脏,宜疏和解。

柴胡　丹皮　川郁金　西洋参　枳实　半夏　茯苓　白蜜　大麦仁　石决明

荣　木郁侮土,土衰则不胜湿,胸闷舌白,呕恶纳减,痞不成痈,诸症叠出也。

菖蒲　柴胡　姜　枣　西洋参　当归　茯神　炙草　陈皮　枣仁　远志　冬术　木香　半夏　秫米　砂仁　杜仲　黑山栀

俞　脉至左弦右弱,大便时溏时坚,乃中阳衰弱,木来侮之恙。补火生土之中,少兼抑木之品。

益智仁　远志　冬术　姜炭　白芍　党参　谷芽　神曲　焦锅巴煎代

赵　脉来左弦右弱,胸腹不宽。此系土衰木侮,和肝理脾为治。

冬术　茅术　半夏　草果　车前子　当归　谷芽　香附　腹皮　怀药　陈皮　神曲　酸木瓜　茯苓

何　木郁侮土,面黄乏力,胸痞不舒,当以调和肝脾。

冬术　当归　远志　陈皮　茯苓　杜仲　砂仁　丹皮　谷芽

张　中脘时胀时宽,良由木郁侮土,脾气失运使然。

茅术　神曲　砂仁　陈皮　香附　茯苓　黑栀　郁金　麦仁　荷梗

某　左关弦数,右三部无力,纳谷减少,时而攻撑,似属肝强弱脾。拟逍遥散,以舒肝培土。

柴胡　当归　白芍　茯苓　炙草　焦茅术　丹皮　黑栀　生、熟砂仁　芝麻　新会皮

高　木郁侮土,阳旺阴虚为厥逆,脘闷不舒,内热不已。拟宜与加味逍遥散,以和肝脾,气血宜畅,诸恙自瘳。

大生地　薄荷　柴胡　炙草　当归　白芍　云茯苓　白术　焦曲　丹皮　黑栀　香附　生姜

某　脉至迟滞,左手尤甚,常吐酸,过午发热,经水先期。脉症合参,乃是木郁气滞,肝血有伤,但清滋不利于吐酸,填补不利于气郁。按肝性喜疏,惟钱瓮城申先生交加散,有调和气血之功。能气血调和,不治热而热自解矣。

鲜玫瑰花　白残花　香附　丹皮　云苓

晒干研末,水泛为丸,香附、云苓煎汤,送下二三钱。

沈　左关脉沉迟,右关脉弦洪。此木郁侮土之恙。用逍遥散,以舒肝木,兼培脾土。

柴胡　当归　白芍　云苓　茅术　甘草　黑栀　丹皮　焦曲　香附　薄荷

某　左胁下连中脘作痛,时而呕吐,完谷不化,据述三四年前曾经吐血,色晦,脉迟。此肝木乘胃,阳衰者然也。

噎　膈

俞　阳微阴胜,液涸津枯,纳食不运,时时吐酸,完谷而出,大便坚燥如栗。不特胃气有失下行,元阳元阴两亏极矣。

党参　半夏　白蜜　熟地　炮姜　肉桂　当归　制生附

王　左脉细弱,右脉按之沉分有力,而带弦数。呕吐酸水,大便干燥。脉症合参,血分固亏,气亦不足,然中焦不无痰火气郁,滋腻之品未便擅投,桂附虽能补火生土,又恐肝肾血不足而劫阴。且与人参吴萸汤,兼豁痰理气以探之。

　　党参　半夏　白蜜　陈皮　砂仁　吴萸　沉香汁

　　鲁　脉滑见于右关,平素喜饮,近见纳食梗痛,膈之渐也。

　　原方加　鸡巨子一钱　枇杷叶

　　叶　左脉弦滑,见于关部,右关无力而软。脘痛,纳食格拒,恐成痰膈。

　　茯苓　姜汁　竹油　党参　半夏　枳实　赭石　炙草　陈皮　覆花

　　史　气不弱,血不枯,不至于噎膈。今脉至沉迟细弱,纳食作呕,便不通调,无非气血枯槁,脾不运而为痰。拟用四物四君合二陈兼治。

　　党参　冬术　茯苓　炙草　川芎　熟地　大芍　当归　陈皮　半夏　枳壳　干姜　沉香　白蜜

　　周　脉来左弦右滑,歇止。舌苔白而带黄,纳食辄呕,平素喜饮,湿热蕴于中焦,酿成痰膈气滞。经云:上膈呕逆,食不得入,是有火也。此其似乎。

　　川连　干姜　西洋参　半夏　覆花　赭石　赤苓　葛花　木香汁

　　王　酒性热而质寒,阳旺之人饮之,寒去而热留,下为便血,上为噎膈。痰涎之多,饮食之少,无非脾土失运,胃土失降。拟用大半夏汤,扶正和中,兼清降,以解酒积。

　　人参　半夏　蔻仁　枇杷叶　荸荠　葛花　大麦仁　沉香汁　鸡内金　大铜锁匙

　　姜　脉得滑,见于右寸关,食物则呕,且从痰膈治之。

　　莱菔子　半夏　川连　吴萸　枳壳　陈皮　竹茹　芦根　姜

　　宗　不能下咽,噎也。用进退黄连汤,加开肺顺气之品。

　　西洋参　川连　干姜　黄芩　半夏　瓜蒌仁　枳实　竹茹　枇杷叶

　　某　阴胜则阳病,清涎渥渥,食不能下咽,脉见迟滞,气亦窒塞。拟用人参附子加味,取离照以空明消阴翳之义。

　　党参　干姜　附子　半夏　炙草　沉香汁　木香汁　姜汁　大铜锁匙

　　某　酒客中虚,此是本病饥饱失时,冷热不匀,以致凝瘀胃口,更兼怒气伤肝,胸脘痞病而呕血,今血虽止,而痛不减,渐成噎膈,先为止痛行瘀,续商培补。

　　葛花　郁金　生、熟延胡　生、熟香附　桃仁　韭菜根　藕节

　　沈　酒客中虚,而湿郁化火,脾土伤而失运,饮食不化精微,而化痰涎,肺受灼而失降,气逆,咳嗽而吐血,膈症也,非肺痈也。

　　西洋参　茯苓　冬术　苡米　川连　干姜　枳壳、实　紫菀　五谷虫　葛花　降香　荸荠　竹茹　枇杷叶　砂仁　莲藕节

　　某　年及四旬有五,纳谷辄呕,大便坚啬,肉消瘦,六脉迟软。此元阴元阳

俱亏,噎膈之症也。更兼三阴大疟,亦属阴盛阳衰,先以急要者治之。

党参　半夏　干姜　附子　枳实　白蜜　姜汁

王　气血枯槁,而成关格。

熟附子　干姜　熟地　半夏　柏子仁　苏子　怀膝　淡苁蓉

陆　养育过多,气血两亏,肾阴肺液枯涸,譬之河水断流,舟难行。咽喉不利,胸口不宽,便坚如栗,非液涸津亏之微乎?噎膈之症将成,急宜宽怀静养,无虑无忧,乃是症之急要。破气燥烈,决不可投,即滋填亦须后用。拟五仁散加减,取其香而不燥,润而不腻。

柏子仁　松子仁　叭杏仁　枣仁　大麦仁　红枣　大胡麻

另用人参煎汤,冲入人乳一杯,服之。

又当归二两　猪油四两　白蜜四两　炖热去渣,置碗内,白滚汤冲服。

胡　气血不足,关已成。

人乳　牛乳　雪梨汁　姜汁　上药膈汤炖温,另用。

炒竹茹　枇杷叶　煎汤,合煎药汁同服。

杜　湿郁痰滞,纳食维艰,噎膈成也。

半夏　蔻仁　丁香　荜澄茄　鸡嗉连壳代炙

殷　火酒之性,猛而烈,加以温热之药,日日饮之,肺之津液焉有不伤?噎膈之由非无因也。

枇杷叶　绿豆　芦根　荸荠

胡　湿痰化火,将成噎膈,脉来弦滑而大,右关更甚。先和胃豁痰。

半夏　广皮　麦仁　砂仁　芦根　荸荠　姜汁

张　多思则气结,多郁则气滞,纳食则咽阻不下,此噎也。

鹅毛尾五钱,炙　鸡嗉三钱　杵头糖一两　木香末三钱　沉香三钱

共研末,和药同服

炒远志　当归　桔梗　枳壳　半夏　苏子　智仁　牛涎唾五匙

唐　痰气滞凝,而成噎膈。

党参　半夏　白蜜　同煎晚服

又　智仁　玄胡　共为末,另用姜四两　砂糖四两　一处捣作饼二三枚,锅内汉焦,藏于瓦瓶中,置灶上,烟柜内。每日用三四钱泡汤,过前药少许,清晨食之。晚早二次,将药置掌中,舐之。

接方　自制五谷虫末二两　上沉香末二钱　共研将匀,枇杷叶一片　蜜炙生姜一片　白蜜三匙,泡汤,过前药二钱,清晨服之。

强　气郁痰滞,噎膈已成,大半夏汤合三子养亲汤治之。

党参　半夏　白芥子　莱菔子　香附　苏子　神曲　降香

卷 二

咳 血

宗　咳吐见红时作时止,由来已久,脉至左关,独见弦数,面色带青,纯乎肝阳亢逆,缘水亏无以涵木也。

大红山茶花三四朵　生地　丹皮　怀药　茯苓　泽泻　白芍　决明　稽豆衣　川贝母　川郁金

张　清晨咳逆,已咳久,必出酸水而止。此由胃有停饮,而肺气不降也。近系风热感肺,咳而见红,咽喉肿痛,肺络受伤。先为清理时邪。

川贝母　桔梗　橘红　大红山茶花　红花　竹茹

王　久咳见红,脉至无力,声音怯弱,宜培脾肺肾三脏。

黄芪　熟地　款冬花　炒荆芥　冬术　诃子　蝉衣　百合

殷　咳血腰痛,足膝无力,脉色弱软,由来已久,更兼盗汗,肺肾两伤矣。

熟地炭　甘草炭　当归炭　川断　萸肉　炒荆芥　杜仲　牛膝炭　鲜红花　百草霜

沈　阴虚之质,又兼时令之邪,咳血胸痞,牙龈碎烂,脉至浮而带数。拟清上实下法治之。

川贝母　枳壳　丹皮　知母　生地　橘红　炒荆芥　茅术　竹茹

某　年高久咳,痰中见红,脉至左关弦数,右寸关细弱。脾气伤,肝肾阴亏。

党参　冬术　玉竹　熟地　白芍　怀药　苡仁　冬花　百合　五味子藕节

某　脉数无力,咳嗽见红,纳谷不旺,肌肉消瘦。纯阳之药有益于脾土,不利于肺胃,以脉症合参,方以补土生金,能守养节欲,缓缓图痊。

四君子汤加白及　苡米　黄芪

蒋　脉至右大于左,咳嗽见红。内热,宜调和营卫。

玉竹　怀药　北沙参　炙草　熟地　石斛　川贝　百合

吴　久咳络伤而见血,但清肺凉血之药,施于土衰便溏者不宜,须以培土生金法治之。

四君子加山药　砂仁　大麦仁　玉竹　冬花

某　咳血而见腰痛，指节、足骱亦见红肿而痛。不特肺金有邪，肝肾无不有邪矣。

红花　川牛膝　桑枝　桑白皮　苡米　荆芥炭　生地　秦艽　南沙参　川贝

邵　病起咳嗽见红，失治于初，今形瘦食减，音雌，左脉细数，而右细弱。金衰盗气于母，脾土亦伤，水无所生，肾阴亦伤，夜热，所谓虚而不复，即是劳法。温补益，大忌见血见热，而用耗散凉寒，以伤生生之气。

炙黄芪　炒山药　炒芋肉　炒丹皮　川贝母　炒玉竹　炙甘草　款冬花　熟地炭　熟砂仁　陈皮　百合　元米煎代

某　清晨心荡如饥，近又见红，平日素有呕吐、咳嗽之恙，营卫无不伤矣。

玫瑰　生熟砂仁　生熟枣仁　丹参　贝母　洋参　香附　红花

某　久咳见红，络伤血溢，静养勿劳为嘱。

三七　竹茹　川贝　生地炭　红花　荆芥炭　藕节　丝瓜络　莲须

曹　阴虚发热，咽喉肿痛，此属虚阳上浮。上则吐咳见红，下则梦遗精滑。肺肾两亏，法当壮水制阳，清金保肺。拟四阴、甘桔二方合投。

生甘草　桔梗　北沙参　生熟地　甘菊　玄参　怀药　川贝　灯心　青果　建莲子肉

某　咳嗽见红之后，不时寒热，近因负重远行，以致腰膝作痛，咳逆更甚。此内伤而兼外感，外感而兼不内外因。

杏仁　杜仲　续断　牛膝　红花　前胡　川芎　当归　熟地　白芍　党参　冬术　茯苓　炙草

赵　肺肾有伏寒，久咳不已，近见痰中带血，而纳谷减，腰痛，损及脾肾，图治甚难。

党参　冬术　茯苓　炙草　陈皮　杜仲　冬花　百部　苏子　杏仁　白及　五味　炒姜炭

杨　咳血，形瘦，痰多，胸痞。脾肺两伤，为症重险。

砂仁　陈皮　焦白术　茯苓　当归　谷芽

杨　失血，咳嗽气短，六脉无力。不特脾肺两亏，肾真固纳失司。急宜三藏并治，不可小视此症。

黄芪　当归　冬术　炙草　枣仁　茯神　木香　党参　丹皮　生地炭　苡米　五味　荆芥炭　白及　麦冬

又　洋参　麦冬　沙参　生地　丹皮　陈皮　怀药　砂仁　萸肉　五味　川贝　泽泻　玉竹　茯苓　青蒿　稽豆衣　藕

鲁　脾胃素有湿热，为此眼眩赤烂，湿热熏蒸，肺络受灼，咳而见红，舌苔

77

白滑,未便滋腻。

　　红枣　苡仁　玉竹　贝母　桑枝　桑皮　黄芪　稽豆衣　藕节

　　三剂后加　丹参　西洋参

　　陈　失血之后,咳嗽未止,而腰痛。脉至弦滑,有时一促。恐有宿滞未尽。

　　当归　杜仲　川断　焦白术　熟地　金毛脊　鲜藕节

　　又　原方加川贝　陈皮　冬花　百合　桃肉

　　某　咳嗽见红,寒热,久而不已。脉形滑数,良由表邪未尽。

　　桑皮　地骨皮　苡米　玉竹　青蒿　杏仁　稽豆衣　枇杷叶

　　黄　年年五月,先见干咳,至八月,血溢于上,从口鼻冲出,因咳伤肺。脉细弦而数,左关尺更甚。舌光无苔,肾阴亏者也,时而身体微寒,阳虚生外寒也。时而五心烦热,阴虚生内热也。面黄痰多,土衰也。而饮食不化津液而化痰也。两胁作痛,水亏木横也。腰脊酸疼,肾亏不能营督脉。病在肺脾肾三经,治宜阴阳并补,兼顾脾胃,庶几土旺生金也。金旺水生,木得水涵,虚阳不致上浮,得肺清肃,而气平嗽止也。但须静养耐心服药,非比外邪之迅速也。

　　黄芪　熟地　川贝　五味　北沙参　冬花　陈皮　党参　炙草　茯苓
丹皮　怀药　白芍　苡仁　麦冬　百合　藕节

　　秦　内热本属阴虚,咳嗽良由外感,络伤则见红,血虚则内晌。议保肺清金之治。

　　炒玉竹　陈皮　杜仲　川贝　茯苓　红花　石斛　大红茶花

　　又　熟地　北沙参　百合　玉竹　杜仲　陈皮　款冬花　川郁金　石斛
稽豆衣

　　邵　六脉虚数,咳嗽见红,发热。此虚阳无制,由水之亏也,议二冬六味,以壮水养金。

　　生地　丹皮　芋肉　泽泻　茯苓　怀药　天麦冬　女贞子　旱莲草
竹茹

　　某　久咳失血多年,屡发屡止。今脉右三部,细弱无神,肺气虚。议归脾汤,引血归经。

　　汪　久咳痰中见血,脉数,下午发热。至于梦遗气短,无非脾肾两亏,与八仙长寿饮加味治之。

　　生熟地　丹皮　怀药　萸肉　茯苓　泽泻　麦冬　五味　煅牡蛎　莲须

　　某　始于咳嗽,近见寒热,今又见血,右作痛。此肺络有伤,兼感时邪,法当清降。

　　北沙参　麦冬　川贝　红花　陈皮　广郁金　玉竹　荆芥炭　参七　竹
茹　茅根　藕节

　　蒋　阴虚于下,火炽于上,血随咳溢。脉至数,而甚于右寸。宜育阴以潜阳逆。

北沙参　天冬　旱莲草　女贞子　竹茹　百合　藕节　大生地　丹皮　怀药　泽泻　茯苓

张　先于右肋乳下作痛,继见咳嗽、吐血,因伤络居多。

元胡索　川郁金　桃仁　荆芥炭　参七　陈皮　白及

某　络伤血溢。

当归　红花　川贝　白及　杜仲　川断　山茶花　百草霜

盛　失血后,身热脉数,咳嗽痰多,脾胃不醒,攻撑作呕。脾肺两伤。

炙熟地　玉竹　陈皮　川贝　款冬花　生、熟砂仁　山茶花　百合

许　脉至滑数而大,疟后咳血见红,又胁肋作痛,此系木火刑金。

北沙参　川贝　麦冬　赤白芍　荆芥炭　竹叶　前胡　丹皮　郁金　玄胡索

黄　久咳见血,肌肉消瘦,更兼便溏,脉至细数,上损及下,气血两虚,难以图痊。勉作肺脾肾三经兼补。

黄芪　冬术　怀药　桑皮　熟地　甘草　苡仁　款冬花　百合

王　右寸关洪弦搏大,咳嗽见血。此胃火刑金,金宜清降。

熟石膏　黄芩　天冬　丹皮　桑皮　玄参　贝母　水雪梨　冬桑叶　淡竹叶

刘　失血后,脉数不减,咳嗽不已。症属阴虚阳旺,理当育阴以补阳。

六味加天门冬　石斛　稽豆衣

秦　久咳见血,脉至左关浮大,此肝阳灼肺,方不外乎育阴以制阳,清金以保肺。

炒荆芥　北沙参　芍药　生地　丹皮　天冬　川贝　郁金　稽豆衣　藕节

惠　病后不避风寒,不慎劳碌,咳伤血络,宜乎发热、失血等症叠出,速速安养,勿事操劳为嘱。

北沙参　玄参　生地　丹皮　天冬　荆芥　茜草　稽豆衣

过　嗜饮,不知冷暖,湿热蕴于胃而熏蒸灼肺,焉得不咳而见血?

苡仁　百合　鸡棋子　葛花　白及　藕节　绿豆

过　火酒之性热而质毒,加温燥之药浸之,以火济之火,火上添油,积热于胃,熏蒸灼肺,咳嗽吐血所由来也。脉至右寸关独见有力而大。理当清热保肺,但见饮食骤减,大便溏薄,又因饮食不节,此病中加病,且先见病治病。

炒神曲　炒楂炭　焦谷芽　陈皮　炒麦芽

接方　竹茹　藕节　绿豆　葛花　天冬　扁豆　香稻根须　鲜百合根须

又　不能多言者气弱。大便燥结者血枯。多食胸闷不舒,胃虽强而脾已弱。

脉似有力,自述身静心定之时则细小。种种见症,纯乎虚象,急宜培补其本,毋徒事其标。

西洋参　生地　红枣　芝麻

毕　久咳,曾经见红,近加喉痛音雌。半由肝肾阴虚火旺,半由时令风热之邪。

生地　丹皮　茯苓　山药　萸肉　泽泻　玄参　贝母　薄荷　甘草　射干　北沙参　蝉衣　灯心　百合

黄　久咳久热,近加咽碎,脉至两关尺细数,此属阴亏阳旺,稍挟客邪,拟与清上实下法治之。

六味地黄丸,加桔梗　甘草　北沙参　芡实　射干　薄荷　灯心

咳嗽痰多带血,声音不畅,据述受寒起见,理当温散。

叭杏仁　苏子　百部　款冬花　陈皮　荆芥　细辛　炮姜　上二味三贴后不用

杨　秉质阴亏,兼以课读,耗气劳形,两头侧结块,有时见红。脉至左三部细数,寸尤甚,右三部细软。显系气分有亏,肝肾阴虚,厥阳上炽。

生地　山药　白芍　丹皮　茯苓　玄参　草节　川贝　黄芪　煅牡蛎　青莲心

张　失血咳嗽,便溏纳减,脉至细数,寸关浮大,甚于右部。此系水亏于下,阳浮于上,致烁肺金,恙非轻浅,阴亏之热,非六淫之火可比,岂芩、连、知、柏可退? 无怪乎脾土日衰,至成棘手。经曰:寒之不寒,责其无水。又曰:劳者温之。宗此二义,以壮水制阳,晚用百固金以培土补金。

熟地　怀药　萸肉　丹皮　茯苓　泽泻　五味

屡屡吐血,干咳不已,脉至弦数。肺肾两亏,拟二地二冬以清金保肺,壮水制阳。前云课读伤气,气属肺,肺为肾母,肾为肺子,未有母伤而子不伤者。

生地　熟地　天麦冬　北沙参　玉竹　川贝　白薇　山药　扁豆　百合　炙草　元米根须

许　血虽止而嗽不除,六脉无力,气血两伤。前方之中参入补土生金。

元稻根　炙熟地　炒党参　当归　冬术　广皮　百合　冬花

咳吐臭痰,胸膈不宽,二便不爽。此胃气逆行,冲犯肺经,应降不降也。胃气不降,则二便不爽,胃气不运,则胸膈不宽矣。

苏子　北沙参　天冬　玉竹　川贝　桔梗　桑皮　茯苓　苡米　生、熟砂仁　广皮　枳壳　竹茹　降香

王　咳嗽秽浊痰涎,脉至右关无力,左关弦大,形瘦便溏,乃木旺无制,土衰受克。法当抑木以培土,培土则生金,金旺则可以制木矣。

北沙参　苡米　炙草　绵芪　白芍　扁豆　怀药　玉竹　冬术　降香

檀香　元米汤代水

边　吐血如涌泉,脉至细弱,面无华色。法当益气,以防血脱。

绵芪　当归　芦根　竹茹　参七　大麦冬　藕节

又　脉虽虚弱,较前有神,血虽未止,大势已退,兹当气血并培。

绵芪　熟地　当归　扁豆　荆芥　藕节　陈棕炭

又　凡病调理,两得其宜,重亦可医,如不遵戒守,服药难效。况血症更当调养为先,奔走于风热之中,外受客邪,内伤筋骨,若仍前冲呕,虽妙丹亦莫能止,何树皮草根乎?

北沙参　熟地　当归　绵芪　炙草　扁豆　川郁金　荆芥炭　茅针花陈棕炭

又　真阴未复,虚阳未能潜藏。宜壮水之主,以制阳光。

生地　山药　黄肉　丹皮　茯神　泽泻　麦冬　扁豆　茅花　陈棕炭

又　右关脉见软弱,便后见红而腹痛,改投理脾益气,此亦血家善养之事。

黑荆芥　大有芪　冬术　炙草　云苓　熟地　当归　白芍

姚　自失血之后,至今三月,咳仍不减。脉至右关滑大,舌苔淡黄,带白而腻。据述未见血前,两胁先行胀满。脉症合参,乃胃有湿火,肝阳上亢,娇脏受灼。理当先为清理湿热,兼为清肝。

苡米　赤苓　滑石　丹皮　白芍　郁金　扁豆　兜铃　鸡棋子　竹茹藕节

又　舌苔垢腻渐退,右关脉亦稍平,胃家湿火已衰其半,咳嗽夜半转甚,左关尤带弦象,厥阴之阳依然亢逆。法当清金以生水,壮水涵木。

北沙参　麦冬　生地　丹皮　赤苓　扁豆　兜铃　生熟甘草　枇杷叶白芍　苡仁

顾　夏秋之受暑风而咳逆,痰中带火,形神倦怠,形瘦饭减,脉细数无力。宜气血两补,兼调肺胃之中少佐清泄之品。

北沙参　麦冬　扁豆　大有芪　当归　生地炭　川贝　荆芥炭　怀牛膝炭　野参七

咳血者由于肺气血不宁,失乎清降之司,或胃气逆行上犯肺金,或肝阴不足厥阳上越,或脾不统血游溢于上,或肾真不固而不司收摄,或君火内炽而脏阴不安其位,或房事不节而相火扇其中,或风温内侵而逼血妄行,或寒郁于肺而久咳伤络,或饮酒过度酒热伤中,或暴怒斗殴而郁血凝。然内损者多,而外感者少,究其所以,皆由营虚不足,气衰不固耳。盖血随气行,气者血之帅,凡血溢者,必先补气,气固而血止矣。拟用四君以治脾气,四阴以清肺保金,甘桔以楚上焦风热,八珍以培三阴,生脉以养金制木,六味以壮水濡木,归脾以补肺,八仙长寿以培肝肾,金水六君以植肺肾之虚,当归补血以固其气。种种治法,当玩熟而深思之。

吐　血

金　失血成碗盈盆而来,脉来大而且数,更兼腰痛,又发热。无非肝肾之阴不足自立,而虚阳不能潜伏矣。

生地　荆芥炭　丹皮　牛膝　杜仲　象贝　知母　竹茹　参七　竹叶

许　失血作痛,此系肝络有伤,右眼气轮赤色,肺家现有客邪,先为清解,接方育阴,清金平木法。

桑白皮　地骨皮　沙参　天冬

又　生地　黄肉　茯苓　泽泻　丹皮　当归　白芍　天冬　川贝　红花

又　脉见和平,血亦大减。从此可以调理正气,自然渐愈矣。

生地　山药　扁豆　冬术　洋参　炙草　荆芥炭　生、熟谷芽　加荷叶蒂

徐　据述病情,先伤乎脾,继及肝肾。盖肝藏血,脾统血,肾藏精,不统所以泛于上,或起于下也,肝肾为子母之脏,子伤则盗母,气精之所以不固也,今血已止,面色淡黄,脉来细弱,大便时溏。脉症合参,肝肾亏而脾阳又弱矣。

黄芪　党参　冬术　当归　茯神　远志　枣仁　炙草　芡实　熟地　牡蛎　山药　五味　杜仲　建莲

龚　药者原为补偏救弊而设,经曰:毒药治病,中病即止,常药治病,衰其大半而止,猛过之药投之,所谓诛戈无之地矣。兹脉至浮洪而见革,非胃家积热毒而何,肺为娇脏而属金,最畏者火,日受火灼,焉有不伤矣,失血口渴之所由来也。

麦冬　川贝　北沙参　天冬　藕节　竹叶　竹茹

见红,而脉见洪数,阴气先伤,阳气独发,难免血不复来。重症,及早静室安养,否则服药无效。

沙参　生地　川贝　丹皮　青蒿梗　茜草　龟板　秦艽　黑豆衣　鲜地骨皮　元稻根须

某　土受木侮,两肋胀痛而食减,金受火灼,血出于口,或见于鼻。

北沙参　大麦冬　扁豆　川郁金　蒺藜　炒白芍　元米汤代水

蒋　血后,先贤,有云宜用六味,久服以制阳光,然又云当以胃药收功。平昔喜饮,中焦湿浊阻遏,因此痰多。从前见红,又因阴虚火炽而来,此二说不可偏废,宗此大旨。

洋参　茯苓　冬术　山药　陈皮　苡仁　沙参　川贝　款冬花　百合

姚　酒客胃口之上,未有不成瘀者。留瘀中焦,有成鼓胀者。出于上焦,

有血尽而愈者,有血尽而亡者。

生地　怀药　丹皮　郁金　白芍　稽豆衣　苡米　芡实　参七　荷蒂
藕节

四时百病,总有虚实,即是血症一门,犀角、黄连、石膏,非不可用,必有火症火脉实据者可施。麻黄、桂枝、干姜、香附,先贤有治血症者,必有风寒束缚可施。舍此有血脱补气者,黄芪、人参,开手可用。壮水制阳者,有填精益髓者,熟地、杞子、当归、鹿茸、龟胶之数,何实非血症所宜? 有以胃药收功者,有固涩即止者。要之,有此症必有是药,不可执,亦不可不执也。

朱　据述此症瘀滞湿郁无定,今诸恙既能逐渐轻减,已有可愈之机,药饵不必过于着重,只要寒暖小心,不动气恼,勿多劳碌,远房事,节饮食,自然痊愈矣。

连节藕　连蒂青荷叶　丹参　马料豆　磨参七汁冲服

张　平素胃有湿热,又挟夏秋暑热之邪,熏蒸灼肺,痰中似血非血,无非湿热所化。鼻窍气热,饮食减半。都属肺胃,肺不清肃,胃不清降。

沙参　麦冬　苡仁　扁豆　赤苓　砂仁　大麦仁　香稻穗　鲜藕　茉莉花　鲜莲子

黄　形瘦脉弱,痰中见红,切勿用寒凉,以求血止,而伤脾胃生生之气。

黄芪　当归　熟地　桑皮　茜草　荆芥　荷蒂　藕节

王　失血盈碗,更兼发热,今血虽止,而热未退。脉数而甚于右寸关,舌红而无苔。此阴亏之质,口鼻吸受炎暑,干于肺胃两经,热逼而血行于上,兹汗出已多,法养肺胃兼育阴,拟四阴加减治之。

沙参　麦冬　川贝　生地　荆芥炭　扁豆　稽豆衣　竹茹　藕节

盛　失血,腰痛虽止,劳力有伤,半由肾经不足之故。

生地　炭荆芥　杜仲　川贝　参七　红花　藕节

王　失血经久,六脉细弱如丝,时常内热,饮食减少,气血两亏,拟营卫并补。

八珍汤,加杞子　陈皮　谷芽　炮姜炭

程　血止,脉细如丝。拟用两仪煎,以培气血。

党参　熟地　怀药　扁豆　生、熟砂仁

王　失血,胃脉弦洪搏大有力,慎防大发,宜静养为要,姑用犀角地黄汤清之。

鲜生地　犀角　丹皮　知母　竹茹　芦根

陈　阳络伤,则血溢于上。

荆芥炭　当归　续断　生地　杜仲　金毛脊　参七　陈棕炭　地鳖虫

沈　络损见红,脉静无妨。拟双荷散,取其行中有止。

鲜荷蒂　鲜藕节　陈棕炭或加参七

杨　质本阴亏，痧属阳邪，亦伤阴分，为此腰痛无力。今痰中带血，两月不止，脉络亦伤，宜金水同调。

洋参　麦冬　生熟地　石斛　黄肉　茯苓　怀药　丹皮　扁豆　沙参川贝　莲须　藕节

刘　屡经失血，今血虽止，而气不能下纳，为此不得偃卧。拟真元饮治之。如见血，加荆芥参七冲。

熟地　炙草　当归　巴戟　天冬　青铅　紫石英

吴　屡经失血，面色淡黄，脉至细弱，右寸关见无力。即不可以见血即用寒凉。先贤云血后宜与胃药收功，今宗其法。

黄芪　当归　玉竹　扁豆　炙草　红枣　稽豆衣　元米汤代水

十剂后，加洋参　熟地　冬术

朱　失血虽止，而津液耗伤矣。

北沙参　玉竹　扁豆　天冬　生地　当归　藕　元米汤代水

陆　自二月至八月，两次见红，今左寸尺独见细涩，此心肾两亏之故也。

早服六味地黄丸四五钱，晚服天王补心丹四五钱，地黄丸以盐汤下，补心丹以红枣十枚、稽豆衣二钱煎汤下，清晨以红枣作点心。

华　失血身热不已，脉至细数无伦，左手有时歇止，气血大伤，极重险症，人事稍有不慎，防意外之变。

熟地　玉竹　扁豆　炙草　红枣　谷芽

王　心生血，肝藏血。今失血成碗，心闷不适，法当养心营、和肝阳之剂。

当归　白芍　丹参　川郁金　川贝　洋参　红枣　藕节

吴　血见于上，精遗于下。心肾两亏之症。

生地炭　熟地　当归炭　莲须　芡实　炙草　洋参　红山茶花　红枣藕节

某　血止，腰痛头晕。肝肾两亏。

熟地　丹皮　荆芥炭　当归　白芍　麦冬　厚杜仲

某　血后，脉见和平，可以渐愈。然炎威之盛，不可贪凉受风受热为要。

洋参　麦冬　冬术　炙草　白芍　茯苓　当归　稽豆衣

血失于上，精走于下，宜乎头痛腰楚也。

熟地　荆芥炭　川贝　丹皮　杜仲　菊花　牡蛎

何　失血后，手足无力，脉至关尺见数。养其脾肾之阴，则热自退。

生地　丹皮　石斛　沙参　炙草　稽豆衣

宋　见血心痛，宜养心营。

西洋参　丹参　红枣　淮麦　莲心

又　种种见症,亦属水亏于下,阳越于上,幸而脉不见弦数。诸凡小心,可以无虑。

熟地　川贝　怀药　甘菊　扁豆　沙参　莲子

吴　失血后气逆,以都气丸纳之。

青铅　熟地　黄肉　怀药　茯苓　丹皮　泽泻　五味　怀膝

边　近又失血,左脉细弱,右部细数,舌苔微黄,先为清理上焦湿邪,续投培补可也。

北沙参　川贝　赤苓　玄参　苡仁　红花　参七　竹茹　藕节

宋　清晨痰内见红,或出于鼻,或出于喉。此上焦浮热耳。

北沙参　麦冬　元参　生地　竹茹

章　头胀腰痛如折,咳逆见红,伤于肾也。

熟地　当归　怀药　杏仁　杜仲　杞子　桃肉　红枣

程　呕血,屡发屡止,咳嗽气急,骨节频疼,脉见细数,肺胃两伤,尤血症之所忌。

鲜车前草根　北沙参　扁豆　炙生地　怀药　荆芥炭　广皮　茅花

汪　劳心劳力,伤气伤血,吐血盈碗,今虽止,过午发热,咳嗽不除,面无华色,左脉细数中空。气血两亏,劳怯之症,调治不易,急急自养,或可渐渐应效。

六味丸,加天冬　地冬　竹茹　枇杷叶

陆　失血多年,虚里震动。此虚水无以制阳,龙相不安其位,拟八仙长寿饮以摄纳。

八仙长寿饮,加牡蛎,煎服。

王　心生血,肝藏血,今失血成碗,心胸不宽,法当养心之营,和肝之阳。

当归　白芍　丹参　川郁金　红枣　洋参　川贝　藕节

张　频年吐血不除,肛疡成漏不敛,一身之气,奚堪延此剥削而不为损伤乎?但诵读耗气劳神,非有病所宜,而房事亦不可不绝,慎之。

六味丸,加天、麦二冬。

又　绵芪　当归　生炙草　龟板　银花　血余炭　牙屑　猪脚壳　陈棕炭

脉来三五不调,失血后之所忌,神情倦怠,食后胸腹不宽,脾肺气分有伤,当此夏令,乃伤气之时,偏不善守静养,须防再见吐血,致多变幻。

西洋参　熟地　天冬　怀药　冬术　红枣

淋　浊

潘　淋浊虽久,而脉左关尺数而有力,舌苔灰黄,两乳肿块,溲难而痛,纯乎湿热不清。见症木郁疏泄之恙，未便补涩，拟与疏通。

通草　乌药　莲子　黄柏　猪苓　泽泻　赤苓　草梢　车前子　黑栀
萆薢

又　前投清疏渗泄之品，已获小效，而脉见左寸关弦数，较之他部有力，舌根灰黄，究属肝家火旺，而兼湿热不清，还宜直折，以清肝胆。

龙胆草　川连　草梢　当归　赤苓　滑石　丹皮　川郁金　车前子　木香　灯心

次服　细生地　赤芍　通草　赤苓　黑栀　知母　草梢　川黄柏　青皮　灯心

后服　中生地　丹皮　泽泻　山药　黑栀　车前子　萆薢　川楝子　草梢　莲子青心

又　黄柏四两，淡盐汤炒黄研细，另用猪脊髓十条，置于碗内，饭上蒸熟去膜，将黄柏和髓捣如膏，作丸，晒干。每日清晨，用淡盐汤送下二三钱。

王　下浊色黄，而龟头肿胀，虽湿火下流，亦人事失慎，邪甚，未便固补，用萆薢分清饮，通因通用。

川萆薢　乌药　甘草梢　泽泻　滑石　通草　黄柏　车前子　莲子青心

王　湿郁化火，小便如膏。

白果肉　莲子青心　炒黄柏　炒山药　猪苓　泽泻　丹皮　赤苓　黑栀

丁　证有从症不从脉，从脉不从症。今脉细弱，而淋浊起矣，马口如刀割，舌色白滑，无非湿浊下注，况神识并无顿委情形，而病不过半月，未便固涩，当从症治。

白术　泽泻　萆薢　赤苓　车前子　乌药　甘草梢　杜仲　芡实　白果肉

华　白淫时滑，始而宜通，久而宜固。

西洋参一钱　莲须三钱　煅牡蛎五钱　每日煎汤送六味丸五钱

范　肾司二便，坚涩虽因湿热下注，亦系气不司化。不禁虽因分泄太过，亦因气不固摄。宗与补中有通，通中有补之法，莫妙于六味。

生地　茯苓　山萸肉　泽泻　丹皮　山药　苡仁　生、熟谷芽　加莲子心

又　上中两焦湿热不清，舌赤，脘痛，足肿而兼淋浊。先与二妙丸作汤，加减治之。

炒苍术　盐水炒黄柏　黑山栀　姜

周　小溲艰涩而痛。

甘草梢　滑石　灯心　萆薢　赤苓　泽泻　通草

周　膏淋如浊，溲痛而坚艰，六脉细涩，而色少神。此肾真已虚，开合无权，

膀胱气弱,司化失职,湿浊阻塞水道,所以不宣。始而可以分消,继则疏补并行,善后必当大补,乃此症调治一定之法。

西洋参　当归　山药　乌药　赤苓　砂仁　广皮　鲜萹蓄　参七　苏梗　鲜菊根　鲜车前子　连壳白果

马　浊精阻窍。

牛膝　滑石　荆芥　灯心　通草　萆薢　泽泻　黑栀　草梢

杨　湿热下注,小溲混浊。

赤苓　牛膝　海金沙　萆薢　泽泻　乌药　草梢　滑石

又　所投分利,虽然有效,总之究属肾经无摄纳之权,商生料六味进之。

生地　山药　萸肉　泽泻　茯苓　丹皮　莲须　萆薢

任　精关不固,湿浊未清,宜通涩并行。

五倍子炙,三两　茯苓三两　为末,练蜜为丸,每日清晨,淡盐汤送下三四钱。

邹　湿浊阻闭,溲数,舌苔色黄。拟泽术汤,培土分消。

冬术　泽泻　胡芦巴　车前根须洗打

孙　溲后沥精。

六味丸,加莲须、芡实。

华　每大便时,用力努挣,则延孔出精一二点,已历有年矣。询之素有胃寒吞酸,得腥腻则骤作,舌苔白滑,脉至左关弦而带数,肌肉日瘦。良由积劳伤脾,气不充足,无疑统摄无权,便时气益下注,故精出也。

补中益气汤,加猪脊筋　五倍子　茯苓,转方加熟地。

刘　湿火归于膀胱,小溲艰涩而痛。

赤苓　消石　泽泻　草梢　银花　萆薢

陈　左尺脉数,精日夜滑泄,此由君相二火交炽,宜固宜清。

盐水炒黄柏　煅龙骨　生地　炒白芍　茯苓　炒怀山药　金樱子　萸肉　莲须　芡实

沈　见色则戈,望门流泪。虽由肾真之不固,亦由心气之不足。

炒党参　熟地　杞子　萸肉　锁阳　巴戟肉　杜仲　益智仁　远志　五味　山药　桃肉　菟丝子　旧笔头

某　血淋已久,拟与加味逍遥散。

柴胡　白术　赤苓　丹皮　黑栀　当归　甘草梢　赤芍　泽泻　乌药　车前根

吴　腹痛几及两旬,按之如块,且骤按之则痛,重按探按不觉痛,似非生痈。痛之一症,凡痈症,轻按之痛,重按之则愈不能忍,其病此定理也。火凡轻按重按无二,初按之似痛,重按久按反不觉痛,即得乎按之,气血因之疏通。经曰通则不痛也。余于幼科一门,未经暗练,不敢参赞。然医者意也,色脉见症,部位大小,理则一也。愚见似属湿热阻于小肠,小溲因之淋痛。盖小溲虽由小肠而出,非膀胱气化则不能通,今形瘦如削,脉数无力,饮食减少,舌赤无苔,不但气虚血亦伤矣。凡分利之药,伤阴者多,清热之品,伤胃者众,均宜择用,愚见如斯,拟用一方,质之高明,裁酌可也。

生洋参一钱　升麻三钱　麦冬一钱　刘寄奴一钱

洋参、升麻,此则升清降浊,麦冬养金生水,通调水道,寄奴专治肠中之病,又能治小溲淋闭,此虚中逐邪之法。

川通草八分　桃仁一钱　当归一钱　血珀五分　黑栀五分　怀膝三钱　乌药七分　鲜车前草连根须叶五钱　没药四分　蟋蟀三只　杬木梢三钱　鲜菊花根须三钱　鲜韭菜根须二钱　鲜橘叶一钱

沈　肝用失藏,肾真失固,时而小溲不清。

熟地　丹皮　山萸　怀药　白芍　当归　桑螵蛸　杜仲　洋参　牡蛎

陈　湿热下注,为淋为浊,先为通利,再商固补。

滑石　赤苓　生草　通草　萆薢　泽泻　莲须　鲜车前草连根须叶

陶　些小湿热下注,何必大攻大伐,以致气伤血伤,若不急停猛药,非惟无益,适足以有害耳。

生地　甘草　云苓　银花　当归

癃　闭

龚　小溲涩而不利,有因火闭,有因湿浊,有因瘀阻,有因肺失通调,有因阳衰不能运化,有因升降失职,有因肾气不司开阖。今年过七旬,脾肺之气弱可知,而脉见左寸似有若无,乃肾阳衰而不司开阖之故。法当滋其化源,培其根本,以补中益气汤煎好,送服肾气丸,此立斋先生法也。

黄芪　炒冬术　陈皮　洋参　升麻胡　当归　炙草　送金匮肾丸六钱

堵　小水不通一症,有气虚不达,有肾真不司开阖,有湿热阻闭,有无阴则阳无以化,有阳衰则气化无权,有肺气不能下行,有胎气下坠压于膀胱。今怀胎四五月,自觉胎元下坠,小便中有如火灼,上见口渴,似属热结癃闭,肺气不能通调,宗此三门立方。

升麻　洋参　炒黄柏　知母　麦冬　黑栀　车前子　水牛沥尿毛一钱

许　上焦不通,则下窍不利,嗽甚则小水痛而艰。显系表邪客肺,气窒塞则膀胱不化。

细苏梗　乌药　杏仁　通草　茯苓　泽泻　车前子　滑石　桔梗　炒苡仁

又　苏梗　乌药　杏仁　茯苓　升麻　官桂　党参

周　膀胱不利为癃。

草薢　海金沙　青莲　条芩　黑栀　猪苓　泽泻　赤苓　陈皮　通草乌药

某　痛则不通，且用通法。

怀膝　甘草　鲜车前根　蟋蟀　麝香冲

又　柴胡　当归　洋参　泽泻　陈皮　萹蓄　甘草　车前

华　癃闭有因于阳气不化，有因于湿热，有因于浊精阻窍，有因于正气衰弱。今小水欲出不出，少腹胀痛，脉至数大有力，似属湿热居多。且宗轻可去实一法。

黑栀　通草　赤苓　泽泻　甘草　滑石　菖蒲　鲜扁豆　菊花根须

宗　舌黄脉软，小水不利，此中下二焦湿热所蕴。

川通　赤苓　半夏　六一散　黑栀

接服方　生冬术三钱　杜仲三钱　赤苓三钱　炒山药三钱　苦参一钱　猪肚一具　磨末为丸清晨开水送服四五钱

陈　癃闭而至呕恶，出汗，气逆不能下卧，已乏及中上两焦，棘手极矣。而脉至细弱，右尺如无，口思饮冷，胸腹胀满，偏寒偏热不敢轻投，偏补偏攻未便擅用。勉商滑利宣通气分一法。

北沙参　麦冬　赤苓　通草　滑石　冬葵子　老苏梗　王不留行　陈粟梗　鲜车前草须　鲜荷梗　鲜菊花根须　水牛沥尿毛十根

又　小溲虽能稍通，而五六日来，未曾更衣，大便闭结，肛门下坠，肿胀不收，腹内攻撑，矢气泄水，浊秽而热，渴思冷饮，脉至较昨略为流利，右尺依然若无，惟右寸关稍为滑数。盖肺与大肠相为表里，以见症而论，究属火闭。经曰：有从症不从脉之例，此其近似，然峻攻之药，自然不敢轻易擅投。先以更衣丸，以已通火腑，再商无阴则阳无以化之法，以通膀胱。愚见如斯，未识当否？

黄柏　知母　桔梗　川贝　麦冬　黑栀　滑石　茯苓　通草　枳实　泽泻　蒌仁　元明粉　紫草茸　老苏梗　鲜车前草根须　鲜菊花须　鲜萹蓄

又　昨投更衣丸后，连得大解，始而干结，继下溏薄稀水，胸腹已宽，小溲已通，今脉象左三部流利，右尺仍若有若无。据述脉象向来如是，可以不必为虑。惟右寸缓大未平，此余焰尚未清楚，方宜轻灵清泄。

北沙参　麦冬　茯苓　通草　黑栀　老苏梗　荷梗　鲜车前草根须　鲜菊花根须　灯心

又　二便通利，脉亦和平，今神情懒倦者，病后之景象也。能调理小心，自然日愈一日。

西洋参　茯苓　生、熟砂仁　香附　通草　麦冬　丹参　生、熟谷芽　黑栀　车前子　荷梗　灯心

某　湿热壅闭，小溲为之艰涩。

赤苓　川通草　车前子　滑石　泽泻　猪苓　黑栀　广皮　苏梗　瞿麦　灯心

二　便

陈　二便不禁，乃肾气不固，二便不爽，由肾气不充，但由来已久，急切不易图痊。前方获效，此改作丸剂。

熟地八两　萸肉四两　丹皮三两　山药四两　泽泻四两　茯苓一两　洋参三两　牛膝三两　车前子三两　沉香八钱　白果肉二两

上药用猪脊髓廿条，饭上蒸，和药为丸，每日清晨服五钱。

某　肾司二便，不爽乃肾气不充。

六味丸，加　洋参　韭菜二钱　车前子

章　气弱则膀胱司化无权，肾虚则二便开合无主。

西洋参　熟地　当归　茯苓　车前子　通草　泽泻　炒谷芽

陆　湿热下注，二便闭结。通之。

草梢　灯心　荷梗　通草　车前子　鲜萹蓄　滑石　栀子　瞿麦　大黄

宗　阳衰阴涸，谷阻便结，脉迟细而微。拟添薪续阳，溉水润阴法。

党参　熟地　熟附　姜半夏　炮姜　蔻仁

某　肾司二便，小水数而不禁。虽由伤损起见，未必非肾气无权。

熟地　杜仲　益智仁　骨碎补　党参　红枣

疝

卧则安，撑则痛，或在少腹，或攻胸胁，或攻腰脊，或小便难。不定者气也，炎上者火也。法当泄肝，佐以清肺。

黑栀　木香　生、熟延胡　川楝子　南沙参　杜仲　泽泻　焦茅术　细青皮

梅　疝。

当归　川楝子　小茴香　南沙参　木香　橘核　荔子核

洗方　艾一两　葱一两　紫苏一两　木香一钱　官桂二钱

上药煎汤，每日卧前熏洗，洗后随即小解一次

陈　肾子右大于左，厥阴经气分著寒。

荔子核连壳四个，每个中入盐少许，将黄泥包裹，置砻糠火内煨一宿，取出剖开，成炭者一钱五分，用煨木香八分，大茴香一两，上三味为细末，将猪尿胞一个，

煮烂和药末捣丸,每日清晨姜汤下三钱。

寒邪归于厥阴而成疝气。

当归四两,小茴香一两炒　大茴香二两　川楝子三两　木香五钱　官桂三钱　荔子核二两　上药为末用猪尿胞二个,煮烂为丸,姜汤下三钱

腿内侧中行而艰伸,肾子红肿,呃逆频频,舌苔黄而口渴。此系厥阴犯胃,倘若攻心,变端不测。

旋覆花　代赭石　半夏　陈皮　吴萸　赤苓　甘草　连翘　杉木屑　槟榔　洋参　竹茹　橘核、叶

吴　疝气本系寒邪入于厥络,近见攻冲作痛,呕吐作泻,此乘脾犯胃也。

防风　台乌药　焦神曲　炒木香　炒白芍　甘草梢　生、熟砂仁　陈皮　半夏　车前子

殷　睾丸肿胀,卧则下坠,所谓狐疝,寒气深入厥阴。

炒楝子三两　小茴香四两　煨木香一两　酒炒当归五两　荔核一两　杞子三两　鹿角霜一两　蜜丸,每日清晨陈皮汤下

洗方　蛇床子　艾紫苏　小茴香各一两　官桂五钱

朱　湿疝。

川断　川膝　炒茅术　乌药　木香　荔子核

唐　寒入厥阴,气因而滞。

小茴炒当归四两　煨木香一两　杞子四两　炮姜五钱　川楝子三两

上药为末,蜜丸,开水下四五钱。

曹　厥阴之络,循环阴器,疝气自篡际痛及少腹,犯胃便溏,舌白,脉来关左独见弦象,拟通温疏泄。

小茴香　川楝子　茯苓　青皮　乌药　吴萸　木香　沉香

张　寒入厥阴,而成狐疝。

吴萸　青皮　川楝子　玄胡　当归　官桂　赤苓　小茴　乌药

余　厥阴之络,环于阴器,偏于左者,为昆仑;偏于右者,为疝气。今两者俱病,用药宜和,左右乃阴阳之路也,不可偏著,所最畏者,攻心之剧耳。幸脉象静而不动,还可无妨,而于恼怒寒凉,均宜戒慎。

当归　杞子　青皮　吴萸　苏梗　玄胡　乌药　桃仁　木香　降香　红帽帻

朱　寒入厥阴。

小茴　当归　乌药　川楝　玄胡　木香　吴萸　枝核

少腹痛连睾丸,脉至沉迟细弱。此寒邪犯于厥阴,冲犯中宫,作胀作呕。治以平肝养胃。

吴萸　茯苓　广皮　木香　小茴　荔子核　姜汁　炒砂仁　莱菔子

又 丹溪云：上升之气，多属于肝，至于大便艰难，小溲短赤，皆是营阴不足，风木之横逆，良由水亏也，以润以通，投其所喜。

元胡索 淡苁蓉 牛膝 黑芝麻 柏子仁 归须 川贝 川楝子

又 以润以通，宿垢得下，胀闷从此或可渐减，今当培土平木为治。

焦神曲 炒党参 炒冬术 茯苓 炙草 广皮 生、熟砂仁

湿

六淫之中，惟寒惟湿为最重，闭结中焦为痞，散于肌表为骨节烦疼，拟用胃苓加减。

防风 炒苡仁 焦茅术 泽泻 赤苓 桂枝皮 陈皮 川朴 神曲

殷 脉滑至于右关，食后脘中似觉满闷，夜不能卧。究由湿浊停痰，注于阳明，胃不和则卧不安也。

西洋参 半夏 炒白术 神焦曲 茯苓 陈皮 砂仁 大麦仁 茅术 当归

土衰湿胜，一切见症，亏在脾土。土衰则木来侮，土衰则湿之害叠出矣。

芡实 生、熟谷芽 焦白术 赤苓 柴胡 苡米 防风 半夏 砂仁

湿有因脾不宣运者，有因阳不能化浊，肾气衰弱，阴浊泛滥者，一宜培土，一宜补水。又有寒湿外侵者，湿热内闭者，一宜温通，一宜凉泄。此当分消，有又五脏至未传，俱变为水者，此属败症不治，亦要留心。此当脾胃同治。

党参 莱菔子 茯苓 肉桂 麦冬 车前子 牛膝

另用金匮肾气丸四钱，麦冬煎汤晨服。

虞 阅所服方药散，攻下得汗得解，俱不应手。今身热不退，脉来弦数，左寸关尤甚，而脘痛彻心，上支左胁，不可着手，然按之中空，舌边苔白，中心灰黑起刺。此属湿遏热伏，而兼木郁，邪阻中焦，气机无由升降，不通则痛也。内外实结，外非风寒，不得以伤寒六经论治，议与清泄疏利法。

元胡 灯心 菖蒲 川连 吴萸 黑栀 赤苓 川通 防风 川郁金

上方一剂，而左寸数象大减，二剂，六脉弦数，不若前之甚矣，惟脘痛不除，改用宣络理气法。

桔梗 桃仁 郁金 青皮 木香 谷芽 竹叶 灯心 元胡

一剂痛止，安卧一夜，清晨思纳矣。

项 湿郁化火，舌苔灰黄，骨脊烦疼，足膝尤甚，步履少力。治湿当运脾为主，理气为先。

四苓散，加广皮 牛膝 防风 茵陈 桑枝节

秦 土不胜湿，纳谷减而不贪，兼感者暑湿时邪而发热，腕痛。拟用培土

分消,芳香解渴。

姜半夏　广皮　砂仁　小朴　焦茅术　赤苓　滑石　熟谷芽　香薷

又　原方加扁豆　蔻仁　茉莉花,去滑石　香附　香薷

脚　气

右足游火上逆内攻,腿为壅肿,小便艰涩,舌焦干,津液被烁,所嫌脉模糊,阳症而兼阴脉,症之所忌,用药殊难,勉商从症不从脉之例立方,但脚气一门,每有攻心之变,不可不虞。

绿豆　银花　黑栀　翘心　丹皮　怀膝　玄参　灯心　芦根

又　津液渐回,痛亦稍减,但腿肿如故,仍难行动,未可恃以无恐,方宗前法。

银花　黑栀　丹皮　连翘　牛膝　元参　川石斛　大力子　灯心　芦根绿豆

又　身热减,津液大有转机。上中两焦之邪,已减七八,下焦之湿热未清,肿痛为此不退。

银花　黑栀　丹皮　连翘　牛膝　石斛　灯心　芦根

又　原方加黄柏　羚羊角　独活　秦艽

曹　小腿浸肿,脚气也。须防上逆攻冲。

川草薢　汉防己　滑石　宣木瓜　苡仁　独活　牛膝　焦茅术　防风柽香梢

痹

周　血虚,寒湿入于节骱。

木瓜　虎骨　没药　松节　羌活　防风　白芷　桐皮　威灵仙　牛膝红花　当归　秦艽　杜仲　桑枝

陈　遍体作痛,脉来迟滞。风湿寒三气,合而成痹。

羌独活　当归　川芎　杜仲　牛膝　红花　灵仙　桐皮　陈松节　茅术防风　乳香　桂枝　木香　桑枝

苏　风行无定,夹湿化热,遍体骨节烦疼,左关弦数。治风以养血为先,治湿以理气为主。

防风　秦艽　羌独活　苡仁　木瓜　当归　羚羊角　杜仲　没药　威灵仙　桑枝　松节　炙草

蒋　风寒湿三气,入于肝肾而成痹,但湿已化火,寒已化热,纯乎刚猛之药

宜避。

熟地　防风　苡仁　秦艽　独活　川断　杜仲　丹参　山药　白术　牛膝　木瓜　虎骨　没药　桑枝　松节

秦　肾虚而风客之，下体骨节无处不肿，足跟亦肿。拟独活寄生加减，补中取散。

杜仲　川断　桑枝　竹根子炙　独活　防风　当归　熟地　秦艽　牛膝　木瓜　狗脊

陈　痢后余邪未清，流入关节，为肿为痛，还宜疏解。

柴胡　羌独活　前胡　防风　荆芥　川芎　白芷　红花　连翘　当归　牛膝　木瓜　羚羊　神曲　桑枝　木香　没药

许　风寒湿乘虚入肝肾之络，两腿疼，入夜尤甚。

熟地　川断　当归　党参　杜仲　山萸　秦艽　苡仁　木瓜　独活　防风　肉桂　虎骨　山药　芡实　冬藤　莲须

周　关节虽肿，不红不热，此血不营筋，治不可以有邪论。况脉来细弱，此为血虚之据。

桑枝　熟地　川芎　白芍　当归　红花　杜仲　泽泻　杞子

痛而不定，为行痹。左关独弦大而浮，五行之中风行无定，风声入肝，为此诸节骱痛无定据也。

柴胡　当归　白芍　白术　茯苓　乳香　丹皮　黑栀　防风　木瓜　生、熟甘草　桑枝　桑节

强　风寒湿入于络脉，气血不能宣行。

秦艽　防风　苡仁　木瓜　川断　红花　杜仲　木香　桑枝

朱　风寒湿于节骱手足，此历节风也。调补气血之中，佐以祛逐之品。

冬术　当归　羌、独活　杜仲　桐皮　丹参　防风　牛膝　木瓜　桂枝　乳香　桑枝皮

吴　风寒乘虚入于节骱，肝脾肾虽虚，邪还未尽。拟补中兼疏法。

黄芪　当归　秦艽　桐皮　川断　独活　苡仁　丹参　熟地　杜仲　防风　木香　红花　虎骨　没药　冬术　桑枝　笋鞭　松节

邵　不肿，不浮热，六脉细软无力，而周身作痛，调和气血为主，佐以温通脉络。

川牛膝　桂枝　荔子核　当归　黄芪　杜仲　茅术　虎骨　大、小茴　木香

某　不红不肿，病不在肌肉，可屈可伸，病不在骨筋。今见咳嗽，腿外侧痛而无定，盖肺为气之脏，咳则肺气不宣，则络脉不畅，腿外侧所以痛，而牵引也无定。

白凤仙梗五钱　茯神中木二钱　桑枝　没药　淮七　忍冬藤

黄　肝脾肾三经亏损,风寒湿乘虚袭入,而成行痹,今归两膝作痛,足履艰难,腰中作痛,六脉细弱,法当补中兼疏。

木香　芡实　肉桂　陈皮　没药　茯神木　桑枝节　黄芪　当归　苡仁冬术　川断　秦艽　防风　独活　杜仲

王　风客节骱,手足屈伸,不能舒展,兼且红肿痛,年高之人,不可纯乎祛风,宜兼气血两培,庶乎稳妥。

羌、独活　当归　黄芪　秦艽　木瓜　杜仲　乳、没　虎胫骨　松节桑枝

王　一身上下俱痛,风寒湿入于太阳。

羌活　防风　秦艽　黄芪　当归　海桐皮　苡仁　姜黄　桑枝　桂枝杜仲　独活　川断　虎骨　冬术

浸酒方　木瓜　桑节

何　骨节肿痛,左关数而有力,此湿火流于营阴,宜用养阴清泄。

当归　木瓜　秦艽　苡仁　杜仲　羚羊角　乳香　防风　桑节　桑枝

宗　寒湿下注,两足无力而酸软。

独活　杜仲　川断　当归　白术　木瓜　秦艽　萆薢

朱　风入节骱,为肿为痛。

当归　秦艽　赤苓　牛膝　桑枝　松节　石斛　羌活　独活　杜仲川断

钱　肢节时痛,挛缩频频,倏忽流走无定,足跟涌泉穴痛,面色青白,而舌色淡,左关弦,右关濡弱,两尺细涩。内肝肾两亏,外则寒风乘虚入里,所谓白虎历节风也。宜培正祛邪法。

当归　赤苓　冬术　炙草　川芎　党参　独活　谷芽　秦艽　川断　杜仲　防风　桂枝　细辛　桑枝　桑节

又　肿痛俱减。

原方加　木瓜　苡仁

炒冬术　炙草　黄芪　虎骨　没药　桐皮　桂枝　桑枝　木瓜

章　暑风夹湿,漫布三焦,袭于脉络,手足不能舒展,脉见弦数细弱,兼疏活络之中,参以培养气血。

炒苡仁　杜仲　秦艽　防风　萆薢　木瓜　丹参　忍冬藤　洋参　新绛陈皮　桑枝　马料豆　青松毛

风寒湿入于节骱,骨节烦疼,湿气注于下焦,为淋渴,为囊肿。今囊肿虽止,而邪未清,不可填补,还宜疏利。

独活　防风　萆薢　秦艽　木瓜　当归　赤苓　草梢　海金沙

痛无定处,在足跟尤甚,此为行痹。

羌活　独活　草薢　川断　当归　熟地　杜仲　桑节

风湿入于肝肾,流于节骱。

桑枝节　羌独活　木瓜　川膝　草薢　羚羊　连翘　银花　当归

风寒于络脉,气血不宣。

没药　桑枝　秦芁　当归　红花　防风　木香　香附　生、熟元胡

某　足跟痛,脉数甚于尺,湿热注于肾经也。

钱　肩背痛,脉至沉迟。寒也虚也。

绵芪　冬术　当归　杜仲　姜黄　海桐皮　云香　炙草　桑枝

泄　泻

李　泄泻有年,脉来右关豁大而浮,大为气虚,浮为阴亏。当补火生土为治。

姜炭　益智　菟丝　苍术　白术　怀药　肉果　炒神曲　炒白芍　炙草
防风　五味　车前子

许　先痢转泻,虽由重转轻,但身怀六甲,须防胎原不固。

炒冬术　炒砂仁　茯苓　炒怀药　炙草　炒白芍　苏梗　木香

久病面色青瘦,寒热日至,脉至数而无情。近来泄泻,虽因伤食所致,而身体因此而愈亏,理当先为培固。

怀药　芡实　冬术　炒楂肉　炒神曲　炙草　炒白芍　炒扁豆　炒建莲

邵　脾泄久而阴亏。

炒冬术　炒白芍　炙草　五味　炒建莲

马　素因湿热,近伤暑食,以致腹满泄泻而纳少。先拟疏导法。

茵陈　焦麦芽　六一散　生冬术　小川朴　炒神曲　车前子　楂肉　莱菔子

刘　夹积夹寒,腹痛泄泻。

炒冬术　麦芽　神曲　泽泻　煨姜　煨木香

李　寒积停滞,脾气先伤,运化失职,清浊不分,合污下降,而泄泻无度。

煨姜　木香　炒白术　炒神曲　炒麦芽　楂肉　泽泻　车前子

童　热泄。

葛根　黄芩　炒神曲　楂肉　六一散

脾肺气衰,为咳为泄。法当补火以生土,培土以生金。

益智　煨肉果　炒远志　五味子　怀药　冬术　车前子　炙草　神曲
诃子炒

许　清晨溏泄,脉至软弱。脾失健运,而气亦不固。

土炒冬术　神曲　肉果　煨木香　防风　远志　车前子

王　湿积交滞,以四苓散。

卷 三

肿 胀

查 久疟伤脾,今寒热虽减,两足至下午渐见浮肿。半由脾虚,半由饮食不节,急宜戒口,须防腹满。

党参　茯苓皮　炒冬术　炙甘草　炒神曲　焦谷芽　建莲

孙 肺失清肃之令,脾乏健运之力,良由久疟正虚,不慎饮食,不避风寒,以致面浮腹满,咳嗽便溏,两足按之如泥,肿胀之所由来也。

大麦冬　丹皮　桑皮　苓皮　腹皮　车前子　香附　麦柴_{大节,一两}　楂炭　神曲　草果　茅术　姜皮　苏梗

邵 酒客中虚,土衰则损及于肺,阳衰则土不运行,寒水反来侮土,犯及中焦,腹为胀满,射及于肺而咳喘,注于下焦则足肿。法当温培肺脾。

茅术　陈皮　腹皮　茹皮　姜皮　苓皮　苡仁　车前子　楂炭　桑皮　泽泻　椒目　鸡棋子　桂枝皮

金 气虚中满,阳衰水泛,耗散破气,恐非所宜。勉商补火生土益气,以冀土胜湿。

党参　熟附子　炮姜　茯苓　车前子　当归　腹皮　胡芦巴　杜赤豆　炒其艾

张 痞散成臌,气滞作胀,中满由于脏寒,足肿因于湿滞。主以温中健脾。

焦茅术　川朴　菔子　枳实　苏子　白芥子　胡芦巴　桂枝皮　腹皮　通草　香附　椒目　大麦柴_{煎代}

王 肿胀先见眼胞,继见便溏,胸脘不通,饮食不节,脾胃有伤,运行失职。拟用平胃、五苓两法治之。

茅术　川朴　陈皮　炙草　腹皮　姜皮　苓皮　炒仁　焦曲

吴 腹已肿胀,大便时溏,纳谷渐减,脉见细弱,培土运化之中,参以补火生土。但非他恙可比,家事不能撇开,药饵之难于见功。

茅术　苓皮　川朴　腹皮　陈皮　炒神曲　车前　远志　桂枝皮　胡芦巴　大麦柴_{煎代}

又　腹虽少宽,而舌光无苔,必因泻伤阴分,温燥之法,又在禁例,滋补之药,亦非所宜,且商五味饮,以理气机,庶无偏胜之虑。

苏梗　焦曲　焦谷芽　大腹皮　陈皮　稆豆衣　姜皮　炒白芍　大麦柴　灯心

吴　腹满板硬如石,两足肿胀,光亮而冷,脉来沉细带数,两尺更空,粥饮过多即作胀,稍冷食之即溏,上为恶心,舌见光红无苔,肌瘦如削,卧不成寐,其为命门阳衰,脾不运化,寒水上泛心阳,不能下交于坎无疑矣。阅近服之无非黄柏、川连、冬、母等味,雪上加霜,气血凝滞,无怪乎食减而腹日满。法当用济生肾气丸,炒焦作汤,清晨饮之,以补水中之火,肾气旺则膀胱之气自化,而水得下行,用立斋法,以理中汤温培脾土,脾气旺则土能克水,而水不上泛,亦清晨服之,与前方间日进,每日晚间,以泄水而不伤阴,理气而不伤正,疏其水道,耐心服之,或有愈者。

济生肾气丸,炒焦煎汤,去渣清晨服之。

焦冬术　焦谷芽　杜赤豆　苡仁　煎汤代茶

日间服　党参　冬术　山药　莱菔子　砂仁　车前子　焦谷芽　茯苓　白芍　炮姜　炙草　当归　广皮　焦神曲

晚服方　桑枝皮　姜皮　腹皮　苓皮　稆豆衣　通草　车前子　苏梗　蚕茧　椒目　灯心　大麦柴上二味,煎代

尹　面色淡黄无神,眼色浮肿。土衰湿胜之,须防肿胀腹满之变。

茅术　焦曲　焦麦芽　赤苓　泽泻　防风　苡仁

杨　肺受寒邪,脾受湿浊,久咳不已,面足虚浮,须防中满。

茅术　防风　赤苓　神曲　陈皮　苏叶　桑皮　泽泻　苡仁　姜皮

杨　起于水泻,渐见遍体肿胀,不思纳谷,脾胃两伤,饮食之不节,恐有腹满之患。

炒白术　神曲　陈皮　苓皮　车前子　党参　莱菔子　焦谷芽　赤豆

管　面目淡黄无神,膝盖酸疼,足踝肿胀。此系土衰湿胜,恐成疽臌。拟用茵陈五苓加味,以培脾胜湿。

茅术　赤猪苓　泽泻　茵陈　桂枝　防风　独活

邵　滞下赤白,愈后而中脘痞满,今逐渐胀满,暴露青筋,按之不坚,色无神而肉脱。肝脾两伤,药难见效。

当归　白芍炒　苓皮　神曲　党参　白术　莱菔子　砂仁壳　大腹皮　桂枝皮

高　肿先起于面目,并见溏泄,风也湿也,脾土衰也。

茅术　苓皮　泽泻　猪苓　苡仁　桂枝皮　车前子　神曲　通草　防风　赤小豆　大麦柴

范　肿于中脘,脉至右关有力,左脉沉,乃是气滞木郁之症。

生、熟香附　姜皮　砂仁壳　茅术　腹皮　陈皮　苓皮　苏梗

虞　寒入三阴而大疟,更兼木郁气滞,土衰湿胜,以致遍体作胀,胸腹渐满,大便溏泄,腹满不减,此胀门之所最忌,况面色带青,天庭尤甚。凡病见此色,道吉少凶多,参在亲情,岂忍坐视?但不能安静调养,不能节戒饮食,不能除烦恼,不能耐心服药,恐劳无功。

茅术　通草　陈皮　白术　苓皮　党参　腹皮　半夏　香附　菔子
神曲

王　饮食不节,劳力过度。伤脾伐胃,恐成中满。

茅术　泽泻　车前子　广皮　苓皮　神曲　麦冬　防风　杜仲

庞　痢未止,而腹已满,青筋暴露。土败木贼,吉少凶多。

党参　神曲　枳壳　莱菔子　茯苓皮　车前子　苏梗　砂仁　肉桂
黄芩

王　胀独起于中宫,虽因痢后饮食不节,实成于脾胃失于健运,险症也,慎之慎之。

川朴　苍术　莱菔子　苓皮　神曲　党参　桂枝皮　腹皮　广皮　车前
子　蚕茧

胡　肿胀愈而复发,又加腹痛,便泄无度,虽由脾土未旺,亦由饮食不节。先拟五皮饮加味,以健运中土为治。

茅术　陈皮　五加皮　腹皮　苓皮　桂枝皮　怀药　车前子　神曲　楂
炭　木香　桑皮

高　咳嗽已久,更兼发热腹胀,脉数无情,先咳后满。先从肺家治之。

地骨皮　桑白皮　陈皮　腹皮　姜皮　黄芩　香附

王　腹胀愈而肿者,数次矣。今脉细弱,腹热溲热,温补不合,且从降火治之。

肉桂　麦柴　黑栀　黄柏　知母　腹皮　丹皮　苓皮　通草　车前子

宗　水臌。

桑皮　骨皮　黑栀　通草　车前子　白术　神曲　泽泻　防风　乌药
椒目

此方可以大小便下而腹宽矣。

边　寒热癖块,由来已久,近又兼风寒积滞,以致面目遍体浮肿。

茅术　防风　白芷　苓皮　黄芩　车前　通草　桑皮　陈皮　苡仁　麦
芽　泽泻

何　腹满已久,去年秋季脉尚有神,犹可挽回。今见细涩带数,青筋暴露,都是忌疑,症是血臌,挽勉商活络通行一法,有效再商,如不见切,再行斟酌。

宗　去年胀势重险，投药效于八九，只要调理气血，饮食小心，可以望愈，功败于垂成，虽属接手之不明，亦由病家之欲速误之也。今便溏溲短，脉细无神，皆由正气不足，拟备商培土分消，倘得小溲通长，大便完固，再酌。否则难挽。

白术　泽泻　茯苓　车前子　通草　神曲　楂肉　肉桂　赤豆　陈皮

又　投培土分消，小水渐通而未长，大便已得成条，还能应效，但人事宜慎，饮食宜节，为嘱。

原方加　潞党参　莱菔子

钱　色脉无亏，而见浮肿，此肺气窒塞，肝气亦滞不宣。

青皮　陈皮　苓皮　腹皮　姜皮　苏梗　砂仁壳

蒋　腹满脐凸，脾不运行，气虚作肿。拟用补中益气加减，以滋化源。

白芍　炙草　苓苓　胡芦巴　腹皮　桂　升麻　柴胡　党参　车前　冬术　当归　黄芪　川连　木香汁

周　先痢后肿，本系脾土未能健运，议姜桂理中治之。

党参　炙草　苓皮　冬术　怀药　肉果　炮姜炭　桂枝皮　车前子　神曲　谷芽

酒客中虚，胸满背胀，无非脾气不充，健运失职，得泄则适，虽是水湿之去路，须防成膈腹满之恙。

焦白术　陈皮　茯苓　砂仁　神曲　鸡棋子　葛花

莫　大疟便溏，脾伤腹满，面无华色，脉至少神，疏利之药虽效，究非虚症所宜，可暂不可久，拟用补中益气，以滋化源，兼以分消。

升麻　柴胡　党参　黄芪　茯苓　半夏　车前子　苏子　菔子　煨草果　腹皮　陈皮　茅术　五味子　肉桂　黄芩

和尚　本乎六者，寒湿居多，先见呕吐，继见肿浮及乎上，须防腹满。

桑皮　苡仁　赤豆　猪苓　泽泻　茅术　苓皮　桂枝　车前子　通草　陈皮

王　大疟后，脾虚腹满。

陈皮　草果　茅术　苓皮　桂枝　车前子　通草　苡仁　陈皮　姜皮　苏梗　赤豆

高　先喘后胀，从表入里，脾肺之寒湿沉痼。今腹大而不能左卧，脉至迟细，此胀门中所忌，主以温通肺脾，以观效否。

桂枝皮　焦茅术　苏子　杏仁　草果　莱菔子　生、熟香附　桃仁　泽泻　车前　苓皮　腹皮　党参　姜皮　生炒延胡

郑　腹满先从嗽起，今虽下身为甚，理当开肺，兼以理脾，渗湿清热，拟用五子五皮合四苓治之。

杏仁　苏子　菔子　车前子　苡仁　腹皮　苓皮　陈皮　姜皮　泽泻　黑栀　川通草　防风　陈麦柴煎代

周　腹虽肿满，按之如绵，经水不行，良由气滞，气行则血自行矣。

丹参　木香　苏梗　苓皮　腹皮　陈皮　丹皮　山楂　香附

蒋　久痢脾败，胃伤已成，瘅腹重险症也。

苓皮　腹皮　稆豆衣　丹皮　冬瓜皮　生、熟苡仁　藕

杨　虽因咳嗽而成肿胀，论病宜先开肺，但六脉无神，肿甚于下面黄舌淡，纯乎寒水为殃。急宜温培脾土为主。

防己　椒目　东壁土　茯苓　苡仁　茅术　熟附　桂枝皮　通草　车前子

尤　右三部沉分数大有力，胸脘不舒，中宫满闷，上为呕恶，二便艰涩，症属木旺土衰，湿热内闭，有升无降，虚中夹实之恙。拟用清通一法，以观效否，再商。

半夏　陈皮　黄芩　吴萸　枳壳　苓皮　腹皮　莱菔子　车前　苏梗　竹茹　姜

又　胀有虚实之分，又有寒热之别，前言湿热内闭，而用清降法，连投三四剂，腹满减去五六，右关数大亦减二三，小便已能通利，其为诸胀腹大，皆属于热，非脏寒生胀病可知矣。舌泛纯红。此亦热逼阴伤之据，至于饮食不贪，亦由胃阴肺液之涸。兹且养胃。

鲜冬瓜皮　稆豆衣　腹皮　鲜桑枝皮　黄芩　黑栀　大麦柴　细菖蒲　麻仁　郁金　木香汁　灯心　川贝

又　腹胀已宽八九，大小便亦渐通畅，惟口舌仍然烂碎，胃口未开，气有时上升，此系余火未清耳。

前方加鲜石斛　薄荷　车前，去黄芩　桑枝皮

又　腹胀已宽，舌红稍减，不思纳谷，脉数未能全退。余火未清，而神情倦怠，正气已虚，急宜扶正养胃。

人参　麦冬　玄参　扁豆　砂仁　稆豆衣　丹参　香稻叶　灯心

黄　清肃之令失职，膀胱之气化不利，以致水气错行，两足渐肿及腹，泛及上中两焦，已见喘咳难卧，重险之症，勉商理气导水，清金肃化之法。

桑皮　姜皮　腹皮　苓皮　陈皮　通草　车前　麦冬　椒目　麦柴

又　病去六七，已有生机。

焦茅术　当归　神曲　谷芽　苓皮　陈皮　通草　车前子　麦柴

灵　肿胀一门，有因风客于表者，宜散；有因湿流于下者，宜利；有因气虚中满者，宜培土；有因命阳无权，火不能生土者，宜强肾益阳；有脏寒生满者，宜助火；有诸胀腹大，皆属于热者，宜清利；有食填胸者，宜攻。今因久疟，无不伤

脾，土衰则不运，为此便溏，日夜无度，精液不能上归于肺，肺气不能通调下输，膀胱司化失职，水气逆行，肤膜肿胀，下身为甚。按脉弦数，甚于左关，此属湿郁而化火矣，当培土健脾，开泄肺气，通调水道，佐以清热理气。

连翘　黑栀　丹皮　神曲　通草　连皮苓　车前子　苏梗　陈皮　腹皮
草果　黄芩　茅术　赤豆　大麦柴

王　六脉沉细，大便时溏，气喘咳嗽，逆甚而见血。此中土大亏，肺失所生，而肝木乘虚来侮，须防肿满之剧。

炮姜　冬术　苓皮　胡芦巴　五味子　怀药　陈皮　神曲　谷芽

又　原方加　苏子　党参　归身　去怀药　谷芽

吴　左弦右弱，疟后渐见腹满攻撑，面色淡黄无神，虽因疟邪不清，究由脾土不运，湿浊蕴于中焦，成疸臌之所由来也，治湿与培土，又加理气分消。

茅术　草果　车前　苓皮　桑皮　桂枝皮　陈皮　腹皮　茵陈　通草
苏梗　姜皮

吴　舌如镜，六脉细数，肿胀倏忽无定，大便溏泄不止。脉症合参，刚燥劫液殆尽，血虚则气无所附，且为育阴制阳。

稽豆衣　生地　萸肉　丹皮　苓皮　泽泻　怀药　麦冬　五味子

又　前投平气纳肾，而肿胀已平，今颈足渐渐胀，乃元气未复，早行劳动所致。急急安养为嘱，兹当健脾理气治之。

当归　砂仁　神曲　白术　谷芽

吴　脾土素虚之体，去年虽患腹满之疾，今遍体生疮，而腹又满，据述因疟而起，此暑湿之邪不清耳。

焦茅术　防风　车前子　泽泻　陈皮　苓皮　腹皮　生苡仁　草果　黑山栀　神曲　僵蚕　菖蒲　红枣

又　原方加　枳壳　姜皮　去建泽　神曲　陈皮　红枣

陈　年过六旬，阳衰气弱，腹结癥瘕，散而成臌，今纳谷少，而脉细弱，培补脾土之中，兼补火之法，但见症非轻，见功甚难。

焦茅术　苓皮　肉桂　熟附　当归　木瓜　陈皮　腹皮

丁　受寒湿风，更加饮食不节，劳力伤脾，解遍身肿胀，胸腹更甚，咳嗽音哑，六脉沉细，法当温通，以助阳抑阴。

麻黄　桂枝　熟附　川朴　苓皮　茅术　腹皮　生姜

胡　腹胀起于中脘，今见青筋暴露，脐凸，两足按之如泥，便见溏泄，右关脉弦而数，此木侮土衰，土不胜湿，培土制木乃是正治。

旺木侮土，里气逆胀满。

香附　陈皮　乌药　苏梗　神曲　桑皮　沉香　木香

周　形瘦腹满，时胀时宽，更兼便坚溲短，六脉细弱，症属气虚血枯，木旺土衰,单腹之重者。

生冬术　陈皮　茯苓　谷芽　柏子仁　大麦仁　当归

上药煎送小温中丸。

朱　六淫之中,惟风火之性最速。胀有风肿一门,其来自上而下,有诸胀腹大,皆属于火,今肿起于面目,而至足,且阴囊赤烂,可谓非风火乎?至于烂处流水,乃是肺气不能通调水道下输,非关脾不克运之湿热症也。

桑皮　地骨皮　姜皮　腹皮　苏梗　防风　通草　黄芩　黑栀　大麦仁
煎代

穆　右独大,而甚于关尺,舌根苔黄,足肿按之如泥。宜宗湿遏热伏法。

茵陈　黑栀　黄芩　通草　腹皮　楂炭　车前子　苏梗　姜皮　神曲
大麦柴　灯心　菖蒲

又　大腹已退,脉数亦减,舌上黄厚之苔,去其大半。

原方加苡仁　大麦仁,去楂、芩

袁　脉迟滞,胸腹板硬,此中阳衰弱,脏寒生满,治以温通。

胡芦巴　草果　苓皮　桂枝皮　川朴　乌药　熟附　沉香汁　苏梗
谷芽

蒋　土衰木贼,阳衰水泛,肿胀之势,汩汩而成。

党参　熟附　炒白芍　淡干姜　炒冬术　炙草炭

张　遍身肿胀,按之足如泥,脉来迟滞无力,此中阳衰弱,水反来侮。其致病之由,虽因疟伤,半由饮食不节。培土之中,宜兼补火,佐以分消,但须节饮食为先。

生茅术　草果　苓皮　腹皮　陈皮　防风　桂枝皮　车前子　麦芽　姜皮　椒目

方　劳倦伤阳,脾虚发肿,六脉沉细而迟涩,法当水中补火,即可以生土,但症已重,求效甚难。

金匮肾丸四两,每日服四钱,煎汤服之,炒焦。

薛　土败金贼,脾虚发肿,此系年深久月,积劳郁而成,乃肿胀之重症也。甚至咳喘,而不能偃卧,肺胃两伤矣。勉商金匮肾气丸,清晨服之,以补水中之火,再用生脉理中加减合投以补土生金。勉间进之,有效再诊。

金匮肾气丸,每日清晨服四分,炒焦,煎汤服。

党参　冬术　苓皮　炮姜　五味子　砂仁　炙草　苏子　莱菔子　白芥子　桂枝皮　晚服

王　肺属金而畏火,酒性热质湿,素来嗜饮,湿热不攘而留于中焦,胃火上炎,肺受灼而先见音雌,湿热下注,气不化而继见肿胀。今舌红口渴咽痛,二便不爽,脉见右关有力。经云诸胀腹大,皆属于热,此病是也。

川连　黄芩　大黄　芒硝　枳壳　洋参　当归　车前子　通草　苓皮　腹皮　莱菔子

杨　命门无阳,火不生土,土不制水,寒射肺。足肿腹胀,气逆不能偃卧,所由来也。脉见鱼翔、虾游、屋漏、雀啄,此阴阳离散,真阴将脱之虞。

金匮肾气丸四钱,炒焦,汤服,去渣。

五加皮　苓皮　腹皮　胡芦巴　炮姜　熟附　车前　川牛膝　通草　党参　椒目　沉香汁

另用　赤豆　冬术　煎汤代水

施　先脘痛而后腹满,后肿及于遍体,大便时溏,小溲艰涩,面目光亮,足按如泥,两手脉门肿胀亦甚。肿虽不可以脉为凭,据症而论,乃是脾土失运,肺气失降,水道不得通调,水气逆行肤腠。拟用培土分消,以冀健运司化。

苓皮　腹皮　桑皮　陈皮　姜皮　车前　茅术　通草　神曲　防风　泽泻　葶苈　黑栀　椒目　大枣　大麦柴

朱　右关沉实有力,大便坚如弹丸,腹满而硬。脉症合参,虚中夹实,下之,且以探之。

西洋参　当归　大黄　枳实　炙草　莱菔子

蔡　瘀凝脉络,满腹暴露青筋,脾土阳衰,腹胀而兼便溏,疟还未已,正气大伤,症属重险。勉商通络行瘀,温中培土。

蒺藜　红花　肉桂　党参　冬术　神曲　草果　车前子　腹皮　谷芽　桑枝

过　经停瘀积,腹胀成癥。

桃仁泥　赤芍　归尾　牛膝　红花　郁金

顾　先从头面胀起,而后及于腹,神色脉象俱虚,症属险途,从先喘后胀者治之。

马兜铃　黑栀　石菖蒲　通草　桑皮　车前子　赤豆　百合

周　单腹胀,按之如泥,舌光无津,脉来细弱,形神消瘦,气血败坏,治宜培补。

熟地　党参　炮姜　炙草　白芍　五味子

王　中土衰败,腹胀如鼓,症属难挽,商培土抑木制水,以尽人事。

生冬术　茯苓　车前子　肉桂　冬瓜皮煎代

尤　臌胀。

党参　生茅术　生冬术　炙草炭　莱菔子　泽泻　枳壳　小茴香　黑山栀　煨草果　木瓜　陈皮　肉桂　白苓皮　苏梗　生熟砂仁　炒白芍　丹皮　当归

另用　大麦柴　灯心　赤豆煎代

清晨服法　西洋参　通草　车前子　胡芦巴

另用　东壁土煎汤,去土煎药,送肾气丸三钱

又　焙补中土,以止泄。

白芍　远志　益智仁　神曲　肉果　怀药　煨木香

又　拟酸甘化阴,涩以固脱之法。

白芍　赤石脂　龙骨　诃子肉　炙草　五味子　御米壳

浦　腹满跗肿,左弦右弱,纳食便溏,中虚之象,舌白滑,湿之症。拟用四苓以培土分消,但非轻症,不能节养,恐其加重。

茅术　猪苓　泽泻　赤苓　焦神曲

刘　攻利丸散,无不伤中,腹虽稍宽,两足肿胀未减,难保无上泛之虞,姑用小温中丸,每服四钱,十剂后再商。

王　上有表邪,咳而见血,下有湿浊,两足肿胀,邪不能解,湿不能利,恐成风水。

生苡仁　连皮茯苓　滑石　防风　炒荆芥　青桑枝皮　车前子　通草

又　原方加　竹茹　茅针花八分

冯　肝脾不足,气虚下陷,腹胀筋露,肌肉消瘦,脉细弦劲,症势重险。勉拟培土,兼以平木为治。

黄芪　冬术　陈皮　升麻　柴胡　洋参　白芍　炙草　腹皮　车前　木香　草果仁　老苏梗

赵　风水逆走肤腠,并夹面积,致成肿胀,惜乎日数已多,体虚难耳。

通草　车前子　苏梗　郁李仁　东壁土煎代

又　生茅术　莱菔子　川朴　陈皮　腹皮　炒泽泻　神曲　山楂肉　枳壳　防风　紫苏　姜皮

又　原方加　冬术

徐　寒水侵脾,风邪入肺,以致喘咳为肿。

生茅术　赤苓　泽泻　猪苓　车前　通草　紫苏　郁李仁　防风　加东壁土

杨　能食不运,胀起中宫,便溏腹痛。且先健运脾土。

神曲　楂炭　麦芽　枳壳　焦茅术

葵　中气不运,腹为肿胀,便溏不为稍宽,六脉细涩,症属棘手,急宜调治。

生冬术　川朴　枳壳　苓皮　通草　陈皮　草果　车前　神曲　腹皮

又　甘遂二两　大戟二两　芫花二两　芦巴四两　共为末醋调服

邵　膀胱无司化之权,小水不从水道而出,渍于下泛及中上,腹胀为之渐满,脉至三五不调,细涩无神,阳气之衰,不待言矣,所投八味与补中,颇觉相宜,但水势横逆,恐缓不济事,兹且开通膀胱之水得顺流,急则治标之法,拟方

候酌。

生茅术　茯苓　猪苓　肉桂　泽泻　陈皮　腹皮　老苏梗　赤豆　麦芒椒目

又　两投分水,小溲短赤而数,昨又发热恶寒,此是暑风外袭于表,当以疏解。

香薷　通草　滑石　车前　王不留行　东壁土

又　原方加　党参

又　生茅术　茯苓　泽泻　肉桂　熟附　冬术　滑石　枳壳　桂枝　党参　赤豆　磨沉香

又　屡投分泄,而小水不长,不特膀胱不能化气,而且肾气亦不开通矣。宜分泄,以通开节。

肉桂　茯苓　此方先服

晚服　济生肾气丸四钱

夏　风为六气之长,善行而数变,肤腠不密,着之则遍体浮肿。法当疏泄手太阳之经。

蝉蜕　地骨皮　桑皮　苓皮　姜皮　陈皮　防风　荆芥　杨树嫩头五钱

蒋　肝脾两伤,湿郁化热。拟中满分消,但病势极重,不可轻视。

冬术　川朴　腹皮　神曲　陈皮　郁金　麦冬　泽泻　干姜　川连　官桂　黄芩　灯心

又　原方加　赤苓

倪　土弱湿聚,外发疮疡,内为肿胀,拟健中分消。

白术　茅术　赤苓　陈皮　荆芥　谷芽　苏梗　腹皮　银花　苡仁　车前　川朴

蒋　风湿郁于肤腠,遍身浮肿。宜先开泄肺气。

桑皮　防风　苓皮　陈皮　荆芥　姜皮　加皮

薛　酒湿伤中,脾败成臌,医药难效。

冬术　腹皮　川朴　砂仁壳　陈皮　苓皮

腹胀者湿浊居多,湿之所以为患者,由土衰不能运行,膀胱不能司化也。

苓皮　肉桂　小茴　黑牵牛　车前子　通草

另加　绿头鸭甲一双

又　肿势渐减,药不外温通膀胱,培土胜湿。

原方加　防风

潘　腹满中空,两足肿胀,便溏溲短。脾土大伤,症非轻浅。

冬术　腹皮　川朴　枳壳　陈皮　苓皮　车前　砂仁壳　香附　滑石　香薷

虞　中脘胀满，按之坚硬，舌底红而苔黄，口渴，脉至关独弦洪而滑。经云：诸胀腹大，皆属于热。又云：下之则胀已，此其似乎。

川连　槟榔　枳壳　瓜蒌仁　腹皮　焦楂炭　山栀　黄芩　半夏　干姜　礞石滚痰丸三钱　晨服

又　投泄热下降之剂，而有应效，仍宗前方，佐以扶正。

川连　陈皮　枳壳　神曲　腹皮　楂炭　猪苓　黄芩　半夏　干姜　川朴　冬术　泽泻　知母　赤苓　炙草

晨服　小温中丸四钱　用洋参　冬术　煎送

肾阴不足，命火衰微，火不生土，土不生金，金寒水冷，脏无阳，司化失职，小水因而短少，水无去路，蓄于中而腹满，注于下而足肿，泛于上而喘急，除金匮肾气丸，其他皆非对症，惜乎晚矣。

肾气丸三钱　人参五分　煎汤送下

过　大疟初痊，复受寒湿，以致足肿便溏。宜培土分利为主。

赤苓　猪苓　泽泻　茅术　神曲　苡仁　陈皮　麦芽

肠寒生病，腹如抱瓮。议兴助阳一法。

熟附　生姜　桂枝皮　焦白术　广皮　苓皮

周　中虚发胀，便溏而不为少宽，身热脉来细数。症属棘手，药难见效。

六神丸去扁豆，加神曲、柴胡、白芍、山栀、腹皮、车前子。

眼胞浮肿，两足亦胀，胸腹满闷。此饮食饥饱失宜，脾胃气滞不运，拟用胃苓汤主治。

川朴　腹皮　茅术　猪苓　泽泻　陈皮　炙草　莱菔子　姜皮　苓皮

肿胀一门，便泄而腹胀不减者，重症也。今痛泻月余，肌肉消瘦，脉见软弱，面带青色，此乃木侮土衰之象。

潞党参　冬术　连皮茯苓　神曲　广皮　炙草　上肉桂　白芍　车前子　腹皮　川朴　菔子

宋　脾肺气滞，遍身浮肿，时重时轻，以疏理气机，兼培脾土，能避风寒，节饮食，自然痊愈。

焦麦芽　腹皮　苓皮　桑皮　广皮　姜皮　川通　焦苍术

殷　脉至弦数，左关尺沉分有力，睾丸阴茎微肿，胸腹不宽，去年曾患囊痈，乃湿热闭结而成，今脉象见症如此，湿热乘虚注于中下两焦，不生外疡，恐有胀腹之虞。拟用淡渗分泄、理气法。

川通草　赤苓　泽泻　黑栀　连翘　广皮　苏梗　灯心　广木香

管　两足浮肿，按之如泥，面黄无神，脉软少力。乃脾土衰弱，寒水将有上泛之势。

茅术　赤苓　泽泻　香附　焦曲　谷芽

殷　夹食夹风夹湿，面目胸腹肢体无处不肿，拟用胃苓合投。

苓皮　川朴　苍术　焦曲　山楂　防风　姜皮　灯心

吴　脉来左弦右弱，中虚腹满，此土衰木侮之象。

茅术　防风　广皮　腹皮　丹皮　苓皮　车前子　姜皮　麦柴　广木香

吴　中气不足，痰积交凝脘右胁下，癥如拳大。兹当培土温中，缓图自效，而误用攻伐，以致散而成臌，诸症叠出，而致棘手，故先培中治之。

冬术　焦谷芽　苓皮　腹皮　白芍　大麦柴

蒋　疟后胸腹胀满，先从足起，自下而上，湿热居多，但汗出如雨，舌无苔而光，不独土衰，而卫外之阳，守中之阴俱虚矣。用药宜乎和平为当。

苓皮　广皮　鲜地骨皮　鲜冬瓜皮　炒苡仁　生、熟砂仁　生、熟车前　炒浮麦　白芍

张　风湿热于肺胃，遍身肿胀，两足尤甚，色红而热。拟以疏表泄湿理气。

香薷　荆芥　防风　桑皮　苓皮　广皮　腹皮　姜皮　楂炭　泽泻　黄芩　车前　焦曲　大麦柴

又　原方　去黄芩　桑皮　加焦茅术

周　大小便不利，胸腹四肢肿胀，重症也。开之泄之。

瓜蒌仁　焦枳壳　杜苏子　杏仁　葶苈子　菔子　腹皮　苓皮　车前子

又　二便已通，肿势已去八九，纳谷后胸腹攻撑，脾气未能健运。兼运脾土。

茅术　神曲　砂仁　谷芽　苓皮　炒白术　车前子

杨　腹大而软，脉来滞细，面不浮，足不肿。此气郁成臌。

香附　苓皮　腹皮　陈香橼皮　砂仁壳　旧鼓皮

又　腹胀少宽，加味再进。原方加细青皮　大麦柴煎代

又　上不见咳，面不见浮，非风也。足不见肿，小溲通利，非湿也。腹大如箕，按之则软内实，便溏日来两三次，脉不迟亦不数，既非寒亦非热。细细参之，似属气郁，前投理气，初若有效，既又不应。改投培土行瘀再探之。

焦白术　楂炭　红花　丹参　丹皮　香附　焦曲　腹皮　车前子　胡芦巴　桃仁　以量，均三钱

又　投理气行瘀，俱不见效，改投消补兼施。

党参　莱菔　焦曲　香附　腹皮　广皮　木香　沉香　降香

又　不喘不咳，病不在表，亦不在上，腹不痛，大便溏，亦非实结，开鬼门，洁净府，俱用不著，脉不迟不数，口不渴，不怯寒，大寒大热之品亦不合，足不肿，小水长，分利去湿之品亦不相宜，按之软，其为气滞无疑。虚体当此，只可缓图，或欲速，请明眼酌之。

原方加　苓皮　茧壳

此症起于产后,年久不愈,至小产,大投行瘀而愈。

张　湿热蕴于中焦,面目见黄,胸腹为胀,茵陈五苓主之。

茵陈　生苡仁　生茅术　赤苓　猪苓　泽泻　黑栀　腹皮　广皮　黄柏

某　土衰湿胜,郁久防成中满,面色痿黄,纳食作胀,两足至晚浮肿,或呕或泻,都是脾胃两伤之据。

焦谷芽煎代　茅术　白术　焦曲　楂炭　远志　茯苓　泽泻　广木香　炒砂仁

潘　腹满中空,两足浮肿,便溏溲短。脾土已伤,症非轻浅。

焦茅术　冬术炒　陈皮　苓皮　泽泻　焦谷芽

邵　风热散走,遍身作肿,此外内两兼,先为分解。

西洋参　荆芥　防风　茯苓　甘草　枳壳　桔梗　柴前胡　羌、独活　川芎　牛蒡子　银花

孔　六脉沉细,食后中脘胀闷不适,脾胃阳衰也。

炮姜　远志　益智仁　焦白术　党参　半夏　官桂　鸡内金　五谷虫

大　疟

疟久伤脾,脉来细弱,胸腹满闷。法宜培土,兼以温中。

焦白术　茅术　茯苓皮　桂枝皮　陈皮　蔻仁　生、熟谷芽　姜　枣

又　六脉空细无力,胸闷不宽,纳食作胀,大疟伤脾,脾阳健运失职,此属虚痞,法当塞因塞用。

升麻　柴胡　黄芪　党参　冬术　陈皮　炙草　苁蓉　枳壳　泽泻　肉桂　怀膝　熟附　厚朴　姜　枣

半硫丸一两　每日清晨服二钱

又　大小俱能通利气化,皆由温补得手。

前方加　茯苓,去桂、附

顾　大疟久咳,寒客肺中,脉至沉细,主以温疏。

叭杏仁　半夏　陈皮　蔻仁　冬术　熟首乌　当归　炙草　信前胡　柴胡　姜　枣

大疟晚来,气血两伤。

柴胡　党参　草果　知母　神曲　姜　枣　炙草　升麻　川芎　炒冬术　陈皮　怀药

某　大疟寒热俱重,质又薄弱。拟补托之中,兼以透解。

黄芪　党参　半夏　冬术　神曲　川贝　草果　知母　槟榔　生、熟谷芽　姜　枣

起 外疡之后,又患大疟,今疟虽止,稍为辛苦则发热,六脉软弱。拟用五福饮加减,以培气血。

熟地 党参 冬术 当归 炙草 杜仲 姜 枣

某 大疟晚发,邪在三阴营分,饮食不贪,脾胃亦伤矣。

柴胡 当归 川芎 茅术 半夏 白术 茯苓 炙草 草果 知母 党参 生姜 大枣

徐 大疟,胸次连背不适,太阴湿痰不清。

党参 白术 茯苓 炙草 半夏 陈皮 姜 枣

王 大疟,胸脘不适。当理脾土,六君合小柴胡。

党参 茯苓 白术 炙草 半夏 陈皮 当归 草果 知母 柴胡 神曲 姜 枣

安 大疟后失调,气血两伤,或眩晕腰痛,彻夜不寐。

洋参 枣仁 茯苓 川芎 当归 熟地 白芍 天麻 首乌 甘菊

大疟已久,经水不行,今疟虽止,而必得血下行,庶不复发。

熟川断 红花 熟地 炒冬术 当归 白芍 香附 丹参 楂肉 焦谷芽

许 大疟晚来,三日两至,纳谷甚少。此不但寒入三阴,脾胃气血俱已亏矣,法当补中兼疏。

升麻 柴胡 党参 熟地 冬术 当归 炒半夏 知母 草果 炙草 熟乌 谷芽 生姜 红枣

张 疟犯三阴,六脉细涩滞数,尺部尤甚,细为血少,涩主精伤,形瘦谷减,脾胃弱也,热来神色模糊,夜卧纷纭多梦,乃心气不足,肝血有亏,所谓神不守舍,频见梦遗,痰涎味盐,此属肾真不固,水气上泛。种种见症,无非虚象,即有客邪,焉敢攻击?况脉不浮弦,亦无散理,数而不大,亦无清理。寒轻热重,便坚溲短,面赤舌白而红,俱属阴亏见症。并无衰可据,桂附亦不可用。拟补气血之中,佐以醒胃理脾之品。

怀药 茯苓神 枣仁 川斛 玉竹 芡实 川贝 炒扁豆 冬术 熟首乌 炙草 党参 生谷芽

数服后即获大效。

坎阳为先天生生之本,水谷为后天养生之源。胃气不醒而食少,脾气衰弱而湿居,致成大疟,呃逆之来,小便短少,无非中阳式微,气不顺行,司化失职。补火生土,乃一定之法。

党参 白术 陈皮 茯苓 半夏 黄芪 炮姜 蔻仁 远志 苏梗

施 胃有积饮停痰,营分亦有停寒,致成大疟。

炒茅术 半夏 枳壳 广皮 槟榔 秦艽 白术 当归 炙甘草 谷芽

姜　枣

又　大疟晚来,营分之邪还未清彻。以扶正之中,加驱邪之品。

柴胡　半夏　党参　熟乌　炒冬术　炒神曲　当归　广皮　炙草　煨草果　姜　枣

华　大疟痉,而邪未楚。今寒热日来,此转重就轻,以正柴胡饮,加温通之品以彻邪。

柴胡　防风　陈皮　炙草　桂枝　草果仁　姜　枣

何　大疟热甚于夜,邪在三阴,能转入阳分,可望其渐渐减轻,光滑之苔,浮数之脉,议以调和气血,佐以醒脾胃,兼以透解为治。

当归　党参　广皮　半夏　柴胡　蔻仁　谷芽　嫩黄芪　炙草　熟乌姜　枣

许　久疟伤脾,面无华色,六脉软弱。拟用六君加味治之。

六君子,加柴胡　首乌　知母　麦冬　姜　枣

某　大疟多年,继又连年失血,且有梦遗之恙,精气血无有不亏者,此发热神倦之所必致也。幸而胃口未坏,大便未溏,气未短促,果能保养,耐心调治,犹可挽回。

旱莲草　冬花　北沙参　牡蛎　地骨皮　百合　大有芪　冬术　白芍丹皮　茯神　炙草　党参　枣仁　熟地

便　　血

徐　嗜饮积热,努力伤络,便血不已,脉至左三部细弱,右三部沉分有力。阴分固伤,而肠胃之热毒究未清解,不独右脉有据,而小溲热痛,此其征也。用拟育阴清泄法。

生地　山药　扁豆　丹皮　参三七　荆芥炭　洋参　葛花　竹茹　绿豆荷叶　藕

曹　粪后血为远血,日夜八九次,或十余次,肛门气注下坠似胀。此肝脾不足,元气下陷也,防腹满之变,下者牵之,脱者固之。

黄芪　党参　冬术　怀药　熟地　炒白芍　当归　五味子　炙草　赤石脂　煅牡蛎　焦谷芽

杨　便血,脉至右大于左,肠胃积热未清。

苡仁　地榆炭　条芩　炒槐米　茅术　玉竹　防风　荆芥炭　侧柏叶

史　上升之气,多属于肝,良由病后失调,又经便血,肝木之横,水不足以涵之。

炒白芍　当归　炒香附　石决明　川郁金　川贝　茯苓　丹参　生地

降香

周 便血便溏,肝脾肾亏矣。

炒白芍 炮姜炭 土艾叶 乌梅肉 五倍子炭 炒怀药 茅术 熟地
荆芥炭

蒋 便溏便血,脉弱面黄。脾失统,肝失藏。

炒白芍 炒白术 炙黑草 怀药 神曲 炮姜炭 熟地炭 五味子炭
乌梅炭 党参

某 肝脾肾亏损,便泄,腹痛,气逆,脉至细涩沉迟。胃关煎加味治之。

熟地 吴萸 冬术 白芍 山药 当归 炮姜炭 杞子 杜仲 乌梅
芦巴

年近古稀,素不轻健,继见便血带紫暗,不可再行劳动,以伤本元。

炒白芍 当归 狗脊 冬术 杜仲 棕炭

许 便血少腹痛,当从肝脾肾三经治之。

生地炭 炒姜炭 榆炭 乌梅炭 炒白芍 甘草炭 当归炭 荆芥炭
丹皮炭 木耳炭

吴 见血便溏,脉至左细右大,时而身热,黑归脾汤加减。

黄芪 党参 怀药 炙草 炒冬术 炒白芍 荆芥炭 建莲

章 质本肝肾阴亏,大肠火燥,肛痔便红,时发时止。秋夏之交,又感暑风,
为热重寒轻之疟。皆因不能节养,屡发屡止,新邪又动旧恙,以致便血成碗盈
盆。今脉见细数而弦,右关更甚大,便血虽止,而见溏薄,肝用日强,脾体日弱
矣。幸而胃气颇醒,乃是生机。用培土清金,壮水而木自平矣。

北沙参 麦冬 炒白芍 生地 淮叶 防风 谷芽 川贝母 穞豆衣
丹皮 神曲 竹茹

吴 便血多年,血多则汗多,肠鸣谷减,脉至左弦数。肝肾之阴大亏,脾胃
之气亦弱。

党参 茯苓 熟地 怀药 萸肉 丹皮 泽泻 黄芪 浮麦 当归 白
芍 女贞子

湿烂先以培土祛风渗湿治之。

防风 荆芥 苡仁 银花 当归 赤苓 茅术 黄芪 桑枝 红枣

周 旬前便难见红,继发蒸热,背更甚,腰中大痛,纳谷不旺,脉至右弱左
弦。此脾失统,肝失藏。拟木土并调。

黄芪 炙熟地 川断 炙草 党参 归身 陈皮 杜仲 茯苓 地榆炭
乌梅炭

血见便后,所谓远血。当兼肺治。

炒苡仁 当归 五味 炙草 生地 丹皮 黄芩 侧柏叶 红石榴子

荷叶

某 便后见血,脉至软弱,气血双亏。当营卫兼补。

洋参 绵芪 冬术 熟地 当归 炙草 荷叶 五倍子

汪 耳聋面黑,责在肾也,指甲青黯,责在肝也。大便色如猪肝,不思纳谷,土虚则水来侮之,肝旺则脾受克制,脉至细数无情,均属三阴有亏,法当理阴之中,兼以疏泄之品。

党参 茯苓 冬术 炙草 炮姜炭 炒怀药 荆芥炭 池菊炭 生熟谷芽 吴萸

某 便血不止。

茅术炭 当归炭 地榆炭 熟地炭 炮姜炭 槐花炭 红曲炭 炒苡仁 炒荷叶蒂

钱 素有便血,去秋又见咳嗽,三月来热不已,咳不止,六脉弦数无神,力乏神倦,而畏寒,阴阳俱亏,脾肺两伤,乃下损及上之重险症也。

黑归脾汤,加炮姜 元米 麦冬 五味子 白芍 山药,去远志 木香

丁 脉至细数,便红,此血分有热。

丹参 熟地 当归 竹茹炒 扁豆炒 条芩 炒丹皮 川斛 稽豆衣 红曲

马 头痛时作时止,时常便血,脉至细弱,此血亏所致,宜养营阴。

熟地 白芍 川芎 当归 桑叶 砂仁

王 便红已久,脾胃纳谷不旺。

炒扁豆 炒怀药 炒冬术 熟地炭 炒谷芽 干荷叶

候 脉至重按无力,右手微弦,便溏见红,经年不愈。经云:血出于粪后,为远血,病属肝脾。

乌梅炭 榆炭 扁豆 白芍 杜仲 棕炭 炒荷叶

粪后见红,肛门肿痛,此系肝脾失统藏,兼有湿热,先为清邪,再为培固。

地榆炭 炒槐米 银花炭 神曲 炒荆芥 桔梗 炒枳壳 炒白芍 侧柏叶 鲜艾叶 荷叶 炙黑草

毛 便血两月,阴分已伤,而肛门重坠,少腹作痛,气分不得流畅。

桔梗 荆芥 枳壳 炒白芍 黑草 当归 生地炭 防风 怀药 地榆 银花 洋参 谷芽 荷叶 椿根白皮

陈 肛门重坠,大便带红,此气虚下陷,而不能摄血,陷者牵之。

柴胡 升麻 党参 当归 熟地炭 冬术 炙龟板 茯苓 五味 乌梅炭

宗 便血多年,宜以固摄。

茅术 当归 熟地 炒五味 炙草 炮姜 党参 椿白皮五钱

张 劳力伤络,脾肾有亏,便血如注。

茅术炭 熟地炭 地榆炭 槐米 陈棕炭 侧柏叶

张 便血月余,继以腹胀便溏,脐凸足肿,脉至细弱而数,此系肝木有余,脾土健运失职,水反来侮使然,险症也。

党参 白术 大腹皮 广皮 川朴 木香 香附 焦曲 车前子 苡仁 杜赤豆 椒目

章 大肠湿火不清,时常便血,脉至右三部数大,亦属实象,年轻体壮,不妨直折。

条芩 槐米 桔梗 地榆 银花 丹皮 穞豆衣 侧柏叶 鲜生地

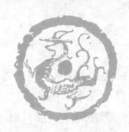

卷　四

痢　疾

僧　去秋先疟后痢，今疟虽止，而痢及半载，色带纯红，逸则少而劳则多。此属疟邪不清，陷于营分，伤肝伤肾，失纳失藏，久而愈虚，故不克痊。

熟地　白芍炒　炙草　洋参　地榆炭　荆芥　当归　防风　乌梅炭　怀药　杜仲　紫丹参　川断　红曲　炮姜　建莲

又　原方加　冬术　赤石脂

李　去年夏秋之交，先泻后痢，迄今未愈，面黄无神，脉数无力，两足肿胀，脾气肾阴俱伤，急宜节饮食为嘱。

怀药　冬术　炒白芍　大熟地　神曲　洋参　炮姜　牡蛎　建莲　炙草　艾叶

某　久痢，脾肾两伤。

熟地　炒怀药　白芍　当归　炙草　炒车前子　炒洋参　阿胶　炒扁豆　桔梗　神曲　木香　生熟谷芽　乌梅　艾

许　痢虽减，纳少，少腹痛不止。

生、熟谷芽　煨姜　煨木香　桂枝炒白芍一钱　炙草　炒砂仁　炒乌药　炒神曲　山药

许　痢渐止，而见寒热，在痢症门，是由里达表，转重就轻，然未始非复感风寒也。

柴胡　陈皮　冬术　苏梗　炙草　茯苓　神曲　白芍　怀药　党参　肉果　木香　谷芽　生姜

张　平素既有痔疮，大肠湿热不清，去年患痢，迄今虽减，犹未全止。近日便时，肛门觉热，小溲不爽，又感暑热之邪，据述昔日最畏寒凉，所服之药温补俱多，细诊脉象，右关脉见牢革，此积热之据。经曰：胃中寒则出黄如糜，此其是也。内因外因二者兼具，论症论方，宜寒热并用，脾肾同培。

鲜藕节　扁豆　冬术　姜炭　防风　山药　芡实　地榆炭　马料豆

杨　赤白滞下，脉至浮迟而滑，痛在少腹，夏暑秋风，兼有寒积，注于下焦，

气血因而不和。

荷叶 防风 通草 神曲 楂肉 生熟砂仁 木香 赤白芍 黄芩 肉桂 吴萸 当归 谷芽 生、熟甘草

某 久痢伤阴,六脉细软无力,舌红,腹胀。温燥分利,伤阴劫液,在所非宜,惟用苦寒,土衰者亦非所宜。

稽豆衣 炒白芍 五味子 车前子 茯苓 红曲 砂仁壳 醋木瓜 赤小豆 茧壳 鲜藕

庄 自便血之后,气血伤而不复,今色脉无神,无非虚象。大补元煎,以培气血。

焦谷芽 党参 熟地 怀药 萸肉 杜仲 当归 杞子 炒冬术

庄 疟久而兼滞下赤白,咳嗽汗多,而诸恙不减,上中下三焦俱伤,而内恋之邪究未尽楚。拟用补中益气加减,疏托并行。

升麻 柴胡 党参 绵芪 当归 炙草 陈皮 冬术 桔梗 半夏 白芍 神曲 五味 生姜 大枣

蒋 久痢,脾肾两伤,面目虚浮,须防腹满。拟胃关煎,脾肾并调。

炒白芍 土艾 乌梅炭 谷芽 石榴皮 姜皮 炒怀药 冬术 大熟地 五味 炙草

许 久痢,后重未除,面无华色,脉至数而左关更甚,小水赤热。气血虽虚,营分伏邪未彻。气血不可不培,寒热并用法。

炒怀药 生炙草 炒白芍 柴胡 黄芩 川连 肉桂 稽豆衣 生熟谷芽 全当归 木香 苡米 木瓜 神曲 焦于术

某 脉至左关浮弦,久痢时而纯红,时而便稀。肝脾失藏失运。

大熟地 冬术 白芍 炙草 山药 杜仲 芡实 赤石脂 炮姜 牡蛎 艾叶

潘 睾丸肿大,下痢赤白。皆因饮食失节,寒湿注于肝肾。

莱菔子 楂肉 神曲 炒砂仁 当归 乌药 苏梗 川楝子 荔子核 赤苓 延胡 木香

周 久痢色红,痢止而腹满,满而痛。今见便溏,口渴,舌底红赤,脉来无力。此脾气滞而肾阴亦损。

鲜冬瓜皮 大腹皮 陈皮 黑栀 砂仁壳 稽豆衣 荷叶 乌药磨冲

薛 休息痢而兼大疟,又有淋浊。脾肾交损。

党参 熟地 砂仁 白术 当归 炮姜炭 建莲 荷蒂

薛 丹溪曰:产后百脉空虚,虽有他疾,亦宜大补气血为主。今胎前疟痢,已及两旬,胎下又三日矣,脉至虚数无力,热仍不退,痢仍不减,其为重险之极症。拟气血兼培,少佐疏泄之品。

怀山药　谷芽　生砂仁　西洋参　生地　扁豆　赤白芍　丹皮　丹参　生炙草

范　久痢,脉至右寸关大无情,更兼歇止,气血两亏。急宜培固脾肾,即有他恙,无暇理及。

茅术炭　熟地炭　当归炭　五味子　扁豆　甘草炭　怀药　炒白芍　杜仲　罂粟壳盐水炒　桔梗　炒谷芽　红曲炭　乌梅炭

盛　脉至细微欲绝,神情颓困已甚,更兼下泄无度,谷食少纳,阴阳两伤,脾胃败坏极矣。

熟地　怀药　萸肉　党参　炙草　炒白芍　炮姜　五味　牡蛎　建莲　赤石脂

吴　久痢纳减,六脉皆虚。用拟胃关煎,脾胃双补。

熟地　冬术　吴萸　干姜　白芍　怀药　煨肉果　炒神曲　党参　炙草　建莲　石榴皮　炒谷芽

杜　久痢,脾肾两伤。

胃关煎,加五味　炒白芍　建莲　石榴皮　艾叶

沈　木克土位脘痛,呕恶腹胀痛,痢红积。

吴萸　川连　炮姜　白芍　神曲　扁豆　炙草　木香　陈皮　丹参　香附　楂炭　竹茹

宋　血痢有年,六脉细弱,胸腹不宽,腰痛足软,肝脾肾三藏俱伤。用拟黑归脾主治。

黑归脾汤,加荷叶蒂　炒白芍　怀药

邵　痢延一载,元气大伤,清阳不升,肠脂日迫。拟补中益气加减,症势恐棘,调治非易。

有芪元米炒　党参炒　冬术炒　当归土炒　怀药　炒谷芽　炮姜炭　柴胡醋炒　升麻醋炒　桂枝　炒白芍　木香　炙草　荷叶

又　桔梗　白芍　怀药　炙草　木香　炮姜　苡仁　官桂　地榆　牡蛎

又　怀药一两　建莲四两　焦元米一升　上药磨粉,另用

生熟砂仁一钱　吴萸三分　炒荷叶一钱　黄糖三钱　共煎三四滚,调药一两,日服多次

陆　下痢后重,腹痛,上兼失血。此阴阳两络俱伤,暑积交阻,气机不宣,宜为通利。

乌药　滑石　牛膝　元胡　川贝　神曲　苡仁　楂炭　木香　当归　红花　桃仁

又　炒元胡　神曲　苡仁　楂肉炒　木香　阿胶　川莲　荷叶

杜　久痢,舌赤阴伤,宜与胃关煎加减。

熟地　冬术　山药　炒扁豆　炒神曲　甘草炭　白芍　银花　木香
荷叶

胡　赤痢,脉沉细。

焦茅术　当归　白芍　炙草　炮姜炭　荷叶

胡　白痢,舌白滑。

生茅术　木香　乌药　猪赤苓　泽泻　焦神曲

徐　湿痢。

焦茅术　当归　泽泻　赤苓　焦楂　炮姜　乌药

孙　血痢。

炒白芍　当归　党参　升麻　炙草　冬术　焦曲　炮姜炭　地榆炭

戴　咳嗽已久,滞下未痊。此当先为调治,痢愈再商治咳。

神曲　桔梗　白芍　当归　炙草　煨木香

项　暑湿伤乎气分,致成白痢,两月已来,今脉至软弱,舌白滑,肠胃之湿
浊未清,行动则肛门易坠。脾胃之正气,已见不摄不固,拟温六丸以理其湿,继
用换肠汤以固其气。

六一散一两　淡干姜切片,炮三次,晒干为末

共研细末,每服三钱,只可服五朝

怀药一斤　生、熟砂仁一两　研为细末,和匀,每日清晨以用

黄糖三钱,调陈仓米汤送服,十五朝。

煎方　西洋参　茯苓　冬术　绵芪　炙草　当归　桂枝　炒白芍　炮透
骨脂　防风　木香　荷叶

秦　痹转痢,脉至数而无力。液涸于上,阴虚于下。

西洋参　麦冬　生地　白芍　丹参　乌梅　大红石榴子

唐　初痢。

神曲　炒麦芽　炒楂肉　炒枳壳　槟榔　砂仁　木香　防风　葛根　鲜
荷叶　桔梗　银花　荆芥　鲜藿香

刘　先泻后痢,自脾传肾,今见纯红,而腹痛后重。当调其气,理其血。

桔梗　当归　红曲　炒楂肉　生、熟砂仁　桃仁　炙草　麦芽　木香
炒荆芥　赤芍

惠　先泻后痢,今见纯红,数月来,后重腹痛不除,脾肾两伤,拟胃关煎
加减。

熟地　白芍　木香　荆芥　荷叶

周　泻痢伤胃,不思纳谷,脉至右三部沉迟细弱。宜培土温中。

炮姜　炙草　煨肉果　煨木香　桂枝　炒白芍

许　久痢后重,以调理脾肾为主。

建莲　熟地　炒当归　白芍　扁豆　怀药　炙草　炮姜　砂仁

又　大有芪　党参　炒冬术　怀药　炙草　白芍　桔梗　神曲　煅牡蛎　石榴皮

宋　久痢转泄，以补脾肾为主。

熟地　怀药　山萸　芡实　党参　冬术　姜炭　炙草　白芍　五味　升麻　谷芽　建莲　煨姜　木香

程　疟而转痢，由浅入深，舌苔白厚，口渴喜饮。此湿热内闭，宜开宜泄。

桔梗　赤苓　滑石　扁豆　广皮　莱菔子　焦谷芽　通草　银花　神曲　木香

又　生、熟砂仁　柴胡　银花　鲜藕节　广木香

蒋　发热下痢，内外受邪。症非轻浅。

柴胡　防风　炒荆芥　当归　炒白芍　炙草　炒扁豆　神曲　川连_{吴萸汤炒}　生、熟砂仁　谷芽　银花　木香　黄柏_炒

强　湿积交滞中下二焦，气机为之不宣，胎气因而上逆，胸腹于是胀闷作痛，一月来无时得安，今又加痢，色白，肛门重坠。此虽湿积交之去路，第恐胎元从此而动，不可不虑及也。

广木香汁　淡黄芩　老苏梗　枳壳　广皮　生、熟砂仁　香附　冬术

脘　痛

某　肝胃不和，为脘痛胀闷，为呕吐，得暖则适。治以温通理气。

炒香附　茯苓　生、熟砂仁　良姜　半夏　延胡_{生炒}

又　香附　蔻仁　生、熟砂仁　茯苓　丹参　半夏　姜

郑　气郁兼寒，脘痛为之不已。

苏梗　厚朴　陈皮　延胡_{生熟}　乌药　楂炭　木香

茵　寒热停于中脘而作痛。

茅术　陈皮　木香　草果　生、熟延胡　半夏　香附　良姜

又　脘痛稍平，近见呕吐清涎，前方加重温通之品。

干姜　党参　藿香　蔻仁　半夏　公丁香　香附　良姜　木香

许　舌白脘痛，时常发热恶寒，先为温理中焦，续商培补营卫。

蔻仁　半夏　茯苓　香附　陈皮　砂仁　姜　枣

周　举重破气，伤力伤中，以致劳动则脘痛频发，气逆而暖，中无砥柱矣。

四君子汤，加半夏　杜仲　大枣

赵　痛作酸，木乘于胃。

炙草炭　枳实　焦茅术　炒砂仁　蔻仁　半夏　茯苓　大麦仁　陈皮

陈　郁,土衰木辱。脘痛。

焦茅术　肉桂　良姜　防风　白芍　当归　山栀　姜半夏　蔻仁　炙草

此方痛时服三四剂

又　白蔻仁　公丁香　半夏　赤苓　陈皮　炙草　生姜

马　脉至左寸关较数而大,胸脘左胁作痛,此肝阳亢逆。

川连　山栀　肉桂　白芍　洋参　青皮　大生地　乌梅　大红枣

王　脉至弦迟,见于左关,心口作痛,木郁则气不舒,母既不能疏泄,而子气亦因之而不宣。

柏子仁　肉桂　远志　益智仁　石菖蒲　茯苓　青皮　川郁金　降香

此方三剂,而心口即不作痛,病已半载,速效如此。

复诊　半夏　陈皮　茯苓　炒砂仁　柏子仁　远志　芝麻

某　酸寒腥腻之物,入口即吐,出无余,中脘作痛,自觉痞满,按之中空,色脉两亏。此系胃阳衰而不受,脾土弱而不运,恐成单腹满之忧,且与温培。

干姜　茯苓　陈皮　半夏　砂仁　炙草　焦谷芽

某　肝阳旺逆,左金合戊己,清之平之。

黄连　吴萸　白芍　炙草

范　以巅顶发疮而论,似宜清解疏散,但面无华色,脉至细弱,按之无根,且素有脘痛之恙。由来已久,气血两亏,中阳亦弱,理宜培本,气血旺而疮自愈,切不可见症治症。

川芎　当归　白芍　大生地　荆芥　象贝　香附　延胡　黄芪　生首乌泽泻

马　肝胃不和,脘中痛而纳减。

焦茅术　炒白芍　当归　防风　良姜　炮姜　肉桂　炙草

又　党参　炒茅术　茯苓　炙草　炮姜　当归　白芍　杏仁　乌梅大枣

钱　脉至左部细弱,右三部较左滑大,脘痛彻背,得吐痰水则止,胃家积饮停痰,至于夜不得寐,亦属胃不和之据。

神曲　竹茹　降香　生姜　生、熟砂仁　焦茅术　姜半夏　陈皮　谷芽炒　枳壳

徐　心跳不宁,面无华色,脘中疼痛,脉至细弱。究宜胃气与心营并调。

丹参　当归　冬术　母丁香　蔻仁　桂圆肉　没药

张　脉至迟滑,脘中攻撑,有时作呕,纳谷不旺。此系脾阳不振,胃有积饮停痰,宜温胃饮主之为是。

生、熟砂仁　冬术　陈皮　炙草　干姜　茯苓　半夏　煨木香　谷芽

曹　气窒胸痹,痛连背胁,得食则安者,痛久则胃虚也。治以和胃通络。

细苏梗　大麦仁　橘络　蔻仁　玫瑰花　玉兰花　母丁香　姜半夏　蛳壳散　服六剂

接方　冬术　肉桂　新会皮　川连　香附磨冲

许　脉至沉迟,为寒无疑,投温通一法,大痛稍止,而不能止,近日法中为扶正之品,最为确当,今即仿其用姜桂理中为治。

党参　姜炭　冬术　炙草　官桂

又　螺蛳壳,炭火上煅,研末,痛时以一二钱置舌上,开水送下

又　冬术　茯苓　桂肉　煨姜　炙草　痛时服之

又　远志　枣仁　黄芪　杞子　茯苓神　当归　党参　冬术　龙眼　木香冲　此方痛止服

陈　脘痛。

丹参　香附　川芎　当归　杏仁　砂仁　姜

又　良姜　干姜　甜杏仁

章　胃脘当心而痛,得食则安,作虚寒治。

冬术　官桂　新会皮　煨姜

薛　胃脘痛。

延胡　草果　没药　香附　半夏　焦麦芽　木香

朱　湿停胃脘,由于中阳不运。

茅术　厚朴　陈皮　炙草　枳壳　半夏

王　六脉沉细,中阳不运,脘痛止发无时。当培脾土,兼以温之。

柏子仁　焦神曲　建莲　生姜　冬术　谷芽　当归　陈皮　生、熟砂仁　远志　杞子

葛　酒湿伤中,胸脘作痛作胀。

中朴姜汁炒,三钱　陈皮一两　煨草果四钱　半夏姜汁炒,六钱
共为细末,每日清晨,开水调服二三钱

刘　寒气交凝。

香附二钱　良姜炒,五分

姜　脘痛吐酸,脉至右弱。此肝木肆横,胃土受克。

党参　冬术　茯苓　炙草　广皮　吴萸　生姜

姜　肝阳夹痰,上阻于咽。

炮姜片　竹茹　川连　吴萸　香附　半夏

张　脘痛连胁,脉至左关见弦,此系肝胃不和。

半夏　陈皮　生、熟砂仁　广郁金　炮吴萸　生姜

马　湿停中脘,胃脘当心而痛。

川朴一两　茅术米泔水炒,二两　炒广皮一两五钱　炙草六钱　蔻仁研,一两

上药共为细末,每日冲服

张 脘痛连于少腹,脉至迟滞。乃寒与气凝,滞于肝胃之间,不通则痛斯作矣,温之通之。

木香 吴萸 炒砂仁 乌药 苏梗 焦麦芽 桂枝 生姜

管 胸痹脘闷。由肺气窒塞,胃气不降。

焦枳壳 小朴 广皮 木香 生、熟砂仁 大麦仁 半夏 瓜蒌仁 生姜

管 胃脘当心而痛。温之通之。

香附 生、熟砂仁 生、熟延胡 良姜 木香 玉兰花

邵 脘痛当心,脉至左弦而右大。用左金以泄肝阳。

淡吴萸 川连 神曲 黑栀 木香

吴 脘痛脉迟,痛甚则恶心,得食稍安,此胃虚而有寒也。痛支左胁,肝乘虚侮土耳。

党参 枳实 吴萸 干姜

复诊 原方加炒白芍 川连 附子

杨 木乘胃土,脘痛不适。胃喜降,木喜疏,宗此立方。

大麦仁 防风 苏梗 乌药 生熟砂仁 枳实汁冲 粟梗

王 胃脘当心痛彻于背,连于腰。半由寒湿,半由劳伤。

淡干姜 良姜 白蔻仁 丁香 厚杜仲 生熟元胡 木香

强 经年脘痛,时而便泄,得食则安,脉至左弦右弱。此木侮土衰,脾虚则求助食也,议与桂苓术甘汤。

甜冬术 炙草 茯苓 桂枝木

癖　块

徐 瘀凝气滞,少腹结癖。

桃仁泥 生、熟延胡 川楝子 细青皮 丹参 香附 当归 楂肉 刘寄奴 韭菜根 两头尖

接方 四物汤,加 丹参 香附 楂炭 川楝子 元胡 鳖甲 玫瑰花

杨 久疟伤脾,纳减便泄,有时见血,左胁结癖。兹因土衰,夹痰夹积而成。

鸡内金 山药 砂仁 车前 焦谷芽 水红花子 冬术 潞党参 茯苓 炙草 杜仲 陈皮 白芍 神曲 肉果

脐左结癖,以致疏泄失职,二便不爽。

川楝子 生熟延胡 炒丹参 南沙参 钩尖 石决明 黑山栀 茯苓 木瓜 橘叶

钱　年及五旬,气血不亏而亏,即有癖痞癥瘕,不可以古来攻消之方治。先贤云:补正则块自除。此言非谬也,宗之。

党参　冬术　陈皮　延胡　白芍　当归　白蒺藜　炒砂仁　楂炭　川楝子

谈　脾气不运,夹痰夹积,而中脘积痞,气逆攻撑。

姜半夏　川朴　苏梗　香附　茯苓　砂仁

某　以一人之腹,而兼痞癥瘕三块,攻撑为患,其何以堪?平素饮食不节,以致痰凝气滞而成。

京山棱　蓬莪术　生鳖甲　神曲　焦茅术　当归　楂肉　水红花子　鸡内金　砂仁末

许　疟后结癖,今胸满腹胀,纳食减少,大便溏,脉细弱而甚于右。须防癖散成臌。

炒茅术　茯苓　砂仁　炒神曲　砂仁　大腹皮　陈皮　炒白芍　焦枳壳姜皮　苏梗　泽泻

吴　脾胃两亏,食物不运,腹中结块不一,吐泄兼作无时。

神曲　楂肉　赤苓　车前子　泽泻　白术　扁豆炒　木香

脐之左半,乃肝经部位,结块板硬,起伏作痛,日数必以五,五为土数,发则攻撑,中脘不适,脉至弦数,甚于右关。盖系肝阳犯胃。

广郁金　半夏　大麦仁　乌梅　白芍　炙草　防风　淡黄芩　山栀　白蒺藜　木瓜　陈皮　吴萸

陈　右胁之下,中州之旁,斯门之部,此系太阴脾土所居之地,厥阴肝络循行之地,结癥块大如婴,按之板硬而痛,脾不健运,寒结痰凝,非温不化,但势猛体弱,攻坚之品,未便擅投。

莱菔子　瓦楞子　当归　炙甲片　郁金　炒神曲　砂仁　生姜

又　麝香三分　雄黄五分　生矾五分　肉桂五分　南星五分　水红花子五分
共研细末,膏药上贴之

过　面黄脉弱,纳少,右胁下结块。此系脾不健运,夹积夹痰所致,体质薄弱,不宜纯用攻消,第补气分,则无益。法当健脾为主,佐以扶正兼消,而不猛烈者,久投自效。

炒冬术　炒党参　炒当归　炒神曲　炒楂肉　炒砂仁　水红花子

吴　癖大如盘,良由疟后失调饮食不节,痰积交滞而成。大便见溏,脾土衰矣。脉至右无力,体虚不任攻消,用拟香砂枳术合外台茯苓饮。

川楝子　党参　茯苓　鸡内金　木香　茅术　炒白术　半夏　白芥子砂仁　枳实　莱菔子　神曲

王　癖结腹左。

炒白术四两　炒神曲三两　杜仲盐水炒,三两　砂仁炒,三两　莲莪术一两五钱
鸡内金炙,二两　当归酒炒,三两　炙鳖甲三两　青皮炒,二两

上药为末,水泛为丸,每日服三四钱,早晚用谷芽汤下。

李　少腹之结块,大如覆碗,拒按而痛小溲维艰而短赤,脉至无力而数,由来月余,诸药罕效。经曰:厥阴之络,环于阴器。又曰:肝主疏泄,无阴则阳无以化,溲之不利,块之凝滞,良由厥阴瘀滞交凝,肝阳郁而不泄。但久病体虚,徒攻无益而有损,商消补兼施一法,气血充满,则块自消也。

西洋参　当归　生、熟延胡　生地　川楝子　乌药　刘寄奴　炙甲片
血珀　泽泻　两头尖　韭菜根　木香

上药煎好,送资肾丸。

施　女子腹中之块有四,在胸腹胁下者谓痞癖,多因夹食夹痰夹气而成矣。定而不移者,谓之癥,多因凝寒滞而积。聚散无常者谓之瘕,多因木挟气火所致。今诊得左关尺弦,少腹左右有筋似块,痛连腿内侧中,散则无形,而百骸俱痛,盖由产后营亏,客寒乘虚入于肝络,久而化火,举发不常,痛无定处,此即所谓瘕也。亦七疝之属是也。总不外乎厥阴肝经之恙,用拟通则不痛之法,痛时服之以治其标。养血活血、舒络宣筋之法,不痛时服之,以治其本。

香附　细辛　沉香　木香　桂香　郁金　荆芥

上药研细末,临痛时服之,将陈粟梗三钱,桴木梢一两,橘叶煎汤,服末药一二钱,当归龙荟丸五六钱,痛时亦以陈粟梗送下。

煎方　川楝子　当归　牛膝　木瓜　丹参　延胡　南沙参　荔子核　香附　赤芍　白芍　木香　生、熟砂仁

唐　聚散无常者,瘕也。坚硬不移者,癥也。良由寒冷痰积,四者积成,踞于中焦,日渐长大,阴阳脾气不升,胃气不降,上为呕吐,下为闭结,失治于初,致成棘手。当阴凝涸闭,非阳和不宣,即以其法加减,但症已深重,无欲速之法,调理不善,变端极多。

党参　炒冬术　焦楂　莱菔子　砂仁　枳实　肉桂　川连　干姜　淡苁蓉　水红花子

吴　体实脉实者,无论癥癖,俱可攻消。体虚脉虚者,总宜培补。先贤曰:补正则块自消矣。今脉为细涩,细为血少,涩主精伤,脾主肌肉,神形消瘦,脾虚可知。虽有块,切勿攻之,用拟培补气血,佐以健运脾土一法,耐心服之。

黄芪　当归　冬术　熟地　山药　神曲　炒白芍　炒丹皮　楂炭　川楝子　生洋参　生熟延胡　水红花子

许　久寒凝痰积,中脘结块,不时作痛。宜与温开。

肉桂　炒茅术　半夏　良姜　赤苓　香附　丁香　蔻仁　当归

夏　少腹结块,日渐肿大,定而不移者,谓之癥,乃从产后瘀滞不行所致,

但体气不足,难以纯用攻消,理脾养营之中,兼以流动之品,缓缓图治可也。

赤芍　桃仁泥　牛膝　黑栀　肉桂　党参　冬术　当归　乌药　刺蒺藜　甲片　延胡　红花

华　少腹结块,攻痛无定,上逆犯胃则呕,脉至沉迟而滞。先理气机。

煨木香　沉香冲　煨姜　茯苓　陈皮

秦　脾阳不运,夹积夹痰,瘕结左胁,块大如盘,六脉沉细而迟,急宜培脾阳,以消阴翳,否则难免瘕散成臌。

炮姜　肉桂　炒白术　枳实　神曲　楂炭　党参　砂仁　内金　水红花子

又　焦白术　炒神曲　莱菔子　车前子　砂仁　荆芥　荷叶

某　瘕撑作痛,痛甚则厥,久热不已,脉至弦弱,遍体生疮。此为木郁侮土,肝肾阴亏,症属绵缠,不延奏效。

石决明　生地　北沙参　川楝子　延胡　当归　炒丹皮　炙桑皮　石菖蒲　生首乌　青蒿梗

秦　癖成于气积交凝,体实者可攻,体虚者宜健运为主。经云:补正则块自除矣。

鸡内金　炒当归　生姜　焦冬术　炒砂仁　焦枳壳　焦曲　水红花子　焦谷芽

诸　疟止复发,瘕亦渐消而未尽。此宜扶正培土为主,兼以疏解攻坚。

党参　冬术　炙草　焦神曲　半夏　当归　柴胡　砂仁　草果　炙甲片　水红花子　生姜　红枣

某　经曰:身寒汗多,阴气胜也,厚衣不能温,髓空而寒在骨也;不冻栗者,一水不胜二火也;左肋下有形如覆杯,名曰肥气,肝之积也;积之结成,由脾气不运,肾阳不旺,寒凝食滞,气阻血闭也,脐之左脐之上筑筑然,振跳动气发也,动之微,止在脐,动之甚,则冲胸膈,犯及上焦,咽喉为之吞吐不适。或恼怒,或如狂,事下则平,止发均不由已。无非肝肾真阴失守,阳气失常,龙雷之火时上时下也。喜食姜附者,脏寒可知也;喜食甜物者,土虚欲得甘以助之也。合方,阳宜固,阴宜守,土宜培,木宜平。消坚攻积,不宜太过,恐伤正气。昔贤有云:养正则块自除,此不消自消之法。

熟地　绵芪　肉桂　炒白芍　五味　当归　煅牡蛎　熟附　党参　茯苓　神曲　茅术　炙草　羚羊　焦楂肉

痿　症

某　小腹垂垂,溲不利,便亦难。清浊之气,不得升降,以致机关不利,两足痿弱,先为开通膀胱之气,以观其效否。

赤苓　猪苓　泽泻　陈皮　乌药　川牛膝　冬葵子　石斛　滑石

马　足膝屈不能伸,左关尺濡弱。此气血两亏,筋失所养。拟温补舒中。

独活　党参　冬术　炙草　川芎　当归　熟地　苡仁　秦艽　续断　木瓜　牛膝　虎骨　熟附　肉桂

某　六脉沉细,腿膝无力,而成痿症。此非肺热叶焦,亦非阳明火,症系下元不足,气血两亏,兼之劳力太过。用大防风汤治之。

防风　黄芪　党参　山药　狗脊　熟地　杞子　杜仲　炙草　冬术　牛膝　续断　熟附子

毕　大筋软短,小筋弛长,软短为拘,良由血不营,气不足。

苡米　杜仲　牛膝　续断　秦艽　熟地　木瓜　锁阳　虎骨　当归　红花　银花藤　桑枝　丝棉筋　笋缠

某　骨属肾,筋属肝。膝肿甚于内侧,脉见弦数,左足屈而难伸,脉症合参,盖系肝肾阴亏,风湿乘虚下注,以驱风活络清火一法。况频频梦遗,助火劫阴之品,均宜填之。

生地　丹皮　羚羊　木瓜　没药　当归　秦艽　防风　洋参　麦冬　独活　苡仁　川斛　怀药　芡实　银花　桑节

痰　饮

王　停痰积饮,居于中宫,寤不安寐,得吐则适,泄得泄则安。法宜和胃理气豁痰。

秫米　半夏　广皮　茯苓　枳实　石斛　洋参　竹茹

某　痰吐过多,阴液又伤,口渴溲短,舌光无苔。法宜清养肺胃之阴,不可再利小便,以伤其液,初学者于此等处,极要小心。

北沙参　麦冬　玉竹　扁豆　橘红　茯苓　川贝　枇杷叶

任　脉来右关滑大,时常吐酸,胸闷不适,腹中饥时漉漉如有水声。此痰饮积于中宫,良由脾阳失运。先以小半夏加茯苓汤以彻饮,续商通阳可也。

姜半夏　生姜　茯苓　枳壳

吴　痰之为病,变怪多端,郁症有六,飞尸有十二,此症近似郁症中之痰气,飞尸中之伏运也。

桃干　归席草　半夏　川贝　桔梗　僵蚕　桑枝　忍冬藤　降香　红花

又　痰根已去其半。经云:衰其大半而止。今且平调,如日渐轻,可以不必攻逐,否则停十日,半月再用前方可也。经云:五补一宣,十补一宣,乃治此症之要法。

半夏　川贝　云苓　橘红　竹沥　桑枝

又　归席草　红花　丝瓜络　半夏　川贝　杜仲　桑枝　归须

王　湿痰注于上中两焦。

炒半夏　陈皮　炒苏子　莱菔子　白芥子　云苓　鸡棋子

又　脉至右三部渐见和缓,左三部弦滑如前。去湿豁痰之中,稍兼平肝理气之品。

前方加青皮　防风

朱　痰气阻咽嗌。

海带二斤　海浮石四两　桔梗一两　白芥子二两

共研细末,酒糊为丸,每服三钱

许　饮停心下,痰聚脘中,腹中漉漉有声。拟用桂苓术甘。

茅术　茯苓　桂枝　炙草　半夏　姜

头　痛

秦　血虚头痛。

川芎　白芷　当归

冯　半边头痛。

川芎　白芷　当归　荆芥　蔓荆子　银花　鸡棋子　葛根

某　脉细,头痛偏于左半,细为血少。宗血虚邪袭治之。

当归　防风　葱头　陈酒半杯冲服

接方　川芎　当归　白芷　防风　有芪　柴胡　蔓荆子　甘菊　赤芍生、熟甘草

陈　脑后属三阳部位,今胀痛,耳中出水,眼目流泪,无非风火上炽,吸引湿浊上冒头面。拟羌浊汤胜湿。

羌、独活　白芷　川芎　柴胡　甘草　藁本　黄芩　黑栀　连翘　滑石薄荷　有芪　当归　桑枝

胁　痛

王　据云按紧则适,有时攻及胸胁,连引背脊之下。今脉至三五不调,指尖冰冷,若向来如此,非寒即虫,若近见之,须防发病,慎之。

桂枝　炮姜　吴萸　当归　木香　熟地

又　前投温通肝肾,脉来连续,指尖亦不若平日之冰冷。方不外乎姜桂理阴。

熟地　炮姜　肉桂　当归　小茴香　炒乌药　吴萸　煨木香　炙草　白芍

孟　寒凝气滞,右胁肋作痛凝。温通之法。

姜黄　官桂　青木香　陈皮　白芥子　香附　生熟砂

张　左胁作痛,盖系木旺侮土。六君子加白芍治之。

党参　茯苓　冬术　炙草　白芍　山药　五味

庄　负重努力,初在气分,右胁作痛,痛久则入络,上连肩背,下及腰膝,和营理气,佐以宣通。乳香黄芪汤加减。

乌药　炙草　杜仲　陈粟梗　续断　降香　当归　乳香　没药　黄芪　川芎　生、熟延胡　陈皮　陈酒一杯

面

李　发颐,感时邪风温之气。

柴胡　牛蒡子　归首　防风　荆芥　僵蚕　大贝　甘草　葱头

戴　面游风,肺经风热。

桑皮　赤苓　地骨皮　黄芩　生草　荆芥　防风　苡米

俞　面游风,宜清疏肺胃之邪。

桑皮　赤苓　黄芩　生草　荆芥　防风　白芷　银花

龚　风寒入于太阳,颈强直而痛,甚于脑后。

羌活　鹿角霜　生姜　三剂大效

又　风寒渐彻,已有向愈之机。

徐　抱头火。

薄荷　防风　甘菊　连翘　黄芩　羚羊角　大力子　银花　甘草　块滑石

痄

某　内虚湿热,发为中痄。此喉痄,生于太阳经。

羌活　生草　桥门流水拌炙

牙　血

杨　牙衄,上下门牙独甚。以泻南补北之法治之。

川连　生姜　玄参　生地　丹皮　石斛　灯心　稽豆衣

祝　穿牙毒。

川芎　白芷　当归　花粉　大贝　银花　甘草　生绵芪

喉　症

邵　肝火熏蒸灼肺，唇舌咽喉如焚而痛。此当补肺之子，水旺而阳自潜矣。

生地　丹皮　萸肉　茯苓　泽泻　玄参　桔梗　生草　灯心

陈　咽喉内外，无处不烂，可忧者，腐不能脱凶。

薄荷　川连　川芎　大力子　淡黄　山栀　玄参　生草　荆芥　连翘
射干　竹叶　马勃　灯心　花粉　银花　羚羊

妇　人　科

刘　经水先期，来时发热，骨节烦疼，脉来细弱，此营卫两亏。拟八珍加味，取其气血并补。

海螵蛸　益母草　洋参　茯苓　冬术　炙草　归身　大生地　白芍　川
芎　泽兰　怀药　杜仲　丹参　香附

刘　屡次崩淋，六脉细涩，经后腹痛。纯乎虚象，用黑归脾汤。

黄芪　冬术　洋参　茯苓　枣仁　远志　当归　炙草　熟地　白芍　杜
仲　谷芽　龙眼

梅　纳少便溏，经停发热。脾气衰弱，肝肾阴亏，用八珍加减。

洋参　冬术　茯苓　炙草　白芍　生地　怀药　神曲　丹皮　丹参　黑
栀　泽泻　延胡　生、熟谷芽

孙　产后营卫两亏，时常内热。脾胃气机亦弱，作酸胀满呕吐。

蔻仁　砂仁　陈皮　半夏　神曲　谷芽　生姜

接方　八珍，加　陈皮　砂仁　丹参　香附　姜　枣

许　乳头属肝，血藏于肝，经来则乳胀而痛，血欲行而气不行，气滞则血亦滞。调其血，理其气，营卫调和，而痛自愈。

生、熟香附　青皮　当归　川芎　赤芍　白芍　生、熟延胡　熟地　决明
泽泻　牡蛎　玫瑰花

另加柴胡　蒺藜　通草　暂服三剂

史　经水一月两至，纳谷不贪，右关脉弱，胸脘有时作痛。此脾失统，胃失和矣。

四物，去川芎　加杜仲　砂仁　陈皮　玫瑰花

史　赤白交下，月事或前或后，腰痛如折。气血两亏。

四物,加　杜仲　牡蛎　连子　神曲　玫瑰花

　　王　经来乳胀,营分气血不和。

炙生地　川芎　当归　白芍　香附　陈皮　丹参　泽兰　玫瑰花

　　穆　脉不见滑数,难以痰火论,惟左沉分涩滞,此系气滞血虚。经来乳头
作胀,乳头属肝,经欲行而气不宣,木喜条达,切勿作痰症治。

香附　茯神　枣仁　洋参　丹参　归身　青皮　远志　玫瑰

　　范　血去过多,左关尺细弱,右寸关浮大,舌碎而痛。阴亏者必火旺上炎,
血虚者气无所附,宗此立方。

熟地　当归　白芍　黄芪　阿胶　玄参　荆芥炭　藕节　荷叶蒂

　　邹　赤白交下。营卫两亏,八珍汤加味治之。

熟地　狗脊　续断　海螵蛸　炒党参　茯苓　冬术　当归　川芎　白芍
煅牡蛎　炙草

　　潘　产后气血两虚,脾土受伤,中阳不运,腹痛而纳减,幸脉不见弦数,小
心调治,还可无妨。

冬术　谷芽　神曲　楂肉　川芎　煨木香　煨姜　砂仁

头不痛去川芎,腹不痛去木香,生姜不用煨。

　　王　赤白带下,少腹作痛,肝肾有伤也。

杞子　白芍　怀药　煅牡蛎

　　王　气血两亏,六脉细涩,经水不行。可补不可攻。

熟地　丹参　杞子　当归　冬术　制洋参　杜仲　谷芽　远志　玫瑰花
月月红　红枣

　　陆　经水先期,淋沥不止。此血分有火。

炙生地　白芍　枣仁　泽兰　炙草　稽豆衣　红枣

　　薛　经水淋沥,乃气虚不摄。

党参　黄芪　冬术　茯苓　炙草　当归　牡蛎　杜仲　荷叶蒂

　　王　经来腹痛。由气血不能宣通。

香附一斤,酒炒四两,姜汁炒四两,酸醋炒四两,童便炒四两　丹参十两

上药共研末泛丸,每日清晨服

　　又　淡吴萸十四粒　黄糖二钱　作丸陈酒送下

　　王　气血调和,自然不痛。

香附一斤,酒炒四两,姜汁炒四两,醋炒四两,盐水炒四两　丹参十两　当归三两　乌药
二两　玫瑰花一百朵　共为细末水泛为丸

　　范　内热本属阴亏,经迟由乎气弱。

川芎　生地　当归　冬术　丹参　香附　泽泻　泽兰　海螵蛸

　　陈　小产失血不已,阴离于下,汗出不止,阳脱于上,六脉全无。以回阳益

气汤法。

　　党参　黄芪　制附子　炮姜　熟地　当归　冬术　炙草

　　潘　脉来细涩,干咳无度,经来一月淋漓,气弱不能摄血,用人参养营汤,培补肺肾,至于少腹之块,不可攻消。经云:养正则块自除矣。

　　西洋参五两　冬术四两　茯苓三两　当归三两　白术三两　炙草一两　海螵蛸三两　丹参八两　熟地八两　五味子一两　玫瑰花二两　远志二两　广皮二两　神曲三两　楂肉四两　枣肉捣糊为丸

　　煎方　杞子　当归　熟地　玉竹　冬术　陈皮　楂肉　谷芽　桃肉

　　马　脉来细数而弦,经停三月,舌赤无苔,内热不已,劳怯已成之象。

　　银柴胡　炙鳖甲　秦艽　鲜青蒿　白芍　神曲　甜冬术　抚芎　丹皮　生地　萸肉　炙草

　　周　经来一月两至,赤白交下,腰腹俱痛。当气血并补。

　　党参　茯苓　冬术　炙草　熟地　当归　远志　杜仲　白芍　广皮　煅牡蛎

　　潘　经来血少,脉至左关弦数。宜养阴,经充则化育出于自然。

　　川芎　当归　白芍　熟地　丹参　海螵蛸　香附　泽兰

　　胡　经水愆期,来时必先发热腹痛,血色紫暗,脉来带迟。血分微有伏寒,以致气机不能宣通,不可过于温补。

　　玫瑰花　野蔷薇花　香附　丹参　益母花　益母草

　　盛　血崩脉弱,主以归脾。

　　熟地　木香　龙眼　冬术　党参　炙芪　当归　炙草　茯神　远志　枣仁

　　承　经水愆期,来时必先寒热,腹痛,便溏,脉至沉迟。此血分有伏寒,而脾气亦不健矣。

　　四物,加　楂炭　炒白术　炒谷芽　炙草　香附　生姜　大枣
　　身热加柴胡

　　杨　经水先期,前后俱痛,色紫而多,脉来右关带数。调经之中,稍兼泄热。
　　四物,加泽兰　香附　杜仲　益母草

　　某　经来一月两至,内热不已,神倦力乏。

　　柴胡　白芍　当归　大生地　女贞子　旱莲草　丹皮　洋参　杜仲　川断　炒砂仁

八　　脉

　　邵　质禀八脉亏损,脊骨高凸,右足腿内渐渐消瘦,自觉弛长,至少步履无

力,曾经梦遗,气血之伤,不待言而喻矣。但舌苔白滑,补药之中,不可兼渗湿理气。

鹿角霜　虎胫骨　绵芪　当归　狗脊　续断　芡实　大熟地　冬术　木瓜　独活　杜仲　陈皮　龟板　猪脊髓

某　人生精气血为之三宝,六脉细涩如无,身体麻木,背脊高凸,两足不转,筋骨机关不利。八脉俱伤,督带尤甚,精气血三者枯槁矣,法当大补。

熟地　当归　川芎　白芍　黄芪　冬术　茯苓　炙草　肉桂　熟附　杞子　苁蓉　杜仲　怀药　狗脊　党参　鹿角霜　虎筋骨　千年健

某　督脉亏损,气血亦虚。

鹿角霜　角胶牡蛎粉炒　龟板　狗脊　冬术　杜仲　猪脊髓　羊腰子　怀牛膝　杞子　熟地　熟附　虎胫骨　盐少许

庄　脊骨腰间不时作痛,因由督带两伤,曾经尿血。血气之亏。

鹿角霜　狗脊　骨碎补　熟地　党参　当归　冬术　自然铜　地鳖虫　杜仲　川续断　乳香　没药　桃肉去皮

疔

吴　腮疔走黄,势在十分凶险,勉方以冀百中之一。

银花二两　甘菊一两　紫地丁草五钱　蒲公英五钱　知母一钱五分　大贝三钱　花粉三钱　甲片三钱　角刺三钱　乳香一钱　草河车一钱　三剂大效

骨　疽

某　附骨疽,大症也。消亦不易,成功亦难速痊,总要耐心。

柴胡　黄芩　桂枝　苍术　独活　防风　当归　甲片　角针　连翘　怀膝　全蝎　赤芍　木香

某　大势已退,但腐未脱,新未生,尚在险途,能遵戒守,医药得力非不可愈。然人事不能善养,极易变,慎之。

羌活　川芎　生草　银花　红花　洋参　焦冬术　广皮　砂仁　扁豆　上芪　当归　生熟首乌　焦谷芽

某　病有轻者重者,轻者数剂而愈,非怪医之能也,重者数十剂而愈,有半载经年而愈,有数年而愈,非关医之不能也。总贵识症,如初此症,附于筋骨,其发也甚缓,收功也甚难,调养得宜,用可愈。不善,每多中变,须耐心服药,寒暖饮食,时时小心,水到渠成,一定之理。如欲速,非惟无益,适足以有害也。

大有芪　当归　白芍　川芎　熟地　洋参　茯苓　杜仲　甜冬术　炙草

丹参　杞子　怀药　广皮　姜　枣

　　某　脓虽有,尚未退透,兼身怀六甲,攻消之药碍胎者,多求其平稳者,施之于重大者,不易见效。刻下胎气时时上逆,可不以安胎为急务乎? 在外症势在作脓之时,当兼内托。

　　苏梗　黄芩　砂仁　当归　上洋参　羚羊片　甘草　花粉　甘菊　银花玄参　白术

(完)

梁溪黄升阶先生三余记敍

颖正华

清透

癸羊角　黑栀　杏仁　蔻仁

生石羔　豆豉　青蒿　连翘（桑叶芦根代水）

暮夜微热仿狄苓汤

猪苓　滑石　泽泻　丹皮炭　慮实

阿膠　茯苓　白薇　淡竹叶

諸

功

生石膏　黑栀　赤苓　一金　竹叶

肥知母　滑石　杏仁　羚羊　连翘　佛手

清肠以理推白屈且有辛凉达表之

而費故陽尤甚脈搏数往之然也欵

癉瘧織杜煩宽曾經大汗福热自内

又

議清肠眽淺少易热退的汗均屡見

《梁溪黄升阶先生三余记效》手抄本书影

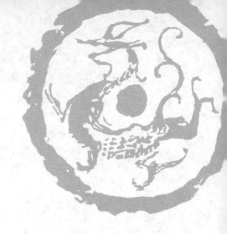

提　要

　　颜正华手抄本《梁溪黄升阶先生三余记效》，线装三卷。主要记载了温邪、风温、冬温、暑热、伏暑、瘅疟、疟疾、痢疾、咳喘、中风、癫痫、虚损（附失血、衄血）、膈反、遗精、淋浊、积聚、肝胃、胸痹、痹痛、痿躄、肠痹、疝气、癃闭、痰饮、肺痈、肺痿、泄泻、脾胃、黄疸、肿胀等病症具体案例治疗的症脉方药。考证为缪遵义先生所著《三余记效》黄升阶版抄本。缪遵义（1710—1749 年），字方彦，别字宜亭，号松心居士，清代乾隆年间吴中名医，善用异类有情之品调治诸病，与叶（天士）、薛（生白）、尤（在泾）、徐（灵台）齐名。《松心医案》是民国初年梁溪名医严康甫所藏之抄本，《三余记效》为缪氏门人锡山黄堂（字升阶）之抄本，经整理校注，二者集为《缪松心医案》，与《曹仁伯医案》《张爱庐临证治验方》《柳宝诒医论医案》，合订为《吴中珍本医籍四种》一书。

　　颜正华手抄本《梁溪黄升阶先生三余记效》中载《吴中珍本医籍四种》未收录 21 个病证，相比后者更为完整地展现出缪氏治疗多种病证的临床经验，彰显其高超的临床水平。缪氏承先贤之论，善学古人，然师古而不泥，化裁古方，创制新方，运用巧妙，确有定见，可从书中各个具体病症的辨治过程中领悟。

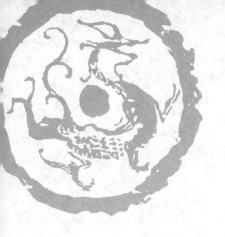

目　录

卷一

卷二

卷 一

温 邪

程三五　温邪两候,易汗遍体,发斑,又发白㾦,苔黑去而仍渴,脉象稍平,此皆退机,然有时烦躁,齿垢唇焦,小便溲多,热泄未除,尚恐复炽,仍前法兼清阳明,以冀应桴。

犀角　生石膏　连翘　茯神　六一散　羚羊　知母　郁金　天竺黄　蔗皮　牛黄清心丸　竹叶薄荷汤化服

秦　温邪反复炽甚劫烁津液,舌干绛,神识颇清,与心胞有间矣,曾经汗下病解,此少阴之水不足,阳明之火有余,例以玉女煎加减。

鲜生地　煨石膏　生甘草　知母　蔗汁　细生地　鲜石斛　犀角汁麦冬

又　昨议滋少阴清阳明,颇觉安适,舌色稍淡,而仍干绛,且鼻煤溲赤,脉仍弦数,何·非阳光亢甚见端,王仆云:寒之不寒,是无水也,参以通泄三焦。

前方易石膏　加滑石、元参

又　连进清滋,仅得稍平,脉象仍然,鼻煤齿垢,舌干。种种见端不退,所谓亢即害也,古人救阴存液,取甘寒参咸降。

生地　生洋参　知母　鲜斛　芦根汁　细生地　大麦冬　石膏　元参蔗汁

又　战汗势衰,且吐且泄,脉象稍缓,舌色稍淡,而微有苔,此皆退机,然病经反复,正气大伤,补剂未可轻进,宜缓图之,不致余焰复萌为幸。

生洋参　元参　知母　淡竹叶　大麦冬　鲜斛　茯苓　陈仓米

杨三一　热病稍解,口干作渴,主以甘寒。

鲜石斛　知母　桔梗　丹皮　甘蔗汁　天花粉　炙草　茯苓　嫩茅根

夏五三　湿热内,气滞为呃。

竹茹　半夏　藿香　桔梗　丁香　泽泻　蔻仁　柿蒂　赤苓　橘皮

又　呃逆不渴,卧即气逆为甚,转用镇逆温中。

旋覆花　半夏　茯苓　沉香汁　丁香　代赭石　煨姜　橘红　牛膝

柿蒂

殷三四　时邪后，余热恋于膀胱，小溲作通，先通大府，佐以肃肺。

木通　瞿麦　黑栀　车前　滑石　象贝　杏仁　草梢

钱三四　舌干少燥，阴精少奉。

细地　茯苓　知母　元参　梨肉　麦冬　天冬　川斛　炙草

陈四五　温邪食复。

温胆汤，去草加茯苓　谷芽　藿香　砂仁

袁二一　温邪由经入腑，寒热后，舌碎溲痛，与火府丹加味。

火府丹，加赤苓　萆薢　泽泻

华二二　邪伏膜原，寒热无定，舌浊痞满，仿吴又可治意。

厚朴　半夏　姜皮　杏仁　藿香　川连　柴胡　茯苓　通草　花槟汁

奚三八　时邪反复，鼻衄，厥阳沸腾，不可轻视。

犀角地黄汤，加知母　茅根

谢　体虚郁勃，气滞郁则生热，风阳上亢，热来汗多，热退汗止，头胀烦闷，口黏味甜，入暮则腹胀便泄，揣之病情，内伤，肝郁居脉形濡，数症及一日，殊非易治，拟苦泄辛。

开宗黄鹤丹加味，香附　半夏　赤苓　淡芩　建曲　川连　广皮　泽泻　骨皮　佛手

风　温

徐四一　风温上受，寒热，右面颊赤肿。

淡芩　蝉蜕　连翘　前胡　防风　杏仁　薄荷　马勃　竹叶

曹四三　风温结于会厌，咽痛龟缩，舌黏恶心，咳嗽身热，议仍开泄手经。

牛蒡　薄荷　桔梗　象贝　竹叶　犀角　黑栀　甘草　元参

惠十八　风温客于会厌，然咽哑已延两旬，右寸脉郁滞不爽，理宜开泄上焦，宗仲金实不鸣之义。

麻杏甘膏汤，加橘红　茯苓　菖蒲　半夏　桔梗

钱三二　风疹频发，先为疏泄。

防风　连翘　杏仁　苓皮　砂仁　荆芥　枳壳　苡仁　桑皮

方二三　风温结于会厌，咽喉腐肿，乳蛾重症。

犀角　连翘　桔梗　牛蒡　芦根　鲜斛　射干　元参　甘草

陆三四　风温郁伏不宣，骤然神昏不语，起自头痛，身热无汗，防厥。

豆豉　郁金　枳壳　牛蒡　蝉衣　黑栀　胆星　桔梗　连翘　菖蒲汁　牛黄清心丸

张五五　风温上受,自汗身仍热,脉数,头项热肿,延及额颧,所谓阳明盛于阳位也,仿普济消毒饮加减。

羚羊　牛蒡　连翘　雅连　蝉衣　薄荷　马勃　桔梗　芦根　淡芩

洪　少阳、阳明郁热,左颊车时肿及龈,清宣为则。

羚羊　丹皮　连翘　赤芍　竹叶　苦参　甘菊　桑叶　夏枯草

丁四六　劳倦感邪,身热有汗,咳呛月余不已,脉来气口大于人迎,宜以轻剂。

玉竹　橘红　前胡　黑栀　杏仁　茯苓　川贝

王十三　风毒游以眉间,唇口龟索,项复瘰疬,环跳痈,皆疬气见端,殊非易治,专科商正。

忍冬藤　生牡蛎　土贝　夏枯草　泽泻　赤芍药　生苡仁　连翘　丹皮

朱二八　风温身热,鼻塞,右尺缓大,经言:用心省真。

苏梗　丹皮　茯苓　砂仁　条芩　白薇　广皮　桑叶

冬　　温

钱　冬温两候,热烁胃津,舌干液涸,神识昏迷,脉形濡数,模糊昏,可虑以甘寒生津救液,冀有转机。

鲜石斛　生洋参　细地　茯神　甘蔗汁　大麦冬　生草　黑栀

又　服前药,津回舌润,神识清明,此为佳象,身仍热,小便赤而混浊,其势尚炽,三候有余,症多变幻,脉转数大,兼清分为是。

羚羊　黑栀　生草　生洋参　蔗汁　鲜斛　赤苓　泽泻　大麦冬　竹叶

又　津回未足,白㾦满布,似有透达之机,然鼻煤未去,热有起伏,小便尚赤,脉仍数大,正气已伤,余邪尚恋,兼为滋化,望其渐臻佳境。

鲜生地　羚羊　赤苓　生草　麦冬　蔗叶　细生地　鲜斛　泽泻　黑栀　竹叶

暑　　热

金　素多郁勃,肝阳亢,外感暑风,内侵湿热,起自寒热往来,由枢入里,自利稀水,但热势熏蒸,舌绛苔灰,唇焦齿垢,脉数带弦,其势炽张,三焦充斥,恐逼近心胞,风动神蒙,可虑芳香清暑淡渗利湿法。

犀尖　郁金　赤苓　益元散　白荷花露　翘心　泽泻　花粉　竹卷心

又　热势稍退,便泄亦减,兼透白㾦,皆为佳处,然舌黑未化,齿垢血干未除,犹是蒸蒸余焰,咳痰不爽,脉形濡数,正气本亏,肝阳易亢,起伏未可定也,仍前法,小其制,冀其渐熄,兼以益液生津,不致复炽为幸。

羚羊角 鲜斛 茯苓 生草 枇杷叶 川贝 鲜生地 泽泻 通草 连翘 鲜稻叶 荷叶

又 热势渐退,苔亦化,便溏亦止,均属向安之兆,自述心神不宁,君相易动,此阴气先伤,阳气独发之象,再为补正,清泄余邪,气营两顾之法。

人参 元参 骨皮 北沙参 通草 枇杷叶 茯苓 金斛 桑叶 川贝母 稻穗

黄三一 素体阴虚阳亢,牙宣盗汗久矣,去冬产后,营亏,入夏阳旺,身热绵延不已,似以滋阴为正法,近后便溏腹痛,舌苔黏腻,且兼咳呛,脉形弦数,此暑湿伏邪内侵,所谓邪之所凑,其气必虚也,当先治标。

冬术 荷梗 橘红 桑叶 甘草 茯苓 藿香 川贝 骨皮 砂仁

又 前从脾胃立法,脉象稍和,有似疟之意,大便仍溏泄,咳嗽夜甚,甚至遗尿不禁,正由肾真素亏,后天亦馁,最为吃紧,即营卫之化源资生之本也。

异功散,加川贝母 青蒿 大功劳 大麦冬 蛤壳

黄五五 劳倦伤阳,卫分不固,汗易泄,背恶寒,脉形寸关濡数,舌微有苔,不甚渴,暑湿蕴遏,清阳莫展,胃少纳而口淡,不知饥,宗东垣治意。

洋参 麦冬 橘白 茯苓 鲜荷梗 炙芪 五味 建曲 泽泻

伏 邪

秦四十 体质素亏,伏邪深入,吐泻交作,肝木肆横,少腹痛不拊按,升逆莫制,舌绛干涸,不容汤饮,皆木火之化,经曰:亢则害也,脉虚微少神,势属棘手,冀幸什一。

人参 生白芍 乌梅 茯神 白荷花露 麦冬 陈仓米 川楝 藿香

又 前议甘酸化阴,症象颇觉安适,而舌绛少润,津液劫烁,难期复元,阴虚生热,热不易退,恐其内风鼓动,变幻莫测,所谓亢则害,承乃制,经训照然。

人参 生白芍 川贝 麦冬 枇杷叶 元参 细生地 霍斛 石决 白荷花露

岳 伏邪晚发,内逼心胞,神昏目赤,遗尿,不语,脉数模糊,内闭欲厥,势属危险,幸兼咳呛,痰黏,冀邪从肺经透出,即是避重就轻矣,拟泄卫透营以图什一。

犀尖 竺黄 连翘 川贝母 菖蒲 钩钩 杏仁 化橘红 牛蒡 桔梗 黑栀 广郁金 至宝丹

瘅 疟

周 瘅疟舌绛,烦渴,汗后复炽,防其化燥神昏。

香犀尖 花粉 青蒿 知母 鲜生地 连翘 麦冬 桑叶芦根汤代水

周 热炽烦渴,溲赤阳气独发之象,头痛汗少,舌起微苔,究属气分未宣,兼以清透。

羚羊角 黑栀 杏仁 花粉 蔻仁 生石膏薄荷同打 豆豉 青蒿 连翘
桑叶芦根代水　一剂得汗身凉

吕二一 瘅疟退不清楚,膀胱蓄热,少腹微满,暮夜微热,仿猪苓汤。

猪苓 滑石 泽泻 丹皮炭 广皮 阿胶 茯苓 白薇 淡竹叶

诸 瘅疟炽甚,烦冤曾经大汗,蕴热自内而发,故渴尤甚,脉转数,往往然也,欲清阳明,理推白虎,且有辛凉达表之功。

生石膏薄荷同打 生草 黑栀 赤苓 一金 竹叶 肥知母 滑石 杏仁
羚羊 连翘 佛手

又 议清阳明,泄少阳,热退得汗,均属见效,然伏邪内发,有起伏之威,微有寒象如疟,小溲混浊,暑必兼湿也,舌绛烦渴,略咳呛,兼以手经主之。

犀角汁 连翘 青蒿 赤苓 郁金 羚羊角 杏仁 黑栀 滑石 桑叶
芦根代水

又 症象向安,惟苔微黄,小便尚浊,又兼咳呛,气分余热不清,宜慎调之,防其反复。

枇杷叶 杏仁 赤苓 茯苓 通草 新会皮 川贝 泽泻 黑栀

陆 夜热无汗,已延月余,仿景岳之柴胡治意。

生地 青蒿 赤苓 广皮 半夏曲 柴胡 丹皮 淡芩 砂仁

王 瘅疟,汗多不解。

犀角 鲜地 丹皮 茯苓 芦根 羚羊 知母 青蒿 花粉 桑叶代水

钱四十 瘅疟阴气先伤,阳气独发之应,先曾牙宣,清泄是议。

羚羊 丹皮 青蒿 萎皮 广皮 淡竹 知母 郁金 桑叶 芦根

方 症经百日起,是湿热蕴遏,瘅疟无寒,继而寒热往来,有由枢外达之机,最为佳象,近复肝气攻触作楚,热转多而苔黄,脉濡数,腑气失畅,络脉失和,正气虽虚,未宜骤补,与温胆汤加味。

温胆汤,加洋参 青蒿 郁金叶 淡芩 丹皮 生香附汁

疟 疾

倪 三疟一年,中阳困顿,寒多,肿胀,脉小,脾肾交伤,殊非轻象,与附子

理中汤加味。

附子理中汤,加厚朴　茯苓　沉香　砂仁

陈　邪深则疟来日迟,渐转日作,前贤多称渐出之机,但寒渐热炽,究在里矣,当引而出之,口中干,议宗生生子法。

桂枝　鳖甲　威灵仙　生姜　青蒿　丹皮　栝楼根

又　大疟根深蒂固,气血混淆,参复方之制。

桂枝　鳖甲　灵仙　归身　草果　柴胡　龟甲　丹皮　白芍　知母　花粉　老姜　大枣　淡芩　穿山甲　陈皮　半夏

沈五一　大疟由于邪伏阴经,本不易治,而脊背觉热且恶寒,正内经所谓:由脊上下之见端,未可以转夕取效也,宗三甲煎加味。

三甲煎,加灵仙　丹皮　青蒿　白芍　当归　姜　枣

邹三二　脊为督阳经之地,黄昏为阳中之阴,于此时而渐寒,热其阳邪陷入留着,可知。

鳖甲　首乌　秦艽　青蒿　灵仙　鹿角　桂木　丹皮　归身

又　通泄方即效,食不运,而腰楚乏力,不亏之象也,兼进培元。

鳖甲　鹿角　归身　首乌　杜仲　焦术　白芍　砂仁　谷芽　青蒿子

钱廿九　大疟汗多不止,且欲呕逆,仿四兽饮。

四兽饮,加鳖甲　姜　枣

某二十　大疟半载,经来复断,从王叔和避年例,先调营卫。

桂枝　丹皮　半夏　茯苓　姜　枣　鳖甲　青蒿　柴胡　归身　白芍

万四十　大疟反复紊乱,寐则汗泄,正气日亏,宜慎调之。

党参　白芍　白术　广皮　乌梅　首乌　知母　茯苓　鳖甲　姜　枣

钱二八　寒热间作,疟母以及三载,此疟邪混处血脉之间,汤剂难于取效,仲圣取飞走动蛰之品搜剔络邪,当宗以缓调。

鳖甲煎丸,转暮每服十四粒。

孙三四　恙后未复,又因寒暄不止,疟发寒少热多,黄疸,苔浊,口渴溲赤,脉数,邪势充斥三焦,理宜苦辛通泄气分,暂为治标。

川连　黄芩　茵陈　花粉　通草　半夏　泽泻　滑石　蔻仁

高五三　疟复旧恙咳,咳嗽转剧,痰多,脉濡而短,得食则缓,此中虚求助可知,宗金匮方。

党参　半夏　茯苓　甜杏　扁豆　麦冬　炙草　粳米　苡仁

周　大疟根深道远,寅申巳亥为厥阴,丹溪之旨也,发必呕吐,木乘土位,两月来正气大伤,大肠失司下行,不思纳谷,有由来也。脉虚弦而迟,时或瘕聚痞满见象显著,议扶正安胃利痰,宗四兽饮加减。四兽饮:六君子加乌梅草果姜枣

四兽饮,去甘草　大枣　草果,加益智　谷芽

华 久疟转移无定,食不运,大便溏,正气渐亏,仿休疟饮加味。

于术　橘红　青蒿　茯苓　首乌　半夏　丹皮　砂仁

某 间疟转为日作,腹满食减,拟疏中逐邪。

青蒿　藿香　楂炭　陈青皮　苏梗　六曲　赤苓　冬瓜皮　枳壳　腹皮
陈粟梗

杜 入暮微寒热,和营卫为主。

桂枝汤,加首乌　青蒿　丹皮

丁 疟久伤阴经停不止,素有肝气,兼为通络。

秦艽　丹皮　青蒿　鳖甲　归身　白芍　加旋覆花汤

华 八旬大年中阳困乏,交冬发疟,间日一至泄泻无度,脉濡细,右手不振,不欲纳谷,此胃馁脾惫,恐鞭长莫及奈何。

六君子汤,加煨姜　大枣

许五七 疟稍轻,左胁结母,宗长沙夫子搜剔络中留恋之邪,仍以扶正化痰,以调其本。

六君子汤,加桂枝　灵仙　蜀漆　姜　枣　鳖甲煎丸每朝服十四粒

惠二二 昔贤云:疟移宴为邪陷,胃纳减少,宜扶中土,升阳泄邪。

六君子,加桂枝　鳖甲　姜　柴胡　知母　枣

华四八 大疟延久,颠顶肿痛,自汗颇多,肝阴虚化风上旋,体浮不痕,兼理其肝。

首乌　牡蛎　橘红　白芍　泽泻　焦术　茯苓　麦冬　广皮用橘红不用广皮宜去之

痢　疾

倪三十 腹痛下痢。

甘草干姜汤

华十六 腹痛滞下。

厚朴　陈皮　茯苓　楂炭　红曲　藿香　砂仁　车前　柴胡　通草

吴四四 先疟后痢已延半月,大孔痛而觉火热,曾下纯血,议旨仲圣法。

白头翁汤,加荆芥炭　茯苓　丹皮　泽泻

冯六九 先泻后痢,脾传肾为贼邪,脉小弱,老年中阳下坠,当补中升阳为要。

人参　黄芪　丝饼　荷蒂　砂仁　于术　新会　炙草　白芍　升麻

倪 向有咳痰,近复滞下色白,脾虚感寒之象也。

白术　茯苓　木香　车前　砂仁　姜炭　厚朴　橘红　半夏

陈四八 疟转为痢,与四逆法。

四逆散,加茯苓　新会　车前　白术　楂炭　红曲

陆五六　滞下一载有余,每天大便后。与补中升阳之义。

黄芪　白术　茯苓　荆芥　赤石脂　白芍　炙草　木香　升麻

顾四一　滞下渐止,而后重未除。古法用三奇为主,素体气虚,参以东垣法。

三奇煎,加于术　升麻　木香　柴胡　新会　砂仁

谢二五　痢经半月,先赤后白,腹不痛。气陷门户不藏,仿三奇法参入东垣治意。

黄芪　冬术　炒防风　升麻　柴胡　党参　茯苓　陈皮　甘草

温三四　赤痢反复,腹不痛,气坠不爽。仿三奇法加味。

黄芪　川连　赤苓　枳壳　荷叶　红曲　焦术　防风　木香　车前
白芍

钱六三　痢后便溏,不欲食。土惫可虞。

党参　茯苓　新会　砂仁　鲜佛手　沉香汁　白术　甘草　白芍　荷叶
香稻叶

陈六八　泻久腹痢,方出载脾传肾,为贼邪气陷,腹不痛,先与升阳调中。

党参　甘草　葛根　木香　白头翁　白术　茯苓　秦皮　红曲　炒荷叶

费二六　久痢,脾败肉消,脉虚细涩。症属棘手。

异功散,加谷芽　砂仁　白芍

周　大疟久延,暑湿蕴伏,夹食滞酿成下痢。腹痛,后重不爽,舌苔黄浊,恶心厌谷,脉来右弦数左濡数,最恐妨胃。经旨:六腑宜通,佐以苦辛开泄。冀其病缓渐减可耳。

厚朴　吴萸　木香　葛根　赤芍　半夏　川连　广藿　楂炭　通草　赤
苓　丹皮　砂仁

又　前议通腑泄浊,痢大减而胃大开,舌黄亦薄,口仍黏腻,所下宿垢极多,又得小便,不属佳象。惟大疟仍来,汗出颇多,气如逆状。总由正气日亏,中无把握耳。

参须　于术　楂炭　白芍　赤苓　荷花露　川连　木香　银花　青蒿
佛手　陈仓米

转方,原方去楂炭,易建曲,加荷蒂、车前

阙三三　滞下黏腻不青,气坠不爽。仿三奇法。

上芪　白术　车前　枳壳　防风　木香　葛根

钱四四　痢经五载,色如豆汁,腹不痛,气陷则泄,与调中益气。

党参　茅术　升麻　陈皮　红曲　黄芪　木香　柴胡　延胡　砂仁

徐　痢久腹泻,方书载肾传之脾,衰年不可拘泥,常利也。二便不分,调治非易。

焦术　茯苓　补骨脂　广皮　炙草　肉果　车前　菟丝子　山药　砂仁

钱二七　泄痢有不禁之象,脉形濡细。元气渐亏,肾为胃关,火土合德之义。

理中汤,加菟丝　茯苓　谷芽　荷叶边　广皮　砂仁　煨肉果

又　前进理中法加味,便泄稍稀,然素即溏泄,湿胜之所由来也,难期速功。

党参　干姜　菟丝饼　茯苓　建曲　荷蒂　于术　甘草　怀山药　肉果　砂仁　伏龙肝

张六六　疟转为痢,由枢内陷非轻。

四逆散,加山楂　淡芩　木香　荷边　延胡　车前　砂仁

苏四三　疟痢伤脾,中阳不运,渐加浮满,脉濡,恶寒宗理中法。

附子理中汤,加枳实　陈皮　砂仁　茯苓　泽泻

查二九　痢经一载,休息之象,兼之盗汗,气虚不摄。宗东垣法。

黄芪　防风　肉果　木香　赤苓　冬术　甘草　五味　菟丝　石榴皮

张四六　虚体复因痢后,脉弦带数。时令不符,宜调中升降清浊。

于术　赤苓　扁豆　苡仁　砂仁　广皮　广藿　木瓜　泽泻

钱　热毒下陷,渐有噤口之象。

白头翁汤,加银花　车前　菖蒲

咳　喘

倪　遇寒则咳剧,甚则呕酸。此寒冷久伏肺俞,亦难疗其根矣。

麻黄汤、二陈合

华六一　据述服参后病狂酣睡,心神亦觉稍宁,而咳嗽如故。总由下元根蒂真虚,气得平而嗽自平也。大便溏薄,滋腻难投,最为棘手。拟脾肾同治,仿复方。

人参　茯神　磁石　牡蛎　沉香汁　熟地　五味　怀药　诃子　紫石英　萸肉　菟丝　蛤蚧　于术　炒枣仁　建曲炒米汤代水

顾　夏至后复吐血,咳不爽,便溏纳减。滋不碍脾。

熟地　北沙参　山药　青铅　川斛　海参　大麦冬　扁豆　牡蛎　藕汁

张　咳唾浊痰黄厚。湿热蕴遏,肺胃不清,本质虽虚,未遑论及。

温胆汤,去枳、草加　杏仁　苡仁　通草

华三三　虚火凌金,损症未传。

生地　北沙参　人中白　山药　扁豆　元参　大麦冬　鸡子白　茯苓　猪肤汤煎

刘五一　燥气凌金,咳痰见血。

泻白散,加北参　桔梗　茯苓　川贝　枇杷叶

陈　咳嗽,失血。金水同治。

熟地　北参　茜草炭　扁豆　麦冬　川斛　料豆皮　藕节

顾四三　咽喉噎寒,妨食,兼之咳痰不利。

紫花　花粉　茯苓　桑叶　苏梗汁　杏仁　川贝　粳米　松香汁　猪喉管

又　前方有效,咳久必伤阴,以肾司纳气也。

淡菜　茯苓　紫石英　紫菀　猪肤灰　浮石　叭杏　沉香汁　苏梗汁

钱　咳嗽痰多,腹溏泄。热在血分,治从解肺。

六君子汤,加青蒿　叭杏　麦冬　丹皮炭

鲍三七　咳痰味盐,气逆不得卧。气不归原,金水子母同治。

金水六君煎,加麦冬　五味子　牛膝炭　紫石英　沉香汁

庆儿　褓褓时曾多热饮,伤于娇脏,先咳血,继已见肺痈之渐,而臭甚剧,予归惊骇且幼稚,药力难施,寻思良久而有得,考张石顽用鲜苡仁根打汁,即宗之,与二三匙即霍然,真神方也。

周二世兄　余门人山英之弟也。骤因风温袭于会厌喉痹喘急,呼吸难忍,清晨邀余诊,视上部脉浮数而结。神气尚清,余与重兰先生素相契好,速余用药,然药铺远隔,恐鞭长莫及,适有自种薄荷,即令取根捣汁,用冬桑叶两许煎浓汁频啜,始则难下,继则渐连饮二三茶杯而愈。可知药不在乎多,品价不在乎昂贵,用之得宜如鼓之应桴。

吴二七　失血之后咳呛,甚则呕吐,入狂,身渐热汗泄。阴虚阳升,议先益胃生金。

党参　广白　扁豆　川贝　地骨皮　麦冬　茯苓　川斛　大枣

又　前方益胃生金颇安,右一侧卧,损其,益其气。

党参　麦冬　川贝　枣仁　扁豆　黄芪　半夏　茯苓　五味　蛤壳

朱二八　久嗽兼失血,咽痛失音,虚火凌金,损之至重者。且纳少便溏,损及中州,经水仍来。冀其转机。

北沙参　川贝母　山药　苡仁　人中黄　麦冬　桔梗　扁豆　茯苓　猪肤汤代水

许　气不归原,甚至不得卧。肾司收纳,治证为要。

熟地　紫石英　麦冬　牛膝　胡桃肉　苁蓉　上沉香　五味　橘红　茯苓

吴六一　肝气复发,兼之咳嗽。木击金鸣也。

旋覆花　石决　苏子　川金汁　新绛　桑枝　川贝　橘叶

张四一　久咳,屡次失血,真阴亏损可知。呕逆,少纳,身热,经旨:营出中

焦。又云：脾胃为资生之本，中无把握，殊可虑也。

于术　半夏　茯苓　青蒿子　熟地　麦冬　橘红　十大功劳

葛廿三　失音已久，咳呛，咽痛。虚火灼金非轻象也。

北沙参　元参　桔梗　人中白　麦冬　生草　川贝　鸡子青　猪肤汤代水

唐五五　失血，咳呛。阴虚例治。

大生地　茜草　北沙参　川斛　藕节　料豆衣　麦冬　茯苓　扁豆

倪　失血屡发，真阴必伤，且值甚暑，阳浮之际，咳嗽已久。拟宗育阴和阳法。

生地　茜草　茯苓　麦冬　藕节　牡蛎　扁豆　橘红　川斛

冯　咳嗽，身热，腹痛，纳减，皆脾肺病症已久，小溲仍清，知其阴气未损脉亦有情。专从脾肺调之，为子母相生之意。

于术　茯苓　使君肉　楂炭　地骨皮　苡仁　炙草　鸡内金　白芍　叭杏

钱　冬得春脉，是木火少藏，上凌肺金咳嗽失音，咽痛偏左。理宜滋降预培其本，不致交春变剧为妙。

固本丸，加秋石　知母　川贝　鸡子清川连拌　猪肤汤煎

陆廿一　脉象细数，劳损最忌，已属难治。且纳减，便溏，咳呛，盗汗，坤土无权中落，把握奈何。

于术　归身　地骨　川贝　十大功劳　炙草　芍药　茯苓　麦冬

陆　肺痈虽久，痰不易出，声音不扬。与损门有间，宗仲圣法消息之。

蜜炙麻黄　杏仁　葶苈子　桑皮　糖炒石膏　甘草　苏子　橘红

许五四　咳痰不易出，脉弦数，壮热，症经冒风，风温渐闭。宗仲圣法。

麻杏甘膏汤，加苏子　半夏　葶苈　前胡　橘红

又　前从痰火治颇安，哮喘渐减。宗竹沥达痰之法。

竹沥　姜汁　瓜蒌霜　杏仁　淡芩　半夏　海浮石　橘红　川朴　茯苓　葶苈　苏子

又　前从痰火治颇安，哮喘昼轻重狂，重舌白腻，不渴。浊邪上干之象，气逆则咳作，佐以降逆方。

旋覆　半夏　杏仁　茯苓　橘红　代赭　姜汁　川朴　竹沥　白果

钱五七　咳逆，舌黄，脉弦。治从痰火例。

前胡　半夏　杏仁　茯苓　橘红　淡芩　苏子　姜汁　川朴　竹沥　浮石　蒌霜

王四四　汗出身热。由于咳久伤金，皮毛不固。经云：损其肺者益其气。

黄芪　玉竹　骨皮　北参　扁豆　麦冬　川贝　川斛　茯苓　枇杷叶汁

朱四七　血止，痰咸，胃少纳谷。从虚则补母之义。

黄芪　麦冬　玉竹　茯苓　淡菜　扁豆　北参　川贝　橘红　稻须

王四九　久咳数载，痰咸不易出，且欲气逆。宗经旨：病在上取之下。

生地　麦冬　玉竹　北参　紫石英　淡菜　橘红　茯苓　蛤壳

万三三　咳呛咯血，经行颇多，阴虚阳浮，治宜滋养。

生地　麦冬　扁豆　牡蛎　阿胶　川斛　白芍　藕节

余五一　咳吐紫血，身热苔黄。肺胃蕴邪，内伤络瘀，殊非轻泄法，宜两顾。

丹皮　茯苓　楂炭　料豆衣　黑栀　桑叶　杏仁　橘红　瓜蒌皮　茅根 汤代水

顾　兼失血，咳呛，失音，咽痛。虚损，未传，难治。

生地　人中白　桔梗　沙参　元参　鸡子清　麦冬　甘草　猪肤汤煎

袁二五　耳聋有年，肾阴不足，盗汗，咳呛。水亏而摄纳无权，渐延损怯。宗乙癸同源之义。

杞子　磁石　天冬　柏仁　五味　都气丸三两　熟地　茯神　麦冬　橘红　怀药

钱五十　久咳，气易逆乱，饥则剧。法宜填纳。

金水六君煎　麦冬　紫石英　五味　沉香汁

李二四　病因痧后余邪留恋，咳频震络。失血损阴，营卫造偏，微寒热而脉芤数。已属损怯，幸月事尚行，立方以滋不妨胃为是。

熟地　海参　枣仁　川贝　麦冬元米炒　沙参　玉竹　骨皮　橘红　十大功劳

张五十　咳嗽，浮肿。泻肺必先降气。

苏子　葶苈　桑皮　陈皮　杏仁　前胡　苓皮　腹皮　苡仁　蒌皮

华四一　失音已久，藏不复可知，咳则左胁下痛，卧必左。肝肾内亏显然。

熟地　茯苓　川贝　鸡子清　放胖海参　天冬　麦冬　川斛　藕节

陆五三　平素失血色紫，脘痛妨于食，咳痰气逆络瘀滞。宗缪仲淳，气为血帅。

紫降香　郁金　杏仁　橘红　枇杷叶　紫苏子　川贝母　牛膝　海浮石

方二七　先咳呛继而行痹，脉软，停经。体质素亏，当养营通痹，清滋肺金。经旨谓治节出焉。

细生地　当归　麦冬　玉竹　山药藤　五加皮　丹参　川贝　桑枝

李五五　外疡延久，正气必伤。近起咳嗽，先曾寒热，脉来弦数。此暑风袭肺，肺失清肃。故咳兼胆臭，小便赤色，理宜然也。当先治其标，宗喻西昌意。

枇杷叶　杏仁　茯苓　糖炒石膏　芦根　菟丝子　桑皮　川贝　地骨皮

过三六　咳呛见红，并感暑湿，恶心，泄泻，腹痛。先以调中。

藿香　赤苓　木香　麦冬　广白藕　白术　泽泻　扁豆　川贝　砂仁

张五六　向饮大湿劫阴,烦心,劫液,咳痰,消瘦,瘝不成寐,胃少纳谷,犹易之离象,中虚神明之府不得水以济之,乃能成既济之功。丁火旺生戊土,胃自旺而能纳矣。大便本溏而转燥,府阳失司下行,诊脉左寸关弦。肝风易鼓,不得预为之备。妄参末议如左。

人参　茯神　远志　麦冬　玫瑰露　生地　枣仁　柏仁　橘红

汤四十　气体本亏,又因努力络伤,上下失血,色紫延及四载,咳痰频频见红,消瘦怯弱,不得寐,不知饮,胃阳渐馁,中无把握,气逆痰鸣,大便黑溏,尤属瘀象,弦细数。际此春升之令,内守失司,喘脱可虑也。鞭长莫及,聊尽人事。

人参　茯神　紫石英　糯稻根须　麦冬　牛膝　橘红　血余炭　紫衣胡桃

张三五　猛药劫液,助火奔驰,劳动阳升,失血盈碗。阴亏阳亢,咳嗽。阳动阳升,春之令,未易骤安。

生地　茯神　麦冬　扁豆　牛膝　藕节　牡蛎　橘红　川斛　沙参　童便

过十八　先天脾不充,金水失司相失,咳呛频发有由来也。议以清肃缓调。

干百合　麦冬　炒生地　桑叶　另服八仙长寿丸　款冬花　川贝　桔梗甘草

贾三七　过饮刑金,咳呛音痹,清肃上焦。

牛蒡　杏仁　橘红　生诃子　桑皮　兜铃　川贝　茯苓　桔梗　枇杷叶露

朱四三　脉细芤数,气不归原,咳痰身热,屡经见红。内伤之至重者,喘脱可虑,理宜填纳,但口黏味甜,肺胃不肃,立方棘手。姑从加味温胆法,佐以镇逆,聊尽人事。

炒竹茹　半夏　茯苓　紫石英　棋子青铅　枯熟地　麦冬　橘红　牛膝炭　沉香汁

徐五三　久咳曾见红,脏阴亏损矣。当此炎暑火旺烁金之令,受制而难复也。且胃纳谷更乏资生之助矣。则膈间隐痛,脉形虚则数,防其见红,姑以虚则补母之义。

北沙参　川贝　川斛　枇杷叶　茯苓　大麦冬　蛤壳　扁豆　胖海参

许四三　体丰湿胜多痰,肺金失司肃降,久咳时或带红,脘中气塞不舒,脉颇有力。与损门有间矣。

麦冬　半夏　茯苓　橘红　枇杷叶　洋参　杏仁　浮石　苏子　沉香汁

吴　真阴亏损,冬藏失职,偶因郁勃动肝,动则阳升,以致血症复发,先微寒热,脘瘝气滞,寐则汗泄,颈微项胀,诊脉弦芤带数,右大于左。此风火未熄,议养其体,理其用,冀其咳缓神藏,脉渐平为幸。

牡蛎　山膝汁　丹皮　川贝　童便　阿胶　牛膝　白芍　骨皮　藕节
料豆衣代水

某　冬藏之令,失血色紫成块,味盐,咳呛,春季延绵,阴虚不复,肾真少摄纳之权,肺金乏清肃之司,二脏同病,脉虚细芤数。此填纳肃降为目前之要务矣。

淡菜　麦冬　川贝　扁豆　藕节　牛膝　北参　茯苓　参膝　料豆衣

华三十　风温湿袭肺,哮喘,咳痰,窒塞。内经病机:诸气膹郁,皆属于肺。

麻黄　甘草　葶苈　瓜子　射干　杏仁　桑皮　苏子　川贝　嫩芦根

袁二七　咳嗽呕逆吐涎沫,胃咳之状,久延消瘦便溏,脉虚。中阳日馁,劳损根萌,不可轻视。

六君子汤,加麦冬　五味　蛤壳　锅巴汤煎

张　气仍不纳,咳血痰艰,其色紫点,下焦肝肾亏损,摄纳无权,脉沉细芤弱,尤属然,且浮肿一症,迁延日久,古人多从脾肺肾立法探本之道也,喘脱甚易奈何。

熟地　牛膝　车前　沉香汁　茯苓　橘红　青铅　苁蓉　紫石英　麦冬
泽泻　五味　藕节

刘　去秋跌仆,感邪伤及肺络,咳嗽胁痛,春令复发,痛转甚,常在右胠下,消瘦少纳,便溏。此子母同病也,脉涩短数,防其见红。

麦冬　参山膝　郁金　苡仁　茯苓　丝瓜络　橘红　杏仁

盛五七　胁痛,咳嗽,身热,脉数。伏邪蕴于肺胃。

芦根　冬瓜子　杏仁　象贝　滑石　前胡　郁金汁　橘红　桑皮　蝉衣

邹　哮喘频发。

桑皮　苏子　杏仁　茯苓　姜汁　葶苈　半夏　竹沥　橘红

朱三八　过饮郁热在肺,复因寒邪外束,自春徂秋,咳不止而背即汗则减,显可知矣。故脉仍弦象,病情错杂,以意为主也。

豆豉　杏仁　苏子　芦根　瓜子　葱　半夏　旋覆　茯苓　枇杷露

盛四四　风温逼肺,哮喘,身热无汗。

麻杏甘膏汤　苏子　桑皮　赤苓　葶苈　橘红

华四一　骤然哮喘,风痰袭肺。

前胡　橘红　杏仁　苏子　半夏　茯苓　桑皮　葶苈　细辛　瓜子

钱三六　骨蒸四月,咳呛失血,咽痛口干,纳减,便泄。此藏阴不足,损及中州,难治。

生地　女贞子　川贝　鳖甲　怀山药　麦冬　地骨皮　茯苓　青蒿　大功劳

俞四十　久咳属失血损阴,今吐紫块,右胁引痛,络瘀之象。仲淳气为血帅之论宜宗也。

山膝汁　生地　降香　麦冬　沙参　料豆衣　郁金　茜草　川贝　藕节

周五五　骤然喘急，汗出无表症。此属内伤积劳，以致气不归原。议进填纳方，冀其势缓为幸。

熟地　麦冬　五味　紫石英　苁蓉　牛膝　茯苓　沉香汁　一剂平二剂愈

张五八　操劳过度，咳痰已多，津液必伤。已致气不归原，形瘦怯弱，胃纳减少，脉虚疣数。损怯大暮，姑拟养胃生金，宗内经聚于胃关于肺之旨，望其一阴来复何如？

党参　茯神　扁豆　紫石英　生蛤壳　麦冬　半夏　甘草　五味子　胡桃肉

张　脾为生痰之原，肺为贮痰之器，水谷游溢之精，气输于脾归于肺，内经之旨也。吐痰多而生热，久延消瘦肌肉，气易逆，脉形虚疣皆是咎征。

六君子汤，加麦冬　紫石英　骨皮露　沉香汁

又　前方颇适，热减而痰少，此为佳象。惟气易上逆，脉虚疣短。总元海根蒂不牢，衰脱之机，可虑参以填纳方。

党参　于术　半夏　麦冬　石英　熟地　茯苓　橘红　五味　沉香汁

又　诸恙虽宽稍减，而热起于食已，必先四末微寒，营卫造偏。实由脾胃之虚，虚不胃复，得之损怯，此最难见效，气之摄纳在肾，参景岳法。

六君子汤，加蒿子　丹皮　海石　沉香　再服八仙长寿

陈三九　久咳失音，咽痛，脉细数。虚火灼金之象也。殊非轻浅，金水同治。

生地　人中白　天冬　元参　扁豆　北参　鸡子清　麦冬　茯苓　糯稻根须

又　失音咽痛，虚损未传奈何。

生地　元参　天冬　川贝　人中白　北参　甘草　麦冬　骨皮　鸡子清

顾五六　咳嗽痰盐上浮，劳动则剧。治以填纳。

金水六君煎，加杏仁　淡菜　牛膝

林五五　金匮云：咳逆上争，唯中水鸡声，射干麻黄汤主之。前宗此意颇安，宜仍之。

麻黄　紫菀　旋覆　桑皮　杏仁　射干　橘红　茯苓　苏子　沉香汁

韩二一　久咳，一侧眠不能寐，甚则恶吐。此太阴主开不得其阖矣。宗内经聚于胃关于肺之旨立方。

蜜炙半夏　玉竹　秫米　云茯苓　麦冬　生蛤壳

过　久咳失血，复经崩漏，身热盗汗，赢瘦纳减。已属虚劳，姑拟甘温益胃，冀其生化有权为幸。

黄芪　炙草　麦冬　归身　茯苓　青蒿　骨皮　广皮　芍药　功劳

顾十一　热久伤阴，暮犯为甚，干呛纳减，已有损怯根萌。稚年赋气本属，交夏至节，宜慎调之。

鳖鱼血炒柴胡　丹皮　川贝　广皮　香青蒿　知母　桔梗　茯苓

陈　秋燥加临，又经失血之后。宜清金滋水，静养为要。

北参　炒生地　茯苓　橘红　放胖海参　麦冬　料豆衣　扁豆　牛膝　藕

潘十九　腰痛偏左，每于五更，肝肾并亏，理宜补养，胁痛咳呛，防其见红，慎调为要也。

熟地　山药　麦冬　杜仲　降香　莄肉　茯苓　川贝　橘红　络石草

孙三四　去秋劳动阳升，耳鸣渐入其聪，入冬咳嗽久延，寐则舌干。显是阴虚不主奉上，宜清上摄下。

生地　磁石　川斛　枇杷叶露　麦冬　茯苓　橘红　川贝母

顾　夏令阳亢，庚金畏伏，且经梦遗损阴，咳复剧而血复发，正值土旺之期，势必然也，身微热，脉芤数。血络未得静凝，理宜和阳益阴，清肃上源，冀其应桴。

大补阴煎，加麦冬　茯苓　扁豆　藕　沙参　川斛　茅根

刘四四　阴亏之证，失音咽干，自风温袭肺延久，正气渐伤，脉濡细芤。虽发风疹，清金益液为要。

牛蒡　枇杷叶　甜杏　桔梗　连翘　绿豆衣　阿胶　鸡子清　川贝　苓皮　通草

丁四二　劳倦感邪，身热多汗，咳呛月余不已，脉气口大于人迎。宜以轻剂缓调。

玉竹　橘红　前胡　黑栀　杏仁　茯苓　川贝

张三六　得食则咳逆稍平。填纳无疑。

熟地　于术　甘草　橘红　沉香屑　黄芪　茯苓　归身　五味子　紫石英

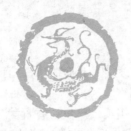

卷 二

中 风

华 风阳上旋,眩晕鼻塞,口干言蹇,防其类中。

生地 石决 钩钩 麦冬 远志炭 稽豆衣 石斛 菊花 茯苓 雪羹汤代水

杨四四 四肢麻痹,脉象软弱,总由营亏,血不养筋,恐属类中,殊可虑也。至于脘中痛,则疏肝理胃为先。

蒺藜 木瓜 茯苓 郁金汁 鳝血桑枝 香附 橘仁 归身 薏仁

沈六一 脾不摄涎,老年恐有类中之虑,与六君子加味。

六君子,加黄芪 五味 益智仁

诸七十 麻木不仁,眩晕脉弦。风阳上旋,防其类中。

熟地 蒺藜 牛膝 橘红 沉香汁 石决 天麻 茯神 柏仁 鸭血炒桑枝

陈五五 眩晕,手足不仁。防其类中。

首乌 虎胫骨 归身 茯苓 桑枝 石决 牛膝 杞子 杜仲

朱五五 掉眩麻木,防其类中。

生地 石决 川斛 牛膝 天麻 首乌 白芍 钩钩 沉香

张 肝肾阴亏,风动上旋,左目失明,不得寐,汗易泄,下部乏力,防其类中。

炒生地 茯神 柏仁 石决 淮麦 制洋参 柏仁 枣仁 麦冬 川斛 南枣

毕五五 胆虚中正无权,疑惧交至,脉弦为减,风阳易动,防其类中。

熟地 五加皮 木瓜 萆薢 山药藤 当归 虎骨 姜黄 牛膝 桑枝

张八四 肢痿振掉,腰脊酸楚,痱风难治。

熟地 苁蓉 牛膝 川斛 桑枝 杜仲 巴戟 虎骨 广皮

郭 悸动健忘,汗易泄,手振少寐,症由烦劳过度,必血渐衰,类中可虑。宜防患于未萌。

党参 黄芪 当归 麦冬 紫石英 枣仁 茯神 柏仁 五味 淮麦

南枣　另服天王补心丹

华六五　体丰肝郁,脾湿生痰阻络,机窍不利,不饥纳少,语言謇涩,此属痱中之根。

霞天曲　茯神　生香附　黑山栀　竹茹　菖蒲　远志　胆星　橘红

又　脉左弦右滑,痰火生风,故左额胀痛,仍以和阳熄风,化痰去湿。

石决　天麻　半夏　茯苓　竹沥　钩钩　黄菊　橘红　益智　姜汁

汤四四　痱风不易复元,小便余沥,固摄奠疑。

熟地　川斛　茯苓　远志　巴戟　麦冬　黄肉　苁蓉　菟丝子　五味
杜仲　桑寄生

朱六十　骤然咽痛,舌本强,苔黄,头摇手振。由阴亏肝风挟痰,上凌清窍,中厥根萌。先以咸苦和阳,再商治本。

羚羊角　元参　茯神　橘红　钩藤　鲜生地　石决　川斛　竺黄　雪羹
汤煎

朱　壮盛年岁,舌本强,言謇眩晕。素多痰浊阻络,太阴厥阴主治。

异功散,加半夏　天麻　竹沥　石决　远志　姜汁

又　言謇舌强久矣,渐至腰楚足酸,左股无力,转侧不舒,脉形小弱,右微数。此肝脾肾三阴并亏,日萌痱中之机,当究其本为要。

人参　生地　远志　杜仲　苁蓉干　天冬　麦冬　菖蒲　巴戟　竹沥
姜汁

杨三一　痿躄四月有余,脉濡小涩,语言不利,痱风之象。腹痛,大便或溏或结。姑从中治,宗《内经》独取阳明之义。

黄芪　茯苓　牛膝　广皮　砂仁　桑枝　白术　木瓜　虎骨　当归
白芍

又　痿躄不减,脉仍微细。前议三阴亏损,痱中最难取效。

熟地　苁蓉　当归　木瓜　牛膝　砂仁　虎骨　巴戟　杞子　广皮
桑枝

陈　痱风有年,秋分节,风阳复动,面色赤而目左顾,汗易泄,舌色绛,时形搐搦振掉,总属水亏,木失滋涵,变端有不可测者。幸脾胃尚佳,冀其资生之药饵草木,非所恃也。拟方商正。

人参　麦冬　五味　枣仁　燕窝粥　石决　川斛　茯神　柏仁　雪羹汤
代水

陈　陡然寒栗龄齿,逾时康复,此亦痱风变幻。考金匮云:心中虚,恶寒不足者。与此适符。仲景用侯氏黑散填塞空窍之法,然用古而不必泥于古也,当祖其意而通之。

人参　牡蛎　石决明　枣仁　五味　茯神　龙骨　紫石英　麦冬　矾澄

流水煎

　　邹五四　手足麻木,已经一载。丹溪云:麻属虚,木是痰。类中可虑。

　　熟地　当归　桂枝　杜仲　桑寄生　虎骨　杞子　牛膝　竹沥　姜汁

　　李　水亏于下,阳浮于上,舌本强,言蹇头痛,厥阳化风挟痰,类中之象。脘痞不舒,兼理气分。

　　熟地　远志　石决　牛膝　胆星　天麻　苁蓉　菖蒲　川斛　钩钩　竺黄　沉香

　　蒋五八　偏枯在右,下部无力,须培血中之气。

　　首乌　黑芝麻　归身　川斛　牛筋　黄芪　石决明　牛膝　杜仲

　　冯四七　跌扑伤损,尻髀股膝痛楚,舌黄泄泻,由肝肾衰惫,湿复太阴,足三阴同病也,痱风难治。

　　萆薢　木瓜　茯苓　砂仁　焦术　虎骨　泽泻　鳝血炒桑枝

　　华二四　偏枯在左,宗丹溪养血以通络之痹。

　　熟地　归身　杞子　桂枝　广皮　虎骨　牛膝　木瓜　桑枝　竹沥　姜汁

　　朱四五　咳血已止,足痿乏力,舌本渐硬。此痱中根萌,未能速功。

　　熟地　茯苓　寄生　麦冬　木瓜　虎骨　牛膝　川斛　扁豆　还少丹

　　何五九　下虚上实,眩晕耳鸣,足软乏力,皆类中根萌。近复肝络失畅,郁勃宜慎。

　　苁蓉　石决　杞子　川金　柏仁　归身　川斛　牛膝　钩钩　另服磁石六味丸四两

　　朱　据述寒栗则厥,厥后善笑,针于脘中乃苏。此浊痰上凌心位,心邪有余,故笑也。古人都以龙雷定论,即以石顽法治之。

　　附子另煎冲　菖蒲　龙骨　胆星　郁金　川连　远志　茯神朱砂拌　贝母

　　又　昨进降浊阴,通灵窍,奠安神明等法。心中仍恶寒不足。再仿仲景侯氏黑散。

　　桂枝　细辛　防风　龙骨　当归　干姜　远志　甘菊　牡蛎　甘草

癫　痫

　　沉　癫痫频发,从厥少治。

　　羚羊　菖蒲　丹皮　郁金　石决　远志　连翘　桑叶

　　又　丹溪云:痫厥根于龙雷,潜阳介类为宜。

　　羚羊　牡蛎　连翘　元参　石菖蒲　石决　龟板　丹皮　远志　郁金汁

　　过　痰火上蒙,防其痫厥。

天王补心丹四两　白金丸二两　和匀开水送下四钱

曹十三　风阳骤起,时或瘛疭为厥,恐其成痫疾。

羚羊　石决　胆星　茯神　石菖蒲　钩钩　郁金　橘红　丹参

朱五十　疑惧健忘,乏力,胆虚中正之官失职,仿天王补心丹。

生地　天冬　枣仁　丹参　远志　南枣　当归　麦冬　柏仁　茯神
淮麦

华　风阳未息,巅顶痛仍不休,脉弦为减,长沙之旨也。下实虚上实,素嗜酒,舌苔滑腻,挟湿生痰,今厥暂止,发亦甚,易预防之道,须推介类静药和阳,佐以挟正利痰,冀其应桴。

人参　茯神　熟地　川斛　远志　牡蛎　龟板　阿胶　生白芍　雪羹汤煎
另服白金丸

又　前议滋填潜降,治其本也。考之古训癫痫病发于阴,情志内伤,痰气阻遏机窍,郁勃阳升,此致病之由也。诊脉弦大而迟,舌苔浊腻,胃少纳谷,见象一班,上午稍得朗,下午善欠多寐,头风未息复厥,奈何拟方备商。

六君子汤,加石决　竺黄　远志　钩钩一两煎汤代水　另服白金丸

虚损 附:失血、衄血,兼咳者见咳嗽门中

陆十八　劳倦寒热,温之以气,《内经》法也。

党参　桂枝　鳖甲　茯苓　生姜　首乌　炙草　丹皮　广皮　大枣

又　前方有效。

桂枝　青蒿　鳖甲　茯苓　生姜　炙草　丹皮　当归　陈皮　大枣

许三八　劳倦乏力,经曰:形不足者,温之以气。

党参　冬术　当归　桂枝　砂仁　黄芪　炙草　茯苓　香附

黄五九　向有漏疡,去冬失血,阴精渐耗,无力眩晕,行动数步,便欲气逆,虚象显著。

党参　麦冬　牛膝　川斛　熟地　五味　茯神　杜仲

吴廿一　肾失封藏久矣。阴虚则阳光上亢,亢则害,承乃制,经义昭照。屡经失血,金水同治。

熟地　天冬　杜仲　川石斛　牡蛎　麦冬　湘莲　茯神

王廿七　下虚上实,乙癸同治。

熟地　石决　川斛　女贞子　萸肉　沙苑　茯神　旱莲草

王　阴虚,滋养矣。然纯阴之品,未能克复。生精之机,宜兼益胃为稳。

生地　麦冬　川贝　绵芪　党参　扁豆　川斛　茯神

倪　病久元神亏损,微有寒热,时或火升,不可苦寒伤胃,试思正不旺而终

不降耳。拟方：

于术　首乌　归身　青蒿　大枣　茯神　党参　广皮　生姜

又　及盗汗怯冷,寒热未已,营卫交虚,此病后治法不同于初起感冒也。

于术　茯神　鳖甲　首乌　浮麦　黄芪　枣仁　牡蛎　广皮

王四四　下部乏力,耳鸣便艰。经云:精不足者,补之以味。

熟地　沙苑　杜仲　茯神　龟板　鱼胶　猪腰　川斛

朱四四　积劳伤阳,阴失其守,以致去年骤然失血。经曰:阳络伤则血外溢也。然血既去阴必伤,时值盛夏,阴不配阳,故身觉热而不耐劳动,势所必然。诊脉颇有力,非有余也,仲景谓之为减。胃纳甚少,亦宜柔药养之。又曰:胃为阳土,得阴自安。拙见备商。

生地　川斛　茯神　地骨皮　藕　麦冬　白芍　扁豆　料豆衣

高三七　劳倦乏力,面无华色。经曰:形不足者,温之以气。

归芪建中汤,加广皮

陈廿八　营血不充,甘温养之。

上芪　甘草　茯神　木香　冬术　当归　枣仁　大枣

周　气口脉大,身微热,恶寒不知味。治从劳倦门。

黄芪　陈皮　升麻　伏苓　砂仁　冬术　甘草　柴胡　当归

朱　水亏火炎,水火未得既济之功。脉弦数,舌绛,小便艰涩。姑参造化之理,黄河之水天上来,人身则金能生水,水生则肝有制,胃有资矣。丹溪隔隔治法,同一义也。若以通利之剂,当无是理。

天冬　百合　秋石　麦冬　燕窝　竹叶

又　诛伐过多,胃气太伤,不容谷食,大便溏泄,中宫乏砥柱之权。舌绛无苔,柔土少津液之布。脉来数大,非有余也。仲圣脉法为减耳。拟金匮麦门冬汤益胃生津,望其安谷。

人参　麦冬　茯神　扁豆　炙草　粳米　橘红　香稻叶　建兰叶

徐二九　大吐衄血并发,经旨阳络伤则血外溢也,症势至险。姑凉胃泻冲法。

犀角地黄汤加牛膝　茯苓　麦冬　泽泻　茅根　童便

陈二七　左半胁背引痛,频吐紫血,络瘀之象。宜仲淳法。

山膝汁　茜草　牛膝　藕节　归须　生地　郁金　茯苓　料豆衣

冯三三　失血损阴,本宜补养,但偶兼外邪,头胀鼻塞。姑与龙脑鸡苏意。

生地　桑皮　川贝　薄荷　地骨皮　玉竹　杏仁　枇杷叶

钱十九　先天赋弱不充,咽干微热,症已久延。仿钱仲阳法。

六味,加麦冬　元参　另服六味

宋四五　脉弦数大,阴损阳浮,大便艰涩。法宜滋养。

生地　元参　芝麻　天冬　茯神　柏仁　桑叶　麦冬

杜　曾失血,脘中痛,络瘀之象。宗仲淳法。

降香汁　楂炭　延胡　郁金　红曲　归须

王二七　屡曾失血损阴,髀股酸楚麻软,下元不足,有诸法填补,合虎潜法。

熟地　虎骨　茯苓　沙参　杜仲　牛膝　黄柏　杞子　麦冬　桑枝　藕

吴四九　屡失血,气逆而短,更有漏疡宿疾,填补无疑。但胃纳甚少,寒热无期,治非易治。

熟地　紫石英　沉香汁　青蒿　藕节　麦冬　北沙参　茯苓　丹皮　糯稻须

何六三　右半腹蠕动,饥则剧。治从建中。

小建中汤,加归身　杞子　牡蛎　茯神　沉香

徐三二　酒客寒热目黄溲赤,呕吐紫血,脘痛,络瘀之象。兼之湿热,症属两歧。以意图之。

川金汁　黑栀　茵陈　半夏曲　泽泻　紫降香　山楂　赤苓　橘红红曲

马二四　自服皂荚子,辛开太甚,肺失其合,且久羔元虚。姑与益胃生金法。

麦冬　扁豆　干百合　骨皮　生蛤壳　玉竹　川贝　款冬花　桑枝

朱十一　先天不足,耳失其聪。

生地　杞子　山药　远志　磁石　石决　茯苓　菖蒲

徐四六　泻冲治衄,是景岳法。然纳谷减少,以和阳益胃。

生地　川斛　茯苓　阿胶　藕汁　白芍　牛膝　广皮　扁豆

尤三八　调补真阴,以充髓海。

熟地　杞子　鹿角霜　杜仲　山萸　当归　鹿角胶　川斛

过六五　向素内热,心阳独炽。

细地　金斛　麦冬　料豆衣　竹心　山栀　茯神　生草

张三四　微寒热,频作无时,阳维为病。

归身　白芍　细地　甘草　白薇　丹皮　桂木　生姜　大枣

朱三六　嗜酒伤肺,屡失血,咽痛、痰黏作渴,阴津不主上奉,恐延损门。

炒生地　知母　麦冬　人中白　枇杷叶　元参　贝母　霍斛　鸡子精

吴二六　久羔渐至形瘦肉削,咳呛,损及中州,坤厚日馁。理属难愈。

党参　茯苓　扁豆　砂仁　桔梗　白芍　于术　甘草　山药　薏仁　贝母　香稻叶

岳五六　胃不思谷,损门最为可虑。

洋参　麦冬　沙参　扁豆　茯苓　川石斛　白芍　橘白　香稻叶　藕

朱五六　呕见紫黑血,脘中痛,平素好饮热酒。丹溪云:瘀留胃口有诸。

旋覆花汤,加归须　川金　山楂　红曲　桃仁　麦冬　降香汁

曹二五　失血屡发,发则盈碗,此冲阳升逆过胃,胃为都会之地,故见端若此也。但气上少纳,胃食颇钝,中乏坐镇之权,恐交节反复甚易耳。

洋参　黄芪　茯神　扁豆　棋子青铅　麦冬　熟地　川斛　地骨皮　十大功劳

陈　交大节,阴虚阳升,血症复发,每于戌亥为多。龙相少藏,血随气上也。诊脉芤弦,填下摄纳为主。

炒生地　阿胶　牛膝　川斛　茯苓　龟板　牡蛎　青铅　扁豆　藕节

倪十六　远行劳倦,两经失血,时或腰楚,内伤之象。

六味,加牛膝　杜仲　猪腰子

朱三四　损其肺者,益其气。

党参　茯苓　麦冬　川贝　上芪　橘红　蛤壳　地骨皮　白元米汤煎

杜十七　盗汗乏力,补养固卫。

生芪　牡蛎　茯神　冬术　浮麦　柏仁　地骨皮　枣仁　白芍

吴二八　热久,寝食如常,起自下肢,与壮水之主。

知柏八味丸煎服。

丁二八　内伤不足,寒热无期,盗汗颇多。

黄芪　首乌　川斛　牡蛎　白芍　茯苓　枣仁　煨姜

胡十八　阳络伤则血外溢。

生地　川斛　茜草　茯苓　牡蛎　白芍　藕节　扁豆

丁二七　漏疡暗耗久矣,封藏不固,正涉地气司升之候,络血沸腾,咳呛不已,兼之滑泄,或为盗汗,脉芤细数,皆是咎征。

炒熟地　北沙参　牡蛎　茯神　藕节　龟板　麦冬　川斛　茜草

陆二七　脉濡细,阴虚及阳,身热消瘦,汗出已多,外卫不固,虑其损怯。

黄芪　茯神　生地　五味　淮麦　麦冬　枣仁　白芍　柏仁　南枣

吴三一　鼻衄不止。宗仲景当从冲脉治。

大补阴丸,加丹皮　血余　川斛　牛膝　藕节

孙　大鼻衄,兼行浊道为吐。始于泻冲法,兼以镇逆。

大补阴丸,加牛膝　牡蛎　紫石英　川斛　扁豆　侧柏汁

赵十四　童真衄血,赋卑不充。

炒生地　山药　牛膝　丹皮　藕节　料豆衣　茯苓　麦冬　泽泻　另服六味丸四两

黄五九　向有漏疡,去冬失血,阴精渐耗,无力眩晕,行数武,便欲气逆,虚象显著。

熟地　麦冬　茯神　川斛　党参　苁蓉　五味　牛膝　杜仲　砂仁

张十九　血行清道为衄,甚至精明穴。向曾牙宣,体质阴亏,阳光易亢,平补三阴。

六味,加阿胶　牡蛎　广皮　侧柏叶

翁　恙久阴阳偏胜,正值经行,水愈亏而阳越亢,热势转甚,腰楚怯弱,良有以也。年逾五旬,冲任不固,八脉交损,以致见象非一。脉形虚芤带数。总以和阳育阴为要。

细生地　女贞子　牡蛎　茯神　杜仲　金石斛　旱莲草　白芍　枣仁　藕

又　前方颇觉安适,然阴虚阳浮,未见克服,便为之损。幸胃纳稍振,所谓精生于谷,亦有生长之机。俟一阴来复,如何。

三才汤,加茯神　金斛　牡蛎　玫瑰露　枣仁　白芍　女贞　藕

顾　耳失其聪,平补三阴。

六味丸,加川斛　磁石　细石菖蒲汁

顾二十　热不止,起于涌泉,下午入夜则剧,经断,脘痛时呕,脉来虚数,劳损见端,草木难期速功。

香附　郁金　熟地　金斛　茯苓　丹皮　十大功劳　益母胶

潘十七　足胫枯瘦,麻木不仁,脊驼肋突,经来复断,先天精血不充,损症难愈。

熟地　桂枝　牛膝　当归　杞子　猪脊髓　鳝血炒桑枝　虎骨

蔡四一　《难经》云:阳维为病苦寒热,此之谓也。平素奇经不固,兼之肝气,治宜两顾。

当归　丹皮　白薇　沉香　香附　湘莲　鹿角霜　白芍

张三二　失血后,心痛彻背。与育阴和阳。

生地　参三七　茜草　川斛　郁金　料豆衣　茯苓　麦冬

华　腰楚颇重,议以补肾。

熟地　杜仲　当归　川断　沙苑　川斛　茯苓　胡桃　另服青娥丸二两

张六二　脏躁欲哭,咳呛咽干。宗仲圣法。

炙草　知母　红枣　玉竹　川贝　茯神　麦冬　淮麦

顾四八　右一侧眠,气虚之征。

党参　炙草　茯苓　蛤壳　麦冬　五味　橘红　川贝

陈二九　脉左搏大,阴虚阳浮,以致鼻衄走阳,上下耗损,势非轻浅。

炒熟地　牡蛎　杜仲　茯苓　龟板胶　黄肉　川斛　莲须　菟丝子

毕二一　失血损症,滋养是矣。胃少纳谷,频欲呕吐,子病及母为难治。经停,咳呛,骨蒸微热,盗汗,脉数,见象甚著。

党参　半夏曲　茯苓　青蒿　左秦艽　麦冬　陈黄米　金斛　鳖甲　炒

乌梅

刘二五 虚体不耐烦劳，行动则气易逆，时或梦遗火升，素患血症，理宜填纳，下体湿疡，议先平补。

六味丸，加盐水炒川柏　杜仲　黑壳莲

（噎）膈反（胃）

陆五四 胸痛妨食，脉涩而结，胃口当有积瘀，易成噎膈，丹溪之谓也。
旋覆花汤，加桃仁　降香汁　楂炭　沉香汁　归须　川金汁　红曲

汪 食则噎，大便燥。关格可虑。
半夏　麻仁　苁蓉　归身　枳壳　沉香汁　姜汁　苏子　牛膝　柏仁
白蜜

汪五六 损劳耗损心营，肝络失和，腹痛嘈杂，妨于食，饥则剧，大便燥，其咎显然。
旋覆花汤，去葱，加归尾　郁金　茯神　柏子　沉香汁
又　仿济川煎合大半夏法。
苁蓉　牛膝　半夏　郁金　柏子仁　当归　枳壳　白蜜　沉香汁

李四八 脉经云：下手脉沉，便知是气，脘痛妨食，膈症之渐也。姑与通络方加味。
旋覆花汤，加郁金汁　生姜　茯苓　鸡谷袋　红曲　半夏　橘红

胡六三 脘痛妨食，大便难涩。关格之象。
旋覆汤，加归尾　楂炭　枳实　川金汁　柏仁　麦冬　芝麻

周四十 胁痛吐紫黑血，脘噎，便燥。治宜通络为主。
旋覆花汤，加川郁金　桃仁　柏仁　乌芝麻　麦冬　归尾　楂炭

杨五四 旬日不大便，呕不容谷，遵经旨"胃气以下行为顺"立方。
苁蓉　川朴　桑叶　归身　半夏　牛膝　茯苓　芝麻　橘红

许六三 脉迟而紧，腹痛大便不爽，宜温泄厥阴，久延虑其关格。
吴黄　白芍　乌药汁　韭根　归须　楂肉　醋青皮　沉香汁

吕五一 王太仆云：食入反出，是无火也。气欲上逆，宗仲景镇逆温中法。
旋覆　半夏　丁香　郁金　赭石　生姜　蔻仁　牛转草

钱六九 寸关脉弦，郁在肝胃，脘痛妨食，恐邻于膈。
旋覆　归须　郁香汁　楂炭　降香　新绛　柏仁　红曲　麦芽　韭根

葛四六 昔贤云：噎属上焦。治从气分。
益智　半夏　枳实　香附　牛转草　郁金　苏梗　桔梗　沉香汁　鸡内
谷袋

邵四六 噎气不除，宗仲景法。

旋覆 半夏 橘红 公丁香 赭石 茯苓 蔻仁 沉香汁

陈五三 脘痛噎塞而吐，东垣云：上焦吐者从于气。

四七汤，加益智 郁金 竹黄 橘红

费三九 朝食暮吐，渐延脘痛，脉短细涩，中阳式微，胃反重症。

公丁香 半夏 牛膝 紫石英 胡芦巴 益智 茯苓 煨姜 沉香叶

查五九 胃阳式微，传化失职，胃反重症。

半夏 丁香 白蜜 茯苓 广皮 生姜 沉香 柏仁 麦芽 乌芝麻

梅五八 胸痹颇效，朝食暮吐，反胃之象。

半夏 吴萸 枳实 茯苓 白蜜 生姜 丁香 乌药 蔻仁 乌芝麻

顾五一 脘痛大便燥，脉细涩。关格可虑。

旋覆花汤，加归须 郁金 蒌皮 枳壳 芝麻 柏仁

周四一 脘痛稍可，噎塞仍然，转从会厌吸门求之。

紫菀 桔梗 苏梗 郁金 白坛香汁 杏仁 橘红 旋覆 益智 鸡谷袋

方二四 噎气不除，宗长沙夫子治意。

党参 半夏 郁金 苏梗 旋覆 赭石 茯苓 沉香

方 噎气不除，前以镇逆温中未效，佐以填补，参景岳法。

枯熟地 归身 炙草 党参 沉香汁 旋覆花 代赭石 干姜 茯苓 橘红

谢四六 脉象稍软，噎塞亦减，均属佳兆，仍前法。佐以气血有情之品开之。

党参 麦冬 姜汁 竹沥 鸡谷袋 半夏 柏仁 虎肚 沉香汁

又 膈象颇减，虽能纳而食止，上脘则仍有阻滞之状，无非痰气使然也。缓以图之，去痰务尽。

党参 半夏 竹沥 紫菀 苏子 覆花 麦冬 姜汁 智仁 虎肚

许四六 膈塞呕吐，张鸡峰谓神思间病。诊脉细弱，少神，理难图治。

党参 沉香 智仁 杵石糠 半夏 姜汁 郁金 竹沥

许 膈象稍开，未得大便。

党参 半夏 麦冬 智仁 苏梗 当归 柏仁 白蜜 郁金 竹沥 姜汁

谢四六 痰为即形，气则无质，气行则痰行，气滞则痰滞。昔贤云：随气升降而开阖者也，而开阖之机又全凭元气，刻交大节，人身一小天地亦承受之而变迁，此所谓开而复合之，即闭之谓也。扶正开痰利窍，以尽人事。

人参 狗宝 竹沥 姜汁 沉香汁 半夏 麦冬 苏子 虎肚 牛转草

朱二三 噎气不除，宗旋覆代赭法似矣。然延久中虚素证，湿胜故口甜酸

浊,明是脾胃不司运化,议六君加味。

六君子,去草,加佩兰　沉香　建曲　砂仁

方四九　脘痛,噎塞妨食,曾吐紫黑血,络瘀气痹防膈。

旋覆花汤,加归须　桃仁　红曲　降香汁　柏仁　川金　麦芽

何五六　好饮者,湿聚痰瘀,易成关格,不可不慎。

半夏　吴茱萸　茯苓　川金　乌药　鸡距子　陈皮　生姜

张六一　肝胃不和久矣,停痰浊聚积瘀痛偏左半,气升则呕吐,形色如败酱,大便或通或结,皆是呇征。诊脉弦而涩,高年气血自衰,关格可虑也。

小半夏汤,加茯苓　参三七汁　牛膝　楂炭　降香屑　红曲　紫石英
另服参须四分

张　反胃呕吐,甚至守藏之色,胃几备矣,胃愈虚肝愈横,上升之气自肝而出也,或嘈杂喜甜,或䐜胀难忍,其呇显然,脉象反弦。宗长沙夫子镇逆安胃方,亦背城之计也。

人参　半夏　干姜　川楝　橘饼皮　旋覆　代赭　茯苓　牛膝

邹四二　食下则痰涎上泛,上升之气自肝而出也,反胃之渐。

旋覆　半夏　茯苓　益智　橘饼　代赭　竹沥　姜汁　苏子　杵豆糠

顾　土太仆云:食入反出,是无火也。镇逆温中未效,症经五十余日,口不渴,食不运。参釜底加薪。

附子理中汤,加半夏　枳实　茯苓　橘红　米蛀虫

又　反胃是下焦病脉,虚而迟,脘征痞痛。仍前法釜底加薪。

附子　于术　炙草　青皮　广皮　党参　姜炭　半夏　麸枳实皮　戊腹粮

过　仲圣云:食谷欲呕吐,此属阳明也。吴茱萸汤主之。

吴萸　淡干姜　茯苓　益智　党参　半夏　谷芽　广皮

张五一　反胃五十日,吐出秽浊气味。土败木贼,瘕聚攻冲,腑气失司下行,大便不通,脉症已属重险,殊难措手。

川楝　半夏　白芍　金铃子　吴萸　乌梅　姜汁　茯苓　党参　陈黄米煎
汤代水

僧四四　脉濡而细,咳痰而呕吐,痞胀瘕攻,不大便。阳衰浊聚,饮挟肝气乘胃,恐延关格,不可忽视。

半夏　甜杏　沉香汁　枳实皮　乌芝麻　姜汁　竹沥　橘红　生白芍
苏子　半流丸空心开水送下

谢五六　痰气交结,机窍失和,食下时或呕吐,传道变化失职,大便艰阻,诊脉弦滑而迟。恐延关格之累。

半夏　苏子　橘红　杏仁　郁金　姜汁　芝麻　蒌皮　竹沥　皂荚子

邹二八　脘中稍宽,嘻则痰泛。此气分病。

半夏　麦冬　苏梗汁　枳壳　橘红　姜汁　竹沥　沉香汁　桔梗

华　络痹气阻,纳食妨碍。

旋覆花汤,加郁金汁　归须　楂炭　砂仁　焦红曲　柏子仁　大麦芽

曹七十　呕吐痰浊已多,胃虚不容谷食。太仆云:食不得食,是有火也。诊脉弦滑带数,宗仲圣法,参丹溪治意。

人参　半夏　麦冬　橘白　川连　白芍　乌梅　陈黄米

方五四　脉细涩,为气血之亏,妨于食而虚里刺痛,大便艰涩,是属咎征。宜养肝阴,和肝络,不致有关格之虑为幸。

归须　川金汁　麦芽　桑叶　柏仁　新绛　红曲　火麻仁

遗　精

谢　阴精易泄少藏,耳为之苦鸣。

熟地　黄肉　山药　杜仲　天冬　杞子　牡蛎　沙苑　茯神　菟丝　鳔鱼胶　桑螵蛸

吴三三　病后不复,精肉不固。

熟地　龙骨　茯苓　五味　鳔鱼胶　川斛　牡蛎　菟丝　沙苑　湘莲

陈　梦遗连发,阳升又经失血,幸中州无故。壮水摄纳,子母兼顾。

大补阴煎,加牡蛎　北沙参　川斛　麦冬　青铅　茯神

钱　封藏不固,滑泄频频,肾脉上循喉咙,呛咳失音,良有以也。

生地　川贝　黄芪　麦冬　党参　扁豆　茯神　川斛

程　血去阴伤,且兼梦遗,虚阳易动。宜介类潜之。

龟板　熟地　杜仲　川斛　金樱子　牡蛎　山药　湖莲　芡实　猪脊髓

王四四　真阴太亏之体,涉四月阳升之时,病之不愈,固无足怪,然浊转加而精关不固,最为变剧之端,颇属棘手。姑拟人参固本丸为主,望其转机如何。

人参固本,加五味　山药　川斛　黑壳莲子

过五二　便后滞积,左半腹痛,觉气坠而欲大便,知其清阳不升,肝脾同病也明矣。且兼梦遗,胃不思纳,亦由气分太泄,所以精关不固,肾中阳衰,胃阳亦不振矣。议与脾肾同治,宗仲淳意。

于术　炒枯砂糖　谷芽　湘莲　荷叶　生菟丝　白芍　茯苓　广皮砂仁

薛二五　症经四载,初因白浊,继而梦遗,后复无梦而泄,关锁迨废,肾失封藏,殊可虑也。

熟地　龙骨　益智　杜仲　桑螵蛸　黄肉　牡蛎　川斛　芡实　金樱子

华三十 淋浊梦遗,为肾失封藏,龙火易动。宜壮水潜阳固摄。

熟地 杜仲 茯苓 川斛 菟丝子 湘莲 牡蛎

过五五 肝肾阴亏,封藏失职,脉象微弦,风阳易亢。治从乙癸同源之义。

生地 茯苓 女贞 黄菊 川斛 杜仲 杞子 湘莲

朱三二 脾不能运,肾失封藏,相火易动,大便燥涩,水固亏而滋腻难投,脾恶湿也。然理脾碍肾,用药颇难,以意为主。

霞天胶 炒于术 茯神 杜仲 建莲 醋香附 怀山药 柏仁 川柏 砂仁 猪脊髓

又 前方颇安,胀得宽而余沥未已。肝主疏泄,肾失封藏,最难参合。立方颇为不易。

霞天胶 炒于术 杜仲 川斛 黄柏 煨木香 茯神 香附 牡蛎 湘莲 猪脊髓

张 肝脾之气不和,少腹攻触作楚,又经梦泄,肾真不固,尤为吃紧处矣。大便稍干,胃气略开,此为休征。脉濡小,尺部微弦。协和肝脾,兼摄下焦。

人参 于术 茯苓 木香 砂仁 益智 菟丝 湘莲 白芍 玫瑰露

孙三八 症经数载,或差或剧,中年肾真不固,开合之机废弛。宗丹溪法。

大补阴煎,加川斛 茯苓 杜仲 秋石 车前

徐三五 交节龙相少藏,又经梦泄。脉象濡弦。填阴摄固奚疑。

大补阴煎,加茯神 菟丝 杜仲 五味 牡蛎 湘莲

王廿一 梦遗损阴,又曾失血,下虚上实,腰楚眩晕。乙癸同源主治。

炒熟地 石决明 川斛 女贞 黄肉 沙苑 茯神 旱莲草

陆三十 下虚则眩,肾失封藏。

六味,加石决 杜仲 牡蛎 湘莲

华十四 肾失封藏。

熟地 黄肉 杜仲 湘莲 芡实 金樱子 龙骨 牡蛎 川斛 砂仁
另服威喜丸

陈三七 大鼻衄不止,兼之滑泄。此肾失封藏,厥阳上冒。

大生地 龟腹板 牡蛎 川斛 芡实 建莲 白芍 茯神 料豆衣 侧柏叶

陈二十 封藏不固,阴失其守,阳旷其卫,盗汗渐热。曾经痰血,损怯渐著。

生地 党参 茯神 川斛 玉竹 地骨皮 杜仲 十大功劳 麦冬 建莲

华十九 脐左动筑筑,盗汗梦遗,皆肝肾下虚使然。

熟地 牡蛎 沙苑 杜仲 川斛 湘莲 紫石英 柏子仁 茯神 砂仁

费三五 梦遗,久而滑泄腰楚,肾失封藏,理宜固摄。兼之肝胃积饮,发则

口甜脘闷，佐以交感丹。

熟地　牡蛎　茯神　菟丝　香附　广皮　杜仲　湘莲　砂仁

朱三四　复因嗔怒动肝，相火寄旺，翕然妄动，精泄莫制。经旨乙癸同源，潜阳固摄。

大补阴煎，加牡蛎　茯神　菟丝　砂仁　怀药　五味　建莲

徐三四　症因惊恐而作，惊则伤心，恐则伤肾，心肾失交，故多梦悸动，精关淋沥，脉虚弦涩。治宜摄固。

枯熟地　黄肉　山药　茯苓　五味　菟丝　牡蛎　建莲　杜仲　另服孔圣枕中丹

陈二二　固摄精关，复方之制。

丸方：生地　杜仲　牡蛎　山药　茯苓　菟丝　龙齿　黄肉　沙苑　五味子　桑螵蛸　猪脊髓　建莲　龟胶　鱼胶

淋　浊

陆三六　淋浊妨溺，通补兼施。

大补阴合导赤散，加茯苓　菟丝

王三七　内热腰楚，血淋。

六味，加龟板　牡蛎　杜仲　侧柏叶

叶二六　浊后溲频余沥，茎中痛，症延已久。议壮水摄固。

六味，加杜仲　龟板　川斛　秋石

钱　去冬滞下，湿热不清，逗留二腑，早间大便粘腻，小溲不爽，势欲淋浊，由操劳失分清浊，分理开中为先。

草薢　生于术　广皮　枳壳　海金沙　益智　茯苓　泽泻　车前

徐二四　淋浊茎中痛，上为目疾，肝肾虚火上炎。先以导赤法使其下降。

导赤散加丹皮　茯苓　川斛　青盐　料豆衣

万十七　溲色血白而痛。议以湿热治例。

川楝子　茯苓　木通　丹皮　盐水　川柏　草薢　细生地　黑山栀

王五三　浊结而精窍觉动，亦属肾气下泄。仍宜固摄方。其溲便不清，兼调溺窍，通补兼施为是。

熟地　龟板　沙苑　鱼胶　莲须　川斛　木通　草梢　青盐

丁十五　精未满而浊下不止，经旨肾司收藏，又中气不足之谓欤。始拟平补三阴，遵薛氏法。

六味加于术　建莲　另服威喜丸四两

徐二六　经云：肾者主水，受五脏六腑之精而藏之。今则封藏失职，水渐亏

169

而火渐亢,斯百病生矣。诊脉颇弦,长沙脉法谓之减也。甚至遗滑无度,将有淋浊之虑,最难图治。拙见以壮水为主,俾得水火无偏胜之忧,斯阴平阳秘,始克有济耳。静养维持,尤宜加意于药石之先。

熟地　龟板　萸肉　山药　杜仲　石莲　龙骨　牡蛎　川斛

金二七　相阳内亢,溲赤茎中痛,已及年余,议宗丹溪法。

大补阴合导赤,加茯苓　秋石

鲁二八　白浊三月不止,而溲不通。宜平补固摄。

六味,加牡蛎　川斛　杜仲　白螺蛳壳　威喜丸四两

杨　血淋延久,真阴大伤,溲数而余沥作痛。以泻南补北,壮水制火。

大补阴丸,加茯苓　甘草　秋石　泽泻　料豆衣

岳五十　淋浊作楚,通摄并济。

鲜生地　木通　知母　川柏　杜仲　茯苓　草梢　菟丝　广皮　秋石

华四六　腰楚血淋,溲痛。通补兼施。

大补阴煎,加木通　草梢　琥珀　杜仲　料豆衣

王七二　劳倦伤肾,血淋未已,风阳上旋,头晕,牵掣痛楚。宜乙癸同治。

生地炭　木通　草梢　女贞　黄菊　石决明　阿胶　川斛　白毛夏枯草　丝瓜络　雪羹汤代水

过三六　劳力伤肾,湿气下注为浊。

炒生地　知母　黄柏　草梢　杜仲　木通　竹叶　茯苓　草薢

虞五十　阴虚龙相少藏,淋浊淹延不止。

大补阴煎,加萸肉　怀药　茯苓　菟丝　湘莲　秋石

谢五六　淋为冲任内伤,痛在少腹,二便均不通爽,固涩未稳。

乌贼骨　丹参　阿胶　龟板　川柏酒炒　茜草　黄芩　杜仲　车前　秋石

又　淋久渐欲闭癃,气下坠,朝轻暮重,得暖稍适者,阴中之阳不振。故徒恃滋填无益也。

补中益气,加东垣滋肾丸

又　前方益气升阳,闭癃气坠均减,少腹酸楚,究是冲任内伤。仍前法加减。

补中益气,加杞子青盐炒　猪脊髓

薛　先曾血淋,继则溲浊,肾阴固亏,脾元亦弱,故食后不运而疮痍,此可征也。正值湿土司令,入夜微热盗汗,脉虚,最易延入损门。仿立斋先生治意。

六味,去萸肉,加于术　川斛　益智　草薢

胡二七　水亏龙相少藏,败精阻窍,固有诸矣。然屡投辛香走窍,关闸渐驰,溺仍不利,开合之机失职。法宜通摄兼施,斯为王道。

大补阴煎,加木通　草梢　远志　琥珀　秋石　料豆皮　另服东垣滋肾丸

徐三五 脉弦为减,长沙之旨也。火升口干,阴精少奉,总由淋沥暗耗,故未能骤期速功。

三才汤,加鳔胶　川斛　龟板　白螺蛳壳　沙苑　杜仲　川柏 _{另服威喜丸}

邹二九 淋浊如膏,两月不愈,溲后仍痛。此内伤劳倦,湿热不清。

党参　白术　茯苓　萆薢　泽泻　车前　麦冬　草梢　黄柏　秋石

周二三 右髀股筋挛作痛,几及三月,渐延白浊,溲便不利,此肝肾内伤,湿热下注,脉形虚数,口干怯弱,殊非轻浅。

萆薢　黄柏　木瓜　虎骨　木通　车前　知母　牛膝　广皮　桑枝

徐十六 溲赤混浊,恐延血淋。

导赤散,加萆薢　丹皮　川柏_{酒炒}　料豆衣

胡六四 溲浊如痔,老年气液下脱,膏淋重症。不可轻视。

六味丸,加黄芪　菟丝　川斛　威喜丸

奚六十 滋养脏阴,通泄火腑。

大生地　龟板心　知母　川柏　秋石　茯苓　猪脊髓　车前子

曹六六 高年血淋气坠,大便常溏泄。仿补中益气法。

黄芪　冬术　茯苓　炙草　醋升麻　醋柴胡　白芍　地榆　广皮　藕

马二七 淋浊肿痛,湿火下注。

大生地　龙胆草　车前　泽泻　知母　川柏　茯苓　萆薢　草梢

金 素患淋浊,肾阴亏乏久矣。湿邪下注,海底结痈之象。舌苔滑腻,脉形弦数,见象一斑。经云:阴虚者,阳必凑之。至阴之地,龙相所居,泻南补北,莫如丹溪探本之道也。

生地_{砂仁炒}　败龟板　黄柏　知母　赤苓　泽泻　广皮　丹皮　苡仁
血珀　海金沙

任四五 淋浊如泔,月余不止。《灵枢》云:中气不足,溲便为之变也。

四君子,加川斛　牡蛎　菟丝　益智　泽泻　湘莲

华四九 血淋,结块色紫,艰涩难忍。与李濒湖治柳桥之症颇似,姑仿其意。原方用虎杖散,今人不识此草,以杜牛膝代之。

琥珀　归尾　赤芍　瞿麦　韭根须　料豆　丹参　木通　车前　杜牛膝
根_{洗打煎好,另入麝香少许}

计 白浊溲痛。

大补阴煎,加木通　车前　生草梢　淡秋石

黄 白浊溲痛,先通火腑。

导赤散,加知母　茯苓　川柏　秋石　车前

朱三二 小便频数不楚,法宜固摄。

熟地五钱　萸肉三钱　川柏一钱　龟板一两　杜仲三钱　怀药三钱　川斛三钱
蛤壳三钱　桑螵蛸炙,一钱

诸五三　痛淋赤块,先曾腹满,气血郁痹。议以通腑。

导赤散,加血珀　茯苓　料豆衣　车前

徐二三　血淋腰楚,宜通火腑,补水脏。所谓泻南补北也。

大补阴煎,加草梢　茯苓　木通　车前

钱　小便带红,兼清营分。

导赤散,加草薢　茯苓　于术　通草　丹皮　泽泻　木香　砂仁

又　丸方:

六味丸,加于术　洋参　木香　草薢　车前　川柏　蜜丸

华二六　掌心为劳宫心之荥穴,烦热已久,小溲不清。仿火府丹。

火府丹,加麦冬　黑栀　茯神　莲子

火府丹:生地　木通　黄芩　甘草,见沈氏尊生书幼科麻疹门

积　聚

查　积在左胁,久年不愈,名曰肥气肝之积也．其邪混处于血络之间,又发大疟,常在夜间,防其胀满,不易图治。

姜汁川草　金铃子　鳖甲　大枣　醋青皮　柴胡　白芍

吴　右半腹积形甚大,经言:五脏所生,肝之积也,名曰肥气。

青皮　郁金　沉香　瓦楞子　白芍　楂炭　橘核　地栗粉

陆五四　积在脘,着而不移。仲景云:五脏所生,与腑聚有关。

旋覆花汤加金铃子　归须　瓦楞子　金汁　延胡　赤芍　青皮

胡五一　伏梁在脘,积饮吐酸。

旋覆　半夏　瓦楞子　吴萸　生香附　新绛　茯苓　青皮　川金　九香虫

周四九　越人云:脾之积名曰痞气。延久渐成单胀。

厚朴　枳壳　茯苓　木香　半夏　麦芽　腹皮　车前　神曲　砂仁

劳五四　积在右为痞气。

炒枳实　醋青皮　瓦楞子　川郁金　广木香　楂炭　麦芽　沉香汁

杨六八　瘕积聚作痛,自脐左攻冲,虽大便泄气不减,知非腑病。病左肝络冲任之间,脉弦,此其咎征,喜揉按则适者,延久正虚也。议宗景岳肝之意。

苁蓉　当归　吴萸　金铃子　沉香　杞子　白芍　橘核　青皮　川椒

杨　肝为藏血之脏,痛久入络,攻喜按,大便燥,营阴亏乏可知。水不涵木,木性愈横,前议疏泄之品已多,究非治安之策,高年气血两衰,扶正通络,斯为

172

王道。

苁蓉　归须　金铃　牛膝　新绛　柏仁　白芍　延胡　郁金　芝麻

徐　软坚消癖,佐以通络。

牡蛎　桃仁　青皮　赤芍　瓦楞子　归须　橘核　楂炭　腹皮　韭根须

顾四十　湿热久蕴,二腑窒痹,胀在中脘。或愈或作。此有形无质,聚散无常。考古法非苦辛不开,宗长沙治意。

姜汁川连　生香附　赤苓　枣仁　茵陈　瓜蒌　枳壳　黑栀　泽泻

王四五　难经云:脾之积,名曰痞气,结于右胁下。

枳实　白术　木香　楂炭　瓦楞子　麦芽

纪　肝之积渐散,势欲膨,脉弦,便不爽。木乘土位,不易调治。

青皮　白芍　楂炭　车前　鸡内金　川楝　姜朴　麦芽　郁金　香橼皮

小温中丸

俞五一　尺部脉细涩,少腹硬满。血瘀见象。

当归　牛膝　延胡　香附　制军　回生丹—粒　桃仁　楂炭　腹皮　蒲黄　五灵脂

施二三　少腹痛欲上攻,经行为甚。宜泄厥阴之络。

吴萸　金铃　青皮　韭根白　当归　延胡　白芍　两头尖

肝胃 附:脘痛、呕吐

范五三　温胃泄肝。

九香虫　楂炭　红曲　吴茱萸　炒干姜　麦芽　枳壳　鸡内金

刘四八　胃阳式微,虚则补母。

干姜　益智　茯神　炙草　半夏　枣仁

又　脘痛,得食则缓。仿建中意,辛甘化阳。

橘饼　干姜　茯神　南枣　益智　枣仁

转方　痛稍缓。

小建中汤加茯苓　陈皮

冯六二　木郁胃钝。

冬虫夏草　茯苓　苏梗粉　谷芽　百草神曲　鸡内金　白芍　新会　沉香　白扁豆　青皮　砂仁　藕粉浆丸

华五二　仲景云:食谷欲呕吐,此属阳明也。吴茱萸汤主之。

吴茱萸汤,加半夏　陈皮　茯苓　芍药

华　积饮有年,呕吐痰水腻浊,甚至一二斗必倾囊而止,自言喜得小便则适,交春来其势甚剧,肢麻呃逆脉弦而迟。胃阳式微,肝木肆横,先以吴茱萸汤合半夏,茯苓,伏龙肝稍平,然察色胗脉,正气日馁,几至厥象。殊属阴途,姑拟方。

　　人参　半夏　茯苓　公丁香　陈仓米　熟附　干姜　白芍　蔻仁 _{甘澜}
水煎

　　服一剂呕止神安,稍进稀粥,且得小便甚多。

　　张二六　午后微寒热,脘中不舒,宜和肝胃。

　　苏梗　茯苓　薄荷　青蒿　益智　广皮　麦芽　丹皮　荷梗

　　许三六　不容谷,时作时止,咽中如有物状。非仲景炙脔之谓欤。遵半夏
厚朴汤治意。

　　半夏　香附　茯苓　旋覆　橄榄汁　厚朴　川连　苏子　橘红

　　许三十　脘痛嘈杂,诊脉短涩,此为郁亏。仿建中意,辛甘化阳。

　　小建中汤,加柏子仁　归身　茯神　广皮

　　周五十　症自弩力络瘀,先胸痛而渐及左胁下。与通络方。

　　旋覆花汤,加川金汁　红曲　楂炭　延胡

　　谢四九　腹痛四十余日,必致呕吐,寒热不已。其为肝厥,犯胃可知,宜戊
己汤。

　　吴萸　白芍　楂炭　郁金　乌梅　姜汁炒川连　半夏　香附　生姜

　　诸五四　中阳式微,纳谷不运,呕吐嗳腐。喻氏所谓"能变胃而不受胃"
变耳。

　　桂枝　半夏　楂炭　茯苓　白芍　干姜　吴萸　麦芽　青皮　伏龙肝

　　徐二五　呕止,不饥不食不大便。九窍不和,宜从胃治。

　　温胆汤,去草,加川朴　麻仁　益智　谷芽

　　顾五六　脘痛彻背,嗳酸,络痹。发黄与疸有间矣。宜通络和胃。

　　旋覆花汤,加金铃子　楂炭　麦芽　川金汁　延胡　半夏　红曲

　　陆四六　嘈杂无力。辛甘化阳。

　　归芪建中汤,加杜仲

　　尤三二　嗔郁,寒热脘痞,脉弦细数。经义"木郁达之"。

　　柴胡　丹皮　川金汁　香附　神曲　薄荷　白薇　黑栀　苏子　砂仁

　　朱五十　肝气频发,脘痛嘈杂,甚则多畏惧。宜养肝之体,理肝之用。

　　当归　茯神　石决明　郁金　细生地　柏仁　枣仁　川斛　沉香汁

　　孙五一　不饥不纳不大便,左目失明。木郁化风乘胃,宜降宜和。

　　川斛　麦冬　郁金　白芍　桑叶　黄菊　石决　蒌皮　广皮　芝麻

　　陈三四　脘痛,喜饮暖酒。营虚感寒,辛甘是议。

　　桂枝　当归　益智　炙草　白芍　郁金　大枣　生姜 _{炖酒露过口}

　　张三一　恶心不渴,脘痛,大便不爽。九窍不和,都是胃病,兼以疏肝。

　　竹茹　半夏　茯苓　藿香　苏梗　枳壳　橘红　川金　砂仁

夏三一　内伤脘痛,失血之后,痛仍不已连及左乳下。络脉未和,淳云"气为血帅"。

紫降香　茯苓　川金　参三膝　料豆衣　归身　白芍　牛膝炭

丁五三　肝胃稍和作酸,舌绛,不寐,不渴。仿十味温胆汤。

生洋参　茯神　枣仁　生白芍　广皮　竹茹　半夏　远志　郁金

胡六二　痛移中脘且胀,脉形沉迟起。痰饮入络,木乘胃土,故见象若此也。再以苦辛法,"肝宜疏,腑宜通"之义。

左金汤,加青皮　金铃子　川朴　沉香汁　麦芽　延胡　楂炭

徐　脉弦而迟,痛甚曾厥,口甜,痞满不得,系是寒冷积于中脘。询知素喜寒冷,多食生冷,痛根于此。但羑经二十余日,正气渐亏,防其变端,不可不慎。

吴萸　茅术　生香附　郁金　橘红　茯苓　川朴　半夏　蔻仁　楂炭

又　痛虽缓而时作,脘中拒按,旬余不便,脉仍弦,发则口甜腻,不渴饮,或发寒热,究是腑气不通,痰凝气滞,痛则不通,理势然也。宗仲圣"滑润辛通胸痹"之例。

蒌皮　半夏　桂枝　枳实皮　乌药　洋参姜汁炒　薤白　橘红　白芍　茯苓　沉香

陆三八　中虚,脘痛,易饥。

当归建中汤

刘　口粘,知饥不欲纳。宗东垣"胃宜降则和"。

半夏　麦冬　广皮　藿香　香稻叶　金汁　茯苓　木瓜　砂仁

邹四四　气逆胁胀,有时发厥。议先通络利痰。

旋覆花汤,加延胡　川贝　金铃子　杏仁　郁金　橘红

谢三六　口甜,不饥不纳,大便艰涩。九窍不和,都属胃病。

半夏　麦芽　蒌皮　佩兰　桑叶　川朴　麻仁　新会　建曲　芝麻

朱二二　呕吐不止。仿喻西昌"能变胃而不受胃变"之议。

左金丸,加干姜　茯苓　半夏　郁金　益智　楂炭

陈五二　营虚脘痛,喜甜,发则便燥,得食则缓。议建中法。

桂枝　白芍　柏子仁　藕　饴糖　当归　郁金

邹四五　脘痛连胁,心中疼热。此厥阴为痛,中见少阳之咎征。

左金丸合金铃散,加郁金　青皮　钩钩

谢　体虚气郁,气滞则生热,风阳上亢,热来汗多,热退汗止。头胀,脘闷,口粘味甜,入暮则腹痛便泄。揣之痛情,内伤肝郁居多,脉形濡数,症及一月。殊非易治,姑拟苦辛开泄,宗黄鹤丹加味。

香附　半夏　赤苓　淡芩　建曲　川连　广皮　泽泻　骨皮　佛手

陆二四　中虚脘痛久矣,近则及脐旁牵引及背,辛甘无益,得泄则舒。宗"痛

久入络,肝主疏泄"之意。

金铃子散,加西党参　生白芍　沉香汁　吴萸　归须　两头尖　韭根白

华四五　呕吐复剧,甚至麻瞀,肢寒呃逆,脉弦而迟。中阳式微,肝逆犯胃,防厥。

人参　半夏　茯苓　丁香　陈黄米　熟附　干姜　白芍　蔻仁　甘澜水煎

顾二五　通络所以治痛,而气攻则作,气泄则适。肝主疏泄可征。

金铃子　新绛　香附　郁金　沉香汁　延胡索　归须　橘核　柏仁　韭根须

陈　中虚脘痛,屡投建中获效。然每发于交月者,以伏阴在内故也。

白芍　当归　饴糖　九香虫去沙　煨姜　炙草肉桂炒　大枣　郁金　白蔻

胡　丹溪云:平素多饮,胃口积瘀,胸乳间痛。可凭信也。

旋覆花汤,加韭根白　郁金汁　归须　红曲炒　玫瑰花露

杨四七　脘痛呕吐沫,腹膨嗳腐,已及半载。木乘土位使然。

吴萸　半夏　茯苓　麦冬　乌药汁　青皮　厚朴　郁金　楂炭　红曲

陆二一　瘕攻脘胀,吞酸嗳腐。宜泄肝安胃。

吴萸　青皮　茯苓　楂炭　川楝子　香附　半夏　神曲　麦芽　乌药汁

杨五一　脉弦而迟。仿景岳法,丸药缓调。

当归　苁蓉　乌药　茯苓　楂炭　吴萸　杞子　沉香汁　韭根汁　和入藕粉糊

胸　痹

孙二十　胸痛彻背。从胸痹法。

桂枝　蒌仁皮　茯苓　干姜　乌药汁　半夏　薤白头　橘红　神曲　白酒露

孙十四　脘痛稍减,而未能尽除。总由胸中阳气为痹,非仲景胸痹之谓欤。大便艰涩,亦由腑气不通。遵瓜蒌薤白白酒汤治意。

蒌仁　半夏　橘红　青皮汁　薤白　茯苓　吴萸　白酒露

邹五六　脘痛稍止,得食则痛而呃逆,大便不爽。宗胸痹意治。

瓜蒌　桂枝　公丁香　楂炭　延胡　薤白　郁金　旋覆花　麦芽　白酒

某　痿躄软麻,脘痞气壅,大便不爽,脉象弦细。中阳不运,仿胸痹法,独取阳明之义也。

桂枝　瓜蒌　牛膝　沉香　桑皮　当归　薤白　广皮　枳壳

杨四六　胸痹得缓,大便未爽。滑润辛通是矣。

瓜蒌皮　半夏　柏仁　金铃子　麦芽　薤白头　郁金　楂炭　延胡

痹 痛

钱 周痹。风气胜痹者。

桂枝 豆卷 归身 木瓜 苡仁 片姜黄 桑枝 杜仲 枳壳

张六五 但臂不遂者,此为痹。

桂枝 枳壳 半夏 芥子 姜黄 苡仁 橘红 桑枝 指迷茯苓丸

陈三四 三气流于关节,痹痛而肿。寒湿居多。

桂枝 苡仁 木瓜 杜仲 当归 络石藤 姜黄 茯苓 桐皮 狗脊
桑枝

陈三五 腰脊痹痛,兼通督脉。

鹿角霜 桂枝 杜仲 木瓜 当归 牛膝 菟丝子 姜黄 川断 狗脊
杞子 络石草 羊脊骨

金三九 四肢冷麻,所谓风淫末疾。

桂枝 归身 乌头 灵仙 桑枝 首乌 牛膝 苡仁 木瓜

华二三 痹在脊背,温通督脉之阳。

鹿角霜 丝子 秦艽 木瓜 山药藤 桂枝 狗脊 归身 豆卷

顾三六 痹痛稍可,下部无力,兼有疮痍,内热。仍前法,参二妙丸治意。

桂枝 黄柏 木瓜 陈皮 桑枝 姜黄 苍术 萆薢 半夏 杜仲 络
石草

潘三十 疠风疠节,痹痛常在四肢。所谓风淫末疾也。

桂枝 当归 三角胡麻 灵仙 萆薢 首乌 虎骨 蚕沙 桐皮 鳝血
炒桑枝

过三八 病后元虚,行痹下流髀股,或肿或痛。风湿居多,治以通痹。

萆薢 虎骨 海桐皮 赤苓 黄柏 木瓜 蚕沙 牛膝 泽泻 桑枝

李三二 肢节酸楚,治从着痹。

防己 苡仁 牛膝 蚕沙 砂仁 萆薢 木瓜 当归 广皮 桑枝

李四八 左股足痹痛麻木。

桂枝 萆薢 当归 杜仲 桑枝 牛膝 虎骨 杞子 狗脊

陆五三 痛且麻木,血不营筋使然。

熟地 当归 乳香 牛膝 巴戟 竹沥 桂枝 姜黄 苁蓉 桑枝
姜汁

李二六 行痹上巅下足,痛处起块,旋发旋消,咽塞而音不扬。症属肝风入
络,挟胆火游行,难期速愈。

首乌 白蒺藜 归身 夏枯草 山药藤 丹皮 石决明 木瓜 沉香汁

丝瓜络

　　潘二九　痛在右腰,每于平旦逾时则差。补剂已多,未获谶效,再为通泄瘀痹。

　　狗脊　归尾　桃仁　茄皮　络石草　川断　杜仲　申姜　木瓜

　　陈二七　湿热流经,身热溲赤。痹且涩。

　　汉防己　萆薢　酒炒川柏　滑石　苡仁　羚羊角　茯苓　秦艽　豆卷
桑枝

　　陆二七　周痹痛楚,腰股为甚。仿四斤丸加减。

　　木瓜　牛膝炭　秦艽　当归　川断　天麻　虎骨　灵仙　杜仲　桑枝

　　诸四四　三气为痹,大便溏,小溲赤,宜扶脾利湿,痛处觉而肿,湿热居多。

　　白术　苡仁　桑枝　茯苓　广皮　萆薢　木瓜　蚕沙　泽泻　砂仁

　　方　历节酸楚,肝气䐜胀,不渴,身热则泻,挟湿有诸。

　　茅术　木瓜　赤苓　郁金　谷芽　桑枝　香附　青皮　泽泻　神曲
砂仁

　　阙四十　风气胜,此为行痹。

　　桂枝　萆薢　当归　五加皮　木瓜　桑枝　虎骨　苡仁　牛膝　海桐皮
麻骨

　　华五一　左髀股痹痛而麻。营虚三气杂聚,仿虎潜法加减。

　　炒生地　当归　杜仲　木瓜　桂枝　桑枝　虎骨　牛膝　萆薢　陈皮

　　钱二八　湿热流经右足,溲赤身热,清泄为主。

　　黄柏　赤苓　广皮　木瓜　萆薢　泽泻　淡苓　桑枝

　　吴四二　痛痹,两膝跗踝微肿,恶寒,步履难艰,渐延痿躄,殊难奏功。

　　桂枝　虎骨　乳香　木瓜　地龙—条　萆薢　蚕沙　没药　牛膝　桑枝
鳝鱼炒

痿　躄

　　冯四六　痿躄软麻,脘闷气壅,大便不爽,脉象中阳不运,仿胸痹法,亦独取阳明之义也。

　　瓜蒌仁　薤白头　桂枝　枳壳　上沉香　牛膝　当归　广皮　桑枝

　　陈五五　足恶寒,酸麻无力,大便燥结口干,仿虎潜法。

　　熟地　虎骨　川柏酒炒　牛膝　锁阳　当归　戟肉　桂枝　怀药

　　顾四五　惊蛰节候,地气司升,素体水不涵木,木能生火化风,神魂由是少安,筋骨为之不利,痛兼腰脊髀股者,其咎可知。自述得寐则适,经言:人卧则血归于肝,水能生木之谓也。乙癸同源,交合坎离。

阿胶　生地　鸡子黄　朱茯神　枣仁　远志　川斛　川断　沙苑　广皮
白　桑枝鸭血拌

陈二四　痿躄不坚，经言：独取阳明。而脾虚湿胜之体，疮痍愈。以意为主。

四君子，加虎骨　萆薢　桑枝　黄柏　苡米　木瓜

朱六一　口苦舌黄黑，脉濡数，嗜酒中虚，湿胜化热，渐延痿躄，非轻象也。

生洋参　金石斛　麦冬　花粉　茯苓　泽泻　苡仁　广皮　鹿啣草

又　前方颇适，仍宗内经法。

生洋参　麦冬　泽泻　萆薢　鹿啣草　茅根　酒淡芩　白术

钱四一　填补通痹，上部小效，仍寒热而热减不舒。考古法有治痿独取阳明之论，以阳明主束筋骨而利机关也。兼以丸药缓调。

茯苓　益智　黄芪　巴戟　砂仁　川斛　木瓜　桂枝　萆薢　威喜丸
虎潜丸

肠　痹

张　前议温润宽畅，仍未大便，似有欲便不得之势。且云肢麻畏寒，明是阳气衰弱，失司旋转。其胁痛且喜温暖则适，尤属可征。六腑为阳，以通为用，胃宜降和，自然之理也。症因频经呕吐，胃气逆行，失血之后，幽门广肠则燥，愈燥则愈结，最难取效者，缓以图之。如济川并五仁、通幽，皆王道治法。未敢险峻耳。

苁蓉　当归　牛膝炭　柏子仁　麻仁　松仁　枳壳　苏子　新会白
二剂后大便下

沈　纳谷稍可，大便燥坚，液枯欲结之象。

白蜜　半夏　当归　柏子仁　牛膝　枳壳　橘红　苏子　郁金　竹沥
姜汁

周二九　劳动伤阴，肛门火燥，大便不爽，议与清滋。

大补阴丸，加麦冬　槐米

周五一　二便不爽，经云：九窍不和，肠胃之所生也。

麻仁　桑叶　杏仁　芝麻　蒌仁　木通　枳壳　车前　川朴

顾六六　脉仍革，右为甚。肠痹症也。

鲜生地　归须　牛膝　麻仁　杏仁　沉香汁　川朴　柏子仁

裴　操持过度，心肾不交，饥不能食，大便艰涩，皆津液内亏，阳明失司出纳，图治非易。

苁蓉干　制洋参　茯神　牛膝　枣仁　乌芝麻　柏仁　麦冬

又　六日不更衣，胃腑失司下行，脉象短涩，液亏之象。法宜温润。

苁蓉　牛膝　火麻仁　郁李仁　乌芝麻　当归　麦冬　柏子仁　茯神

仍服天王补心丹,参汤送下

又　得大便不爽,形气衰弱,尺脉尤虚,殊为可虑。拟方商正。

大苁蓉　人参　茯神　牛膝　柏子仁　沉香汁　紫石英　麦冬　五味

坎气　天王补心丹

又丸方　人参　生地　当归　元参　天冬　丹参　枣仁　茯神　麦冬

远志　柏子仁　蜜丸朱砂为衣,淮麦、南枣汤下

刘四七　木乘胃土,膜胀,大便不爽。恐延肠痹。

蒌皮　桑叶　乌芝麻　枳壳　腹皮　青皮　陈皮　白芍　半夏　沉香

乌药汁

冯三九　气滞脘痞,大便不爽。肠痹例治。

香附　郁金　枳壳　紫菀　沉香汁　神曲　瓜蒌　杏仁

胡五六　痢后肠痹,咳嗽,不大便。

杏仁　枳壳　橘红　腹皮　蒌皮　桔梗　麦芽　桑皮

朱五六　二便艰涩,气坠不爽,症已久延,经言肾开窍于二阴。治从此义。

大苁蓉　枳壳　淡秋石　茯苓　广皮　炒柏仁　当归　车前子

朱三五　木郁水亏,气坠涩痛,溲不利而大便燥。症延四载,不易图治。

生地　丹皮　当归　胆草　木通　柴胡　山栀　白芍　车前

钱　服润燥宽畅,得大便而少腹之胀满不减,痰多纳少,脘痞脉短,色夺消

瘦,与胃实腑病有间矣。仿济川煎合肠痹例。

胖苁蓉　牛膝　桑叶　柏仁　麦芽　当归　枳壳　芝麻　杏仁

余　肾司二便,出纳之权废弛,大便燥坚,小溲不禁。高年治在命门。

炒熟地　当归　五味　苁蓉　杞子　补骨脂　柏仁　黑芝麻

疝

陈六四　酒湿伤肾,阴囊肿大。拟许学士麋茸丸为主。

鹿茸　茯苓　茅术　大茴香炒黑　菟丝　泽泻　车前　胡芦巴炒香　急流

水煎

方　少腹气攻作楚,大便或通或结。食后不运,营虚气滞,六腑宜通,守中

缓商。

当归　沉香汁　小茴　香附　枳壳　白芍　砂仁　青皮　茯神

方　少腹痛,不大便,泄气则适。通泄厥阴,臭以开下。

吴萸　金铃子　韭根　归须　延胡　两头尖

张六一　据述少腹中气觉下坠,卧则入腹而软,立则出腹而长。当属狐疝。

当归　杞子　吴萸　小茴　橘核　青皮

徐四六　病后热乘肝肾,据述阴囊筋胀,上冲心胸则胀闷不安。症属厥阴,非易治也,宗活人书法。

韭根　猳鼠粪　茯神　沉香汁　当归　金铃子　橘红　牡蛎

贺三五　狐疝上下作痛,汗出。温泄厥阴。

吴萸　小茴　荔枝核　白芍　杞子　当归　青皮　延胡　金铃子

朱三三　足酸,便溏,睾丸偏大,内伤例治。

燥枯熟地　杜仲　小茴　砂仁　荔枝核　白术　山药　木瓜　茯苓

刘五六　便血复发狐疝。气陷,参补中益气,温煦肝肾合方。

党参　于术　醋炒升麻　杞子　荔枝核　黄芪　炙草　醋炒柴胡　小茴
伏龙肝煎代

丁六三　狐疝,寒湿伤脾,肿满泄泻,兼即寒热,近复咳嗽,音瘖。姑以通太阳,泄太阴,冀其转机。

五苓散,加杏仁　桑皮　腹皮　陈皮　通草　砂仁　姜皮

李　高年肝肾下虚,狐疝频发,脉沉而迟。均属寒象,温煦为宜。

炒熟地　当归　羊外肾　小茴　茯苓　鹿角胶　杞子　荔枝核　桂心

又　丸方

熟地　杞子　杜仲　天冬　荔枝核　吴萸　毛鹿角砂仁拌炒　当归　茯苓
小茴　金铃子　羊外肾　蜜丸

李　阴狐疝气发则呕吐。所谓疝不离乎肝,顺乘于胃也。症交夏暑,古法祖其意而损益之。

人参　半夏　金铃子　荔枝核　吴萸　茯苓　炒小茴　炒白芍

又丸方

大熟地　吴萸　当归　半夏　金铃子　洋参　茯苓　白芍　广皮　荔枝
核　杞子　小茴　用雄外肾五对,胡椒同煮,韭根汁水泛丸

钱四四　曲直作酸,瘕疝竖起。肝厥之咎征。

吴萸　白芍　香附　瓦楞子　青皮　半夏　橘红　川金叶

癃　闭

王五九　膀胱不利为癃,已经一载,据述劳动则剧。总由天乙亏损,以致机关不利,肾司二便也。与东垣滋肾法。

知母　肉果　黄柏　菖蒲　韭根须

又　据述晨起稍通,得暖稍适,膀胱之气不化。仍用东垣法。

知母　黄柏　肉桂

吴五六　溲不利,茎中痛。

导赤散,加知母　黄柏　车前　滑石　瞿麦

华　延症一月,脉象小数,非实火也。宗经旨泻南补北。

大补阴合导赤散,加茯苓　菖蒲　草薢　秋石

张　经云:膀胱不利为癃,气化则能出矣。少腹满,溲色赤,湿热蕴结奚疑。苔腻作渴,脉形小数,正气渐亏,恐多变幻,不可轻视。

西珀　滑石　赤苓　泽泻　车前　竹叶　猪苓　木通　生草　黑栀　通草　煎汤代水

周四一　膀胱不利为癃。

瞿麦　木通　金铃　生地　菖蒲汁　车前　金沙　茯苓　泽泻　草梢

一剂稍通,所下溺色白腻。照原方加飞滑石,去生地。

俞五一　湿体气化不及州都,小便欲出未能,腹中漉漉,恐延膨满,理势然也。但兼牙宣,行动乏力,肾关出纳废弛。参东垣法。

东垣滋肾丸二两

陈五十　癃闭稍通,未能畅达,且有肝气,最宜疏泄,苦辛是议。

金铃子　木通　沉香汁　枳壳　车前　两头尖　吴萸　归须　柏仁　麻仁　韭根须　另服滋肾丸

又　泄肝通腑,仅获小效。《内经》云:膀胱不利为癃。素性嗜酒,聚湿生热,且骤起属热,大便亦闭,今溲下赤涩微痛,此通瘀泄浊奚疑。

木通　细生地　草梢　金铃子　滑石　瞿麦　车前　川连吴萸炒

许二六　骤然癃闭,二腑皆痹,起自腹痛支满,肝失疏泄。苦辛臭是议。

吴萸　归须　郁李仁　山栀　麻仁　木通　金铃　枳壳　车前　六一散　韭根须　两头尖

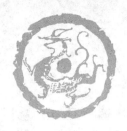

卷　三

痰　饮

冯　饮停脾胃,上逆为咳满,下注溏泄,中州日变,食不易运,仲景曰:横也.崇土制之,以苓桂术甘汤加味。

苓桂术甘汤,加海浮石　半夏　杏仁　橘红　苏子

又　小青龙汤,加银花

又　小青龙汤涤痰除满,已见小效,而咳喘久未尽,前法皆阳药,元海气根,亦不可竟置不理,再与景岳法加味。

金水六君煎,加紫石英　桂枝　沉香汁　银花

某　久病反复寒热热退咳嗽颇剧,形神消瘦,困顿疲羸,进补不受,降肺稍安,后服不应。此下元大虚,肺气膹郁,暂降故得小效,然究非治安之策也。据述恶寒吐涎沫,阳微停饮可征。宗仲景"温药和之"之法。

桂枝　杏仁　橘红　半夏　旋覆　茯苓　干姜

和尚三七　吐痰既多,津液必伤,气不归元,治在肾脏,所谓母藏子宫。

金水六君煎,加紫石英　牛膝　沉香汁　麦冬

缪四四　通阳泄浊见效,而饮为水类。必崇土以制之。

焦茅术　茯苓　吴萸　半夏　白蒺藜　淡附子　干姜　青皮　香附　沉香汁

吴廿一　胸有停饮,晨必呕粘痰,夜则身热,饮门亦有令人寒热者。

旋覆　半夏　茯苓　杏仁　沉香汁　前胡　橘红　苏子　浮石　姜汁

魏三八　填纳无效,由寒饮久留肺俞,故其发热无常,姑与仲景"温药和之"之意。

苓桂术甘合二陈,加杏仁　苏子　浮石　沉香汁

张二五　痰饮宿恙,脾胃不旺而不耐劳动,气阳升逆当以丸药调治。

茯苓　白术　甘草　橘红　沉香汁　建曲　砂仁　谷芽　早服六君子丸晚服都气丸

许五五　哮喘频发,时吐清水,显属饮象,然延久未能速功。

葶苈　芥子　茯苓　细辛　五味子同姜汁打　半夏　橘红　苏子　生薏仁
煎汤代水

赵廿四　痰饮宿恙，气逆屡发，曾见红汗易泄。古人内饮治肾，宗景岳法。

金水六君煎，加麦冬　五味子　紫石英　沉香汁

万四九　痰饮挟肝气窃发，为咳为逆。

旋覆　代赭　半夏　杏仁　茯苓　苏子　苁蓉　麦冬　牛膝　沉香汁

万　支满不运或呕吐。脾为生痰之源，仿外台法加味。

茯苓　白术　枳实　旋覆　砂仁　半夏　杏仁　苏子　代赭　沉香汁

张五九　膜胀则气逆，逆则咳剧不得卧。症由脾不能运，生痰积饮有诸。

于术　半夏　旋覆　茯苓　麦冬　砂仁　枳壳　橘红　代赭　五味　沉
香汁

华四五　平素肺气失和，痰饮为患，久延金水二脏并亏，咳逆咽干，涌泉发
热，动则气喘。无非子母同病之咎征，但胃纳不旺，滋不妨碍为是。

党参　半夏　苡仁　熟地　桃肉　麦冬　茯苓　生蛤壳　扁豆

王五六　痰饮咳逆不得卧。与镇逆涤饮，参小青龙意。

旋覆　杏仁　半夏　细辛　茯苓　代赭　苏子　橘红　五味子同姜汁打

谢五三　痰饮遇寒则发，发则气逆由来久矣。宗仲圣法以温纳方。

桂苓五味甘草汤，加杏仁　牛膝　苁蓉　半夏　海石

张六一　两进和络，痛不止，又经呕吐见红，此不独肝病，积饮在胃矣。脉
弦舌浊厚腻，脘痛痞满，面色鲜明，饮门见象一斑。所以呕甚见红者，由肝入胃，
胃为之市，不盈科不行。不大便已数日，犹是失司下行，每发必汗泄眩厥。高
年正气自虚，最为可虑，拟扶正涤饮法。

人参　茯苓　橘红　炒枣仁　干菖蒲　竹茹　半夏　枳壳　生香附汁

又　诸恙颇觉安适，惟不大便已十四日矣。此营亏燥结，峻剂未可轻进，
且左胁气攻作楚，揉之则降上升之气。丹溪谓自肝而出，考之古法，惟景岳济
川煎。

肉苁蓉漂　当归　麻仁　沉香　炒柏仁　牛膝　枳壳

又　前议温润宽肠，仍未大便，似有欲便不得之势，且云肢麻畏寒，明是阳
气衰弱失司，转旋其胁处亦喜温暖则适，尤属可征。六腑为阳，以通为行，降则
和，此自然之理也。症因频经呕吐，胃气逆行，失血之幽门广肠不润，愈燥愈结，
最难取效，缓以图之，如济川、通幽、五仁皆王道正治，未敢险峻耳。

苁蓉　当归　柏仁　麻仁　牛膝　枳壳　苏子　松子仁

华三五　寒热咳逆，背恶寒不得卧。饮停挟邪，仿桂苓甘露意。

桂枝　杏仁　茯苓　苏子　糖石膏　半夏　桑皮　滑石

陆廿七　痰饮倚息不得卧，昔贤云:肺为贮痰之器。故难于取效也,姑与仲

景法。

旋覆　代赭　半夏　茯苓　浮石　银杏　沉香汁　杏仁

又　痰气颇平。再合小青龙治意。

旋覆　代赭　半夏　杏仁　银杏　细辛　五味　茯苓　苏子

钱五十　气逆则咳,痰不得卧,已经月余,梦遗频发,脉弦细。此非肺火,清肃症矣,岂可泛视。

熟地　胡桃　麦冬　沉香汁　五味　橘红　茯苓　紫石英

沉　咳而呕吐清水,时微寒热,不渴。支饮之象,显然矣,宗仲圣温药和之。

桂枝　半夏　苡仁　厚朴　茯苓　杏仁　生姜　橘红

过二四　食不运,脘痛。水溢,治从饮门。

桂枝　半夏　白术　六曲　煨姜　枳实　广皮　砂仁　益智

又　饮为水类,挟肝邪横行无制,瘕目左攻,气升咳嗽,面浮足肿,有由来也,脉反濡,入暮䐜胀,中阳式微之咎征。

干姜　橘红　茯苓　旋覆　蔻仁　于术　半夏　川朴　泽泻

方二九　饮咳有年,脉沉,肿满自下而上,呕吐酸水,经断半载。此积饮侮脾,运化之机失职,由是水道不利,胀满日增矣。宗仲圣通太阳之表立方。

五苓散,加川朴　杏仁　半夏　橘红　椒目

张　积饮在胃而呕,痞满,面浮足肿,不渴不饥。气欲升逆,肝邪来乘,势欲作胀,皆由清浊不分,议通腑泄水,以冀转机。

川朴　杏仁　橘仁　香附　覆花　半夏　茯苓　泽泻　蔻仁　沉香

诸　疟母因针而散,渐有胀满之象,加以痰饮,上支胸膈,不得仰卧。明是土衰水溢,纵横泛滥。

苓桂术甘汤,加川朴　半夏　杏仁

华　冬至阳生之后,脉得稍和,咳稍缓,声音渐出,皆佳兆也。下半日渐有寒热,犹是奉藏者少。

熟地　女贞　丹皮　磁石　川贝　天冬　旱莲　玉竹　扁豆　大功劳

又　此阴虚停饮症也。用金火六君煎加蛤蚧　桂枝　麦冬　银花　紫口蛤壳

症势大减,五更时汗泄,不寐,畏寒。原方加附子　去桂

罗三七　右胁下痛,食不运,吞酸嗳腐,漉漉有声。是痰饮于脾胃,而清浊升降失司,以致见象若此。既经久恙,岂易速功。

茅术　半夏　芥子　旋覆花　醋煅瓦楞子　香附　茯苓　楂炭　沉香汁　姜汁

顾四七　积饮着于脾胃之络,脐右沉滞,动气筑筑痛,且呕吐酸浊觉热症延已久,久则化热,痛则不通,恐渐作胀,脉濡微弦,其咎显然。

川朴　茯苓　白芍　霞天曲　虎杖　香附　川椒　山楂

张二九　饮咳气逆。填纳主之。

金水六君煎　紫石英　沉香汁　白果

邓　夜热晨凉，已经一月，素患血症，痰盐水泛，气逆不得饮。此阴虚挟饮，不足中之有余，最难疗治，恐延损门。

秦艽　青蒿　杏仁　半夏　橘红二味盐水炒　茯苓　沉香汁　鳖甲　地骨　麦冬　十大功劳

肺　痈

陆六二　冬温袭肺，表恶寒，咳嗽痰臭。热在上焦，恐成肺痈。

嫩芦根　杏仁　兜铃　前胡　山栀　丝瓜子　牛蒡　桑皮　橘红　菩提根

谢四七　咳吐臭痰，胸痛吐血。从肺痈治，苇茎汤意。

芦根　桃仁　一金汁　茯苓　苡仁　丝瓜子　牛蒡　桑皮　紫菀　橘红

又　臭痰不止，右胁隐痛，肺痈无疑，但脉应滑数而转觉软数。脉症相左，最为难治，仍宗前法。

芦根　桃仁　茯苓　桑皮　川贝　冬瓜子　苡仁　骨皮　杏仁

陈五九　咳嗽痰臭，脉数，见红。肺痈垂成。

芦根　杏仁　橘红　苡仁　赤苓　象贝　丝瓜子　桑皮　紫菀　陈芥卤汁

尤四一　口干鼻臭，咳痰胸痛。上部郁热，肺痈之渐。

芦根　杏仁　紫菀　象贝　一金　丝瓜子　桑皮　橘红　苡仁　栀子

阙三八　久咳，甚则臭气见红。经言：热在上焦。右胸胁痛，恐延肺痈。

芦根　苡仁　川贝　茯苓　丝瓜子　杏仁　橘红　一金　陈芥卤汁

肺　痿

冯六九　口干咳呛，脉虚数。恐延肺痿，拟用清金宁肺。

麦冬　炙草　川贝母　玉竹　北参　桔梗　鸡子清　枇杷叶

朱　经曰：热在上焦。此因咳为肺痿，已经一载，咳必咽痛，干而痛是虚火烁金，故音渐嘶矣，大便溏薄，宜滋不碍脾。

北参　川贝母　桔梗　扁豆　甘草　麦冬　鸡子清　山药　秋石

朱五三　咳吐涎沫，半载不解，肺痿之渐。

半夏　茯苓　甜杏　浮石　竹茹　麦冬　甘草　橘仁　款冬

费四四　咳随热势损益,甚于昼而差于夜。金气薄则畏阳光,恐延肺痿,仿喻西昌清燥救肺汤。

枇杷叶　桑叶　茯苓　大麦冬　杏仁霜　炙草　阿胶　糖炒石膏

蔡二一　热久伤阴,脉弦数,本宜滋养但嗽甚则呕。胃气受戕,金失所养,渐延肺痿,宜以培土生金。

蜜半夏　炙草　北参　蛤壳　竹茹　大麦冬　粳米　茯苓　橘红　大功劳

薛四四　久咳涎沫,胃少纳,脉短。恐延肺痿,与益胃生金。

西洋参　麦冬　川贝　橘红　生蛤壳　扁豆　茯苓　苡仁

薛　肺金既虚,暑邪易侵。

西洋参　茯苓　川贝　扁豆　枇杷叶　麦冬　北参　骨皮　荷梗　生蛤壳

余四四　咳痰,消瘦,纳少,便溏。肺痿大症,与培土生金。

冬术　苡仁　炙草　橘红　砂仁

阙五八　平素郁勃,向衰之年,厥阳司升,耳鸣咳呛,上脘窒滞不舒,近则寝不成寐,诊脉短涩虚数。阴液内亏,将夏秋燥,预进清金益胃,迎其生生之气来复,恐延肺痿。

洋参　茯神　夏曲　蛤壳　麦冬　枣仁　石决　玫瑰露

李四三　久咳前见咳臭,又屡经见红,渐至失音。此起自热在上焦,恐延肺痿。

麦冬　枇杷叶　桑叶　苡仁　桔梗　沙参　川贝母　茯苓　骨皮

金三一　损其肺者,益其气。

党参　茯苓　甜杏　桑皮　苡仁　上芪　麦冬　橘红　玉竹　蛤壳

岳四三　经云:热在上焦。脉虚,肺痿,汗易泄,时恶风。肺主皮毛故也。唇口腐碎,少纳。

枇杷叶　玉竹　川贝　扁豆　茯苓　糖炒石膏　麦冬　川斛　骨皮白薇

王四四　咳呛,盗汗。损其肺者,益其气。

党参　麦冬　柏仁　川贝母　玉竹　骨皮　茯苓　川石斛

泄　泻

吕　五更泄泻。脾胃同治。

焦术　肉果　广皮　补骨脂　砂仁　川朴　茯苓　莲肉　菟丝子　四神丸

沈二九　寒热洞泄,恶心。以六和汤加减。

厚朴　半夏　柴胡　白术　神曲　藿香　陈皮　木瓜　赤苓　砂仁

程二三　先天既虚,须后天脾胃为发育之源。而泄泻腹痛,中无砥柱矣。际此土旺之期,坤厚日衰,何以资生之本乎?

于术　茯苓　炮姜炭　建曲　党参　炙草　新会皮　谷芽　伏龙肝代水

陆三十　洞泄腹鸣,纳减,脉濡,舌绛无苔,不渴饮。土衰火炎,仿连理汤治意。

党参　姜炭　川连　泽泻　焦术　炙草　赤苓　砂仁

章三七　鹜溏足浮,恶寒,脉濡。用理中汤加味。

附子理中汤,加茯苓　砂仁　谷芽　广皮　泽泻　伏龙肝

龙　洞泄不运,已经数载。宗《内经》风胜湿法。

炒防风　炒茅术　茯苓　新会　炙草　炒羌活　炒于术　泽泻　木瓜　砂仁

又　泄转鹜溏,腹仍雷鸣,口干。内热,宗东垣法。

炒茅术　赤苓　葛根　广皮　黄柏　炒于术　泽泻　麦冬　黄芪　砂仁

钱二四　脉微,洞泄,完谷不化,脾胃肾之阳病怠,且值土旺之期,更为棘手。虽曾咯血咳嗽,滋腻之药不可轻进,姑拟方聊尽人功。

附子理中,加茯苓　苡仁煎汤代水

费三十四　经云:湿胜则濡泻,今则腹痛且鸣。胃纳不旺,宗东垣升降法。

党参　赤苓　泽泻　荷叶　煨葛根　木香　于术　茅术　肉果　建曲　木瓜　砂仁

毛三十八　经云:湿胜则濡泄。参合风胜湿法。

理中,加羌活　防风　茯苓　泽泻　益智　伏龙肝煎汤代水

姚十九　便溏不运,痛经,血少。

焦术　茯苓　川芎　楂炭　砂仁　木香　香附　当归　泽泻

秦四十　体质素亏,伏邪深入,吐泻交发。肝肆横,少腹痛,不拊按,升逆莫制,舌绛干涸,不容汤饮。皆木火之化,经言:亢则害也。脉虚微,少神,势属棘手,冀幸什一。

人参炒乌梅　金铃肉　霍石斛　白荷花露　麦冬　生白芍　茯神　陈仓米

又　前议酸甘化阴,症象颇觉安适,而舌绛少润,津液劫烁,难期克复。阴虚生热,热不易退,恐其内风鼓动,变幻莫测,所谓亢害承乃制,经训照然。

人参　麦冬　川贝　生白芍　枇杷叶露　细地　霍斛　元参　石决明　白荷花露

诸　向即血症,食不运化,中土日衰,大便易溏,当与扶脾。

于术　茯苓　炙草　白芍　砂仁　霞天膏　谷芽　新会皮

嵇四十三　晨泄，腰楚。脾肾同治。

冬术　杜仲　山药　炙草　建莲　菟丝子饼　云苓　补骨脂　白芍　另
服二神丸四两

苑廿九　泄泻自去秋起，食艰于运，脾虚可知。昔贤云：补脾不如补肾。最
为探本之论。

二神，加菟丝饼　冬术　炙草　白芍　云苓　楂炭　炮姜

过　前方疏肝补脾，初进颇安，既而未效。此盖由天时寒暖不正，人亦应
之然。恙久可下，或溏泄或色赤，阴气必伤，论理当加滋养，但脾元不运，恐妨
胃纳，故而踌躇，非惮于药也，宜补中为主，佐以摄阴升阳，而脉之弦，仍不失长
沙，弦则为减之治意。

四君子汤，加白芍　五味子　菟丝子　广皮　冬虫夏草　淡木香

邹三十一　疟痢久延，伤脾，泄泻，浮满，脉濡，喜热饮食。阳衰之象，恐延
鼓胀，宜先理中法。

加味消息　木香　桂枝　椒目

理中，去参，加云苓　泽泻　广皮

孙　肾为胃关，主二便，食则水泄。脾病肾虚，先后天愈矣。

冬术　茯苓　干姜　五味　附子　丝饼　橘红　谷芽

鲍廿八　崩中后又兼白痢，腹膨便泄，例以调中。

茅术　炙草　茯苓　六曲　厚朴　新会红　砂仁　谷芽　伏龙肝汤代水

钱六三　痢后便溏，不欲纳。土愈可虞。

党参　茯苓　新会皮　砂仁　沉香叶　香稻叶　于术　炙草　荷叶　白
芍　鲜佛手

周五十九　去年痢后，入春腹仍痛，便溏泄，少纳，乏力。宗东垣脾胃论。

白术　枳实　谷芽　赤苓　甘草　广藿　砂仁　木香

高廿三　泄泻久延不愈，古人都从脾胃肾同治，然必腹鸣膨满，经旨：湿多
成五泄也。仿黑地黄丸消息之。

熟地　炮姜炭　赤苓　川朴　通草　茅术　五味　泽泻　砂仁

张四十八　虚体复因痢后，脉弦带数。时令不符，调中升降清浊。

于术　赤苓　扁豆　苡米　砂仁　藿香　木瓜　橘白　泽泻

高廿三　湿胜则濡泻，经训照然，但自产后起，一载有余，肾关必伤，前方正
为此也。渐延肿满，理之非易。

羌防四苓，加厚朴　肉果　砂仁　藕煎汤代水，另服四神丸二两

岳三十　口肥不渴，腹鸣洞泄。湿胜使然。

焦术　赤苓　半夏　木香　砂仁　川朴　泽泻　广皮　藿香　通草

许廿八　腹鸣且痛，洞泄则适。脾虚使然。

冬术　赤苓　木香　木瓜　楂炭　通草　川朴　泽泻　砂仁　谷芽
荷边

唐廿二　肝脾不和,䐜满泄泻,微有寒热。仿逍遥散。

当归　焦术　柴胡　白芍　茯苓　丹皮

徐　大疟早截,呕吐伤中,纳少,腹鸣,泄泻。此脾胃病,宗东垣法。

焦术　半夏　赤苓　神曲　木瓜　通草　荷边　广皮　泽泻　谷芽
砂仁

钱廿七　泄利有不禁之象,脉形濡细。元气渐亏,肾为胃关,火土合德之义。

理中汤,加菟丝饼　茯苓　谷芽　荷叶边　煨肉果　会皮　砂仁

又　前进理中法加味,便泄稍稀,然素体溏泄,湿胜所由来也,难期速效。

西党参　干姜　菟丝饼　茯苓　建曲　荷叶　于术　甘草　山药　肉
果煨　砂仁　伏龙肝

华　带下稍止,支满溏泄,微寒热。仿东垣法。

焦术　牡蛎　木香　青蒿　砂仁　苦参　泽泻　茯苓　丹皮

徐　痢久复泻,方书载肾传之脾,衰年不可拘泥常则也。二便不分,调治
非易。

焦术　茯苓　补骨脂　广皮　炙草　肉果　车前　菟丝子　山药　砂仁

倪　腹为至阴,时或内火攻触,则大便溏薄。本质素亏,兼或淋浊,究是脾
病,宗东垣法。

冬术　苦参　牡蛎　木香　苡米　白芍　茯苓　泽泻　甘草

徐十七　起自风淫末疾,继而当脐作痛,恶寒且鸣且泄。经言:湿胜则濡泻
也。已经数载,年当壮盛,且值夏月,姑从风胜湿治意。

羌活四苓,加木瓜　葛根　煨木香　伏龙肝汤代水

又　前方风胜湿法稍效,当脐为肝脾之部,过寒则痛,痛则泄。再从土中
泄水。

于术　茯苓　白芍　小茴　吴萸　甘草　木香　锅巴汤代水

朱三六　经水渐少,痿黄溏泄。宗归脾法,调其生化之源。

黄芪　当归土炒　甘草　新会皮　大枣　白术　茯苓　煨木香　白芍
砂仁

杨四十　中虚,湿胜,鹜溏。

异功散,加茯苓　泽泻　羌活　防风

陆廿一　中阳式微,大便泄泻。

理中汤,加广皮　泽泻　苡仁　砂仁　伏龙肝代水

王五十八　脾泄久延,肾气必伤。经旨:肾为关,主二便。理宜同治,不渴,
右脉数大,仿黑地黄丸法。

熟地炭　五味　茯苓　泽泻　茅术　干姜　菟丝子　建莲

张四十三　脾湿肾虚,泄泻经久,渐觉口干。仿古黑地黄丸法。

黑地黄丸

曹六十六　高年血淋气坠,大便常溏泄。仿补中益气法。

黄芪　茯苓　醋升麻　白芍　广皮　冬术　炙草　醋柴胡　地榆　藕节

施四十五　中阳虚,吐痰不运,泄渐浮,诊脉沉细。与理中法。

理中汤,加橘红　茯苓　半夏　益智　砂仁

顾四十　泄泻一月,脾阴亏,口干,舌光。

四苓,加芍药　甘草　葛根　谷芽　砂仁　乌梅

陆廿一　三七肾气平均,经尚未通,而大便溏泄,生化之源困顿无权矣。然非浅易之症,取效之速者。

香砂异功散,加肉果　补骨脂　丹参

华八十一　八旬大年,中阳困乏,交冬发疟,间日一至,泄泻无度,脉濡细,右手亦振,不欲纳谷。此胃馁脾惫,恐鞭长莫及奈何。

六君汤,加煨姜　大枣

周四十四　脾元少运,大便必兼滞腻,自冬徂春。调中益气为法。

党参　茅术　广皮　醋柴胡　延胡　红曲　黄芪　木香　茯苓　醋升麻
砂仁　另服香砂六君丸四两

万卅八　湿热蕴于阳明,身热自利。宗仲圣法。

葛根黄芩黄连汤,加厚朴　茯苓　通草　六曲　广皮　蔻仁

薛卅八　痢后,鹜溏。治从脾胃。

补骨脂　菟丝　白芍　焦术　建莲　肉果　山药　炙草　茯苓

张　长沙脉法,木乘土为纵,水乘土为横,土之虚宜矣。且因呕吐伤胃,泄泻伤脾。今诊脉象稍旺,症象稍安,此为佳处,但将交土旺用事大节,凡脾胃困乏之体,最为吃紧,仍前法加减,冀其渐次康复为幸。

人参六君,去草,加益智　谷芽　木瓜　砂仁　玫瑰露

又　肝脾之气不和,少腹攻触作楚,又经梦泄,肾真不固。高明尤为吃紧处矣。大便稍干,胃气略开,此为休征,脉濡小尺部微弦。协和肝脾,兼摄下焦。

人参　于术　茯神　木香　砂仁　益智　丝饼　湘莲　白芍　玫瑰露

黄　肝脾同病,瘕聚溏泄,或为呕吐,作酸不运,肿自下而渐及少腹,脉形迟濡而涩,带下绵绵者,皆下虚,火不生土,恐胀满日来矣。舌苔微不渴,姑从和中泄木,能得小效,再商他策。

于术　茯苓　木香　广皮　荷叶　藿香　木瓜　砂仁　谷芽　伏龙肝汤代水

又　前议调中升降清浊,诸恙均减,惟胃纳不旺,脉形迟濡。仍宗东垣火土合德之义。

党参　茯苓　广皮　藿香　木瓜　于术　炙草　荷叶　小茴香 _{伏龙肝汤}
_{代水}

又　脉微细少神，四肢逆冷，大便仍溏泄，腹中雷鸣。前议火不生土，见象一斑，且汗易泄，胃不旺，尤属可虑。

理中汤，加木瓜　扁豆　丝子　茯苓　乌梅 _{锅巴汤代水}

许三六　鹜溏，足浮，恶寒，脉濡。宜以附子理中汤。

附子理中汤，加茯苓　泽泻　广皮　谷芽　砂仁 _{伏龙肝代水}

许六三　舌色绛，有液无苔，大便溏泄不爽。得之思虑劳倦，酒湿生热，故上下见端两歧。殊难奏效。

四君子汤，加川连　泽泻　鸡棖子　葛花　苡仁 _{藕煎汤代水}

脾　胃

张廿七　能纳不运，宜治脾汤。

藿香　神曲　砂仁　焦术　黑姜炭　大茴　谷芽　茯苓　广皮　资生丸

孙十五　丸方。

于术　茯苓　楂炭　白芍　枳壳　曲丸　米蛀虫　橘红　半夏　建莲
谷芽

高　能纳不运。宜治脾。

香砂枳术，加橘红　半夏　茯苓　香橼皮

陆四十六　食后胀甚，恶寒，而脉小弱。中阳式微，火不生土。

白术　姜朴　茯苓　陈皮　干姜　附子　泽泻　砂仁

顾十九　气口大于人迎，为内伤不足。前议东垣法，脾胃治王道，未能速功。

黄芪　茯苓　党参　神曲　柴胡　白术　甘草　广皮　谷芽　砂仁

黄廿　经渐少而断，痿黄，乏力，食后痞满，时或寒热。此内伤劳倦，与调脾胃，以资化源。

白术　当归　广皮　青蒿　谷芽　茯苓　白芍　炙草　丹皮　砂仁

过卅八　能纳不运，责在脾矣。脉弦，议土中泄木，制其侮也。

香砂枳实理中，加青皮　陈皮　乌药汁

李卅八　痿黄，乏力。劳倦伤脾不运。

白术　枳实　谷芽　陈皮　黄芪　茯苓　砂仁　泽泻

赵　脾脉荣于口唇，口唇干燥，脾津未能上达耳。建中法治胃中空虚故。嘈杂等恙已愈，与脾足太阴，未能亲切，以丸药调之。

党参　白术　山药　白芍　苡米　黄芪　炙草　茯苓　川斛　麦冬　藕
粉糊丸

又　煎方

党参　木瓜　山药　麦冬　藕　炙草　白芍　茯苓　扁豆

王四九　劳倦，食不运而生内热。宗经义治。

枳实　川连　茯苓　神曲　砂仁　白术　半夏　泽泻　广皮

黄　疸

章四十　溲目黄赤，便溏，舌浊。湿热之邪蒸郁为疸，治宜分消。

四苓，加半夏　川朴　茵陈　萆薢　通草

某五三　黄疸，舌浊腻。湿热熏蒸主之。

川连　茵陈　神曲　半夏　蔻壳　佩兰　厚朴　陈皮　杏仁　赤苓
泽泻

张四一　湿热发黄，不知饥饱。治从黄疸之例。

四苓，加茵陈　栀子　枳实　神曲　陈皮

顾五八　脘痛彻背，嗳酸，络痹，发黄，与疸有间矣。宜通络和胃。

旋覆花汤，加金铃　延胡　楂炭　红曲　麦芽　半夏　郁金汁

顾四十　湿热久蕴，二腑窒痹，胀在脘中，或愈或作。此即形无质，聚散无
常，考古法非苦辛不开，宗长沙治意。

姜汁炒川连　生香附　赤苓　杏仁　茵陈　瓜蒌皮　枳壳　黑栀　泽泻

又　诸恙渐觉安适，脉转缓而迟。正《金匮》谷疸之义，小便未清，尚宜慎
调，略兼疏补。

野于术枳壳汤拌炒　半夏曲　赤苓　谷芽　茵陈　生洋参　广藿　泽泻
广白　砂仁

又　黄疸未易退清，总由湿热迟钝，小便不多故也。《金匮》即云：诸病黄
家，但利其小便。此治疸之要矣，痞满已愈，难期速功。

海金沙　赤苓　茵陈　黄蒸　广白　川草薢　猪苓　黑栀　砂仁

黄　湿热熏蒸，黄疸两月，不渴，口甜，舌浊，溲少而赤，见象一斑。经义治
以利小便为首务义。

茵陈　黑栀　陈皮　猪苓　麦芽　川连　瓜蒌仁　赤苓　半夏

沈四五　湿热熏蒸，安卧，溺黄赤渐，即疸象。

川连　山栀　赤苓　神曲　陈皮　茵陈　滑石　泽泻　半夏　通草

肿　胀

吕四三　水肿自下而上，咳呛，溲少，与洁净府兼肃上焦。

五苓散,加防己　椒目　葶苈子　冬瓜皮　大腹皮　通草

沈　骤然单胀,舌绛,不大便。《内经》病机云:诸胀腹大,皆属于热。

厚朴　白芍　麻仁　大麦冬　川连　金铃子　瓜蒌仁

王　脉微细,恶寒,浮肿,下部为甚。阳衰之象显然。

附子理中汤,加厚朴　茯苓　泽泻　车前

朱三六　疟邪混入,腑气窒痹,遂成单胀,脉沉小微弦。此阳衰清浊不分,最为棘手。

来复丹二两五钱　空心下一钱五分

张　前兼黄疸又发,大疟湿热留意,口不渴,腹渐满,食枣味甜助胀,其咎显然。

川朴　神曲　赤苓　川连　泽泻　砂仁　大腹皮　香附　猪苓　通草

陈五四　䐜胀不减,又询及平素多饮,其中土火为酒湿所困可知。

干姜　川朴　半夏　蔻仁　鸡棋子　神曲　茯苓　广皮　香附叶　茅术

陈四五　仲景云:腹满时减如故,此为寒,当与温药。且酒客中虚,议宗理中汤加减。

白术　神曲　川朴　陈香橼　干姜　半夏　茯苓　胡芦巴

邹廿八　寒热而然,浮肿,大便溏薄。从风水论治。

五苓散,加防己　陈大蒜梗

钱卅八　生苍术　姜朴　木瓜　茯苓　砂仁　熟附　广皮　神曲　车前　椒目

又　浮满大减,而便后溏薄。

焦术　茯苓　神曲　木香　厚朴　冬瓜皮　姜炭　车前　谷芽　砂仁　木瓜　通草

又　据述便溏由于食物不节,脾虚不运,虑其复满,不可不慎,再拟方。

焦术　茯苓　楂炭　木香　木瓜　椒目　姜炭　车前　麦芽　砂仁　厚朴

华廿九　浮满不减,无汗,恶寒。宗内经"开鬼门洁净府"之法。

羌防五苓,加厚朴　陈皮　姜皮

姚六九　浮满,足恶寒。中阳不振,浊阴上泛,仿真武汤束水下行为法。

真武汤,加车前　厚朴

唐五六　浮满自下而上,议与通调水道。

五苓散,加姜朴　腹皮　半夏　陈皮　椒目　冬瓜皮

许四九　两经反复水臌之象也,小便不通。姑与通调为要,冀其转机。

五苓散,加姜朴　熟附　神曲　陈皮　冬瓜皮　砂仁

过卅五 胀满不减,脉弱,恶寒,便溏,溲不利。中阳不振,殊非轻象,拟附子理中法,冀其转机。

白术 姜炭 茯苓 厚朴 泽泻 附子 甘草 车前 新会 椒目

江六二 疟后脐下作胀,胫肿,面浮。知其肝肾本亏,脉小,恶寒为有验矣。议温中下二焦。

当归 橘核 姜炭 茯苓 沉香汁 小茴 楂炭 苁蓉 泽泻 韭根

又 能纳不运,病在于脾,胀在少腹,下元火衰显见,然釜底无薪,釜中物焉能化乎? 再拟方。

炒香胡芦巴 茯苓 吴萸 楂炭 沉香汁 舶小茴香 于术 骨脂 麦芽

秦 扶脾利水颇安,而右脉甚小,恶寒,囊肿。知其命门火衰,水湿泛溢。仲景云:腰以下肿满利小便。正合《内经》"洁净府"之义。

五苓散,加椒目 熟附 橘红 姜朴

钱廿七 泻后腹满,足浮。利湿扶脾为主。

四苓散,加厚朴 陈皮 苡米 砂仁 麦芽 木瓜 通草

又 胀满甚于中脘,口甜不渴,大便仍溏。温中燥湿无疑。

白术 赤苓 半夏 陈皮 麦芽 香橼皮 干姜 泽泻 楂炭 通草 川朴

陈四十 浮肿渐减,脘中膜胀。仍然中阳困乏,气不舒转,温中理气是议。

通草 附子 木香汁 大茴 砂仁 车前 楂炭 干姜 带皮苓 姜朴 生香附 桂枝 麦芽

又 阳衰,气滞,益火之原。

桂心 车前 带皮苓 干姜 椒目 附子 泽泻 沉香汁 姜朴 牛膝 麦芽 通草汤代水

钱五十 浮满,气急咳痰,不得寐,恶寒,脉沉。阳虚浊阴上泛。经云:浊气在上,则生䐜胀也。宗通阳泄浊方。

附子 赤苓 半夏 车前 椒目 厚朴 牛膝 杏仁 橘红 沉香汁

钱四十 胀满始于脘痛,得暖食则适。其为中阳式微,肝木乘胃可知,用温中泄肝法。

桂枝 炒干姜 厚朴 赤苓 楂炭 白芍 青皮 半夏 泽泻 鸡内金

费三十 疟发腹胀满,足浮。症起甚速,疟膨之象,不易调治。

青皮 木香 半夏 赤苓 芩 蔻仁 腹皮 厚朴 柴胡 泽泻 香橼皮

方四十 浮肿下部为甚。仲景之法,当利小便。

五苓散,加椒目 厚朴 陈皮 六曲 通草 砂仁

钱四五　气不归原，胀甚于少腹，脉弦而空搏，虽兼鼻衄，亦由真火少藏。《内经》云：肾虚者善胀。非臆说也，拟从温纳方。

大熟地　茯苓　杞子　沉香汁　牛膝　苁蓉　泽泻　归身　川椒目　车前　另服金匮肾气丸

王四十　单胀几及一月，便溏不爽。古人九窍不和，都从胃治，腑病宜通之谓也。

姜朴　赤苓　楂炭　香附　神曲　香橼皮　半夏　车前　麦芽　陈皮鸡内金

林廿二　腹满䐜胀，脾阳不司运行，渐有臌胀之象，议进中满分消法。

白术　青皮　干姜　猪苓　大腹皮　砂仁　姜朴　陈皮　赤苓　姜炒川连　香橼皮

杨四八　浮肿腹满，咳嗽。治从水气门。

桂枝　赤苓　猪苓　杏仁　苡仁　椒目　白术　泽泻　厚朴　葶苈子川通草　冬瓜皮　麦芽　煎汤代水

又　浮肿自下而上，兼之咳逆。是水气攻冲，失其清肃下行，前方五苓通调水道，症势方张，未易速功。

五苓散，加半夏　杏仁　姜朴　葶苈　椒目　通草

邹廿四　疟痢初愈，腹满体浮，咳逆。虑其成臌。

大腹皮　桑皮　陈皮　茅术　砂仁　赤苓皮　苡仁　杏仁　厚朴　通草

张四三　恶寒，脉弦细，腹满，足浮，便溏。先自咳嗽起，宜从外饮治脾法。

苓桂术甘汤，加杏仁　橘红　泽泻　厚朴　苏子　沉香

蒋　疟久伤中阴损，复因产后夺血，真气散漫，大腹胀满，肢体浮肿，利水五苓分清屡进无效，非水明矣。拟当培元以意为之。

黄芪　半夏　广皮　白术　木香　当归　白芍

王五八　连进温中，胀满不减，恶寒颇甚。显属阳虚气化不调，此成臌胀之由也。经云：浊气在上，则生䐜胀。又云：脏寒生满病。则通阳泄浊无疑矣，然症经延久，正愈亏愈剧为之何？

附子　白术　带皮苓　姜朴　陈香橼皮　干姜　炙草　车前子　神曲炒黑大茴

陆四五　脉濡，腹胀，恶寒，不渴，不饥。阳虚浊阴蟠踞，臌胀可虞，姑与通阳泄浊方。

附子　赤苓　厚朴　青皮　香橼皮　白术　泽泻　干姜　陈皮

杜四六　单胀垂成，肝脾气血亦滞，暮宽朝急，大便不爽，脉短涩。症属棘手矣，姑与中下二焦，冀其转机。

苁蓉　桂心　车前　厚朴　沉香汁　杞子　茯苓　牛膝　陈皮

冯卅一　向有滑泄,肾关不固,近加腹满不运。脾胃同治,遵千金方。

六味,加白术　厚朴　陈皮　砂仁

吴　骤然浮满,肢肿,脉迟软,恶寒。宜与温通。

附子　桂枝　陈皮　姜皮　泽泻　通草　焦术　茯苓　厚朴　砂仁　冬瓜皮

杨五十　上部浮肿,当发其汗,仲圣之旨也。

羌防四苓,加陈皮　厚朴　姜皮　砂仁

俞十八　浮肿腹满,骨节酸痛。治从风水例。

羌活四苓,加防己　厚朴　陈皮　桑皮　通草

陆卅九　据述二便通调,而肿满不减。是土虚水胜之象,《金匮》云:腰以下,当利小便。

胃苓汤,减甘草,加防己　椒目　冬瓜皮　川通草

陆　气不归原,痰饮窃踞久矣,夫饮为水类,水既盛则反侮土。经旨谓之贼邪,长沙谓之横乘,浮肿之所由来也。诊脉沉弦,舌滑不渴,更可征矣。仲圣治水之法无他,腰以下肿,当利小便,而肾司二便,古人补脾不如肾,且与内饮治肾之意亦合。

五苓散,加炒黑椒目　血珀　车前　甘澜水煎

晨服济生肾气丸,加人参四分

又　细绎病情,无非积饮,侮脾犯肺,以致失司,清肃不能下输膀胱,浮肿自下而上,盖由此也,而气不能纳,前日徐先生坎气法甚是,其为下元素不充足,盖可见矣。但未能通调水道,故参以济生肾气丸,早进二钱,晚用五苓加味,为顾之策,望其交节如何。

五苓散,加人参　橘红　沉香汁　琥珀　车前

又　得通利而不小便,稍长脉之沉者稍旺,然水湿浸渍,渐化为热,湿热熏蒸,每易黄疸。肿满不减,正值土旺之期,脾愈亏而水湿日盛,殊为险。逾古法,但利其小便,非无据也,拙见参未。

川萆薢　生于术　猪苓　绵茵陈　黄蒸　川通草　山栀　赤苓　泽泻厚朴　橘红

顾　经云:脉细腹大是一逆也。议与温通。

五苓散,加附子　厚朴　陈皮　陈香橼皮

华　疟复大阴,腹满脐突。鼓胀之象。

白术　草果　赤苓　麦芽　砂仁　厚朴　陈皮　泽泻　青皮　陈香橼皮

孙卅四　掺劳郁勃,木乘土位,为胀。脉形窒滞,大便不爽,皆是咎征。

厚朴　青皮　大腹皮　茯苓　沉香汁　鸡内金　陈皮　炒枳实　砂仁神曲　小温中丸一两

孙　胀势稍松。仍以疏肝之郁,泄腑之滞。

生香附　厚朴　青皮　赤苓　枳实　神曲　腹皮　鸡内金　海金沙　沉香汁　仍服小温中丸

又　连进疏肝泄腑,腹筒大宽,下坠阴囊,足跗浮肿,恶寒,行动则气逆,咳嗽。再为暖下泄浊。

生于术　带皮苓　杏仁　川朴　萆薢　泡熟附　泽泻　椒目　鸡内金　另服大针砂丸钱半四服

毕卅四　肝风入络非胀。

细生地　木瓜　沉香汁　钩钩　石决明　阿胶　丝瓜络　料豆皮　首乌

又　胀在肤络,大便不爽。与泄厥阴。

韭根须　金铃子　楂炭　醋炒青皮　沉汁　两头尖　延胡　麦芽　制川朴

陆卅八　昔贤云:肿属脾,胀属肝。今则胀在中宫。肿自下起,肝脾同病明矣。先曾便血,脉来细涩,宜两顾之。

香附　鸡内金　建莲　车前　陈香橼皮　茯苓　沉香汁　泽泻　楂炭

凌四四　温热,疝痕,痞满。

苦参　赤苓　泽泻　萆薢　黄柏　厚朴　茅术　陈皮　另服猪肚丸四钱　二妙丸二两

华四九　足浮,腹满,舌绛,烦渴,雀盲,溲赤。仲圣猪苓汤加减。

猪苓　滑石　怀山药　泽泻　茯苓　冬瓜皮　阿胶　厚朴　扁豆　半夏　麦冬

徐十九　肿满,能纳。治从皮水。

五皮饮,加杏仁　防己　椒目　冬瓜皮　川通草

陈五二　宗《内经》"开鬼门洁净府"治水之义。

麻黄连翘赤小豆汤,加杏仁　葶苈　猪苓　茯苓皮　腹皮　陈皮　通草

张　水肿,恶寒,阴囊冷,脉沉弦,食后化酸。议以温通。

川桂枝　茯苓　防己　苏子　腹皮　砂仁　川熟附　泽泻　萆薢　桑皮　姜皮

李十九　上部肿甚。从风水例。

麻黄连翘赤小豆汤,加杏仁　葶苈　桑皮　腹皮　茯苓皮　陈皮　姜皮　冬瓜皮

司马　单胀,大便不爽。腑滞宜通。

厚朴　腹皮　青皮　猪苓　砂仁　半夏　神曲　陈皮　连皮苓　冬瓜皮　另小温中丸

吴四七　痢久伤脾,脾虚不运,腹渐而溏泄。防单胀,不可轻视。

冬术　茯苓　泽泻　青皮　砂仁　枳实　厚朴　鸡内金　陈皮

沈五九　骤然单胀，舌绛，不大便。《内经》病机：诸胀腹大，皆属于热。

厚朴　金铃子　麻仁　酒炒黄连　白芍　麦芽　蒌皮　茯苓

黄六九　肿势不减，脉弱，不渴，食后肿满，泄泻，腹鸣。此阳衰浊聚，列以益火之源。

附子理中汤，加茯苓　木香　泽泻　砂仁

贾　湿热蕴于肠胃，先疟后痢，未得通畅，腹笥渐满。为单胀之象，殊非轻浅。

姜朴　姜川连　青皮　赤苓　麦芽　腹皮　神曲　陈皮　泽泻　砂仁
小温中丸

葛五七　肝脾湿热窒滞，结瘕即年，大便溏泄，小便黄赤，腹满筋现。臌胀可虞。

白术　青皮　金铃子　腹皮　川连　木香　厚朴　赤苓　鸡内金　海金沙　砂仁　小温中丸

又　前以泄浊通腑，幸得胀宽，入春以来，未能克复，瘕攻作楚，兼之泄泻。防其复胀，不可轻视。

炒青皮　赤苓　泽泻　木瓜　厚朴　广木香　白芍　鸡内金　楂炭
砂仁

邓廿六　水肿不减，宗《内经》"开鬼门洁净府"，冀其应桴。

麻黄连翘赤小豆汤，加杏仁　葶苈子　苓皮　桑皮　防己　姜皮　川通草

朱四三　肝脾不和，起自足浮，渐延腹满，舌白不渴，脉濡。气滞湿阻，胀症日来矣。

香附　神曲　陈皮　赤苓　砂仁　茅术　厚朴　腹皮　泽泻　通草　小温中丸

朱廿六　下痢，脾虚腹满，用泻而宽，宽后腹满，四肢疮痍。脾虚挟湿，最易成臌。

胃苓汤，加腹皮　草薢　冬瓜皮　砂仁

张四十　脉象不振，胃阳日虚，不大便。腑气宜通，恐臻胀满。

厚朴　麻仁　广白　桑叶　麦芽　柏仁　砂仁　芝麻

黄　疟早截，又因食滞，腹笥䐜胀，虽大便不爽。渐有臌象，殊可虑也。

川连　青皮　腹皮　赤苓　神曲　鸡内金　干姜　陈皮　川朴
砂仁

又　前方疏府泄浊，胀势稍宽，但操劳郁勃，皆致病之由。恐不易治。

茅术　川连　青皮　腹皮　赤苓　鸡内金　生香附　干姜　陈皮　厚朴

猪苓　砂仁

李　水肿反复,脉沉而迟,作酸,不渴,咳嗽。经旨"开鬼门洁净府",无他道也。

桂枝　杏仁　葶苈　陈皮　猪苓　砂仁　防己　桑皮　腹皮　苓皮　姜皮　大麦煎代

又　小便多,肿势略退。宗内经"开鬼门"以疏其表。

麻黄　赤小豆　桑皮　葶苈　腹皮　通草　连翘　杏仁　带皮苓　陈皮　姜皮

又　得汗肿减。

原方去麻黄,加苏叶

蔡　经事愆期,今停五月,胃腹胀大,食后更甚。此脾虚气滞,失司运化,清浊不分,鼓象可虑也,势非轻浅。

川朴　桑皮　苏梗　茯苓　大麦芽　砂仁　腹皮　陈皮　鸡内金　青皮　通草

王四八　失血色紫成块,络瘀气滞可知,故血后腹渐胀大,鼓象垂成。

大腹皮　楂炭　郁金　赤苓　琥珀屑　醋香附　麦芽　延胡　车前　制军

蔡四十　单胀稍减,自觉内热,小便短赤。二腑窒滞,宗内经诸胀腹大,皆属于热。

川连　青皮　鸡内金　车前子　麦芽　厚朴　陈皮　大腹皮　楂炭　小温中丸

某五十　但满而不胀。温中埋阳为法。

理中汤,加广皮　砂仁　茯苓　谷芽　沉香汁

纪　肝之积渐散,势欲臌胀,脉弦,便不爽。木乘土位,不易调治。

青皮　白芍　楂炭　鸡内金　车前　川楝　姜朴　麦芽　郁金　香橼皮　小温中丸

张三三　肿满不减,脉弱,足寒,行动则气喘逆,小溲不利。此阳衰浊踞,殊属棘手,议以真武汤意。

真武汤,加姜朴　泽泻　牛膝　车前　沉香　陈皮

俞五一　尺部脉细涩,少腹硬满。血瘀见象。

当归　牛膝　延胡　腹皮　香附　桃仁　楂炭肉　五灵脂　蒲黄　制军　另回生丹

武五六　下部肿满寒。与"通太阳,洁净府"治意。

五苓,加陈皮　厚朴　防己

费四二　脉沉细,肿自下而上,水湿浸渍,渐凌阳位。恐成臌象,殊非轻浅。

茯苓熟附五分煎汁拌收　猪苓　防己　白术　厚朴　生姜三分打汁拌炒　苡仁

又　咳止气平，浮肿仍然，内经"洁净府"之义。所以通调水道，冀其转机。

五苓散，加腹皮　海金沙　防己　冬瓜皮　葶苈　椒目

王六二　脾虚水湿浸渍，肿满兼滞下。

四苓，加木香　草薢　枳壳　桔梗　六曲　赤苓　广皮　砂仁

周　素体外实内虚，脾土衰则水湿横逆，况满湿令浮肿不渴，小溲不利，脉沉而有力。水象显著，考之古训，惟有洁净府为正治，肿胀甚易，宜预防之。

四苓散，加防己　椒目　陈皮　苡仁　通草　冬瓜皮

费　肿满，恶寒，脉弱，溏泄。浊聚，防胀。舌绛，口干。殊属棘手。

五苓散，加栝蒌根

吴五六　骤然腹满，溲赤。《内经》病机：诸胀腹大，皆属于热。

川连　内金　赤苓　腹皮　海金沙　通草　山栀　神曲　香附　砂仁
猪苓

费三七　肝之积曰肥气，散而腹满，脐凸，单胀垂成，脉细短涩，食后则泻。土败木贼，难治症也。

焦术　青皮　赤苓　内金　川朴　陈皮　泽泻　麦芽　来复丹开水下

王五三　素患结瘕，嗳酸。木横土衰，腹筒胀满，大便溏泄，脉弦涩而迟。中阳困乏，少运，鼓象可虑。

吴萸　金铃子　茯苓　川朴　青皮　干姜　泽泻　鸡内金　来复丹二两，
空心开水下二钱

方二九　饮咳有年，脉沉，肿自下而上，呕吐酸水，经断半载，此积饮侮脾，运化之机失职，由是水道不利，胀满日增矣。宗仲通太阳之衰立方。

五苓散，加杏仁　半夏　川朴　橘红　椒目

张五一　积饮在胃，咳而呕痞，面浮，足肿，不渴，不饥。气欲升逆，肝木顺乘，势欲化胀，皆由清浊不分，议通腑泄木，以冀转机。

川朴　茯苓　橘红　香附　覆花　蔻仁　半夏　杏仁　泽泻　沉香
通草

李四四　寒冷乘脾，䐜胀气攻，得暖则爽。知其肝脾同病，防臌胀。

鸡内金　沉香　楂炭　吴萸　赤苓　香橼壳　砂仁　麦芽　姜汁　厚朴

（完）

常郡钱心坦医案

颖正华

偏枯左厲血口眼歪斜於右痰火風尚在氣分陽不下交於陰故

不威窜也治病與神麃法當分道

全福花　黨參　胆星　廣皮　杜仲　灵草

伐赭石　丰夏　茯神　枳實　白芍　竹茹

三瘧已延兩月日汗溢汗表氣已虚當和營衛以實表氣

灵綿茋　奇芍　菖根　小楝　六麯　姜枣

川桂枝　奇芍　當歸　丰夏　廣皮　澤瀉

灵草　當歸

先犯陰遺而後淋濁虚可知也脈細数濡熟来清滋清泉剂

天麥冬　大熟地　茵陳　牡蠣　灵草　杜仲

大生地　石蓮子　石斛　酒芩　茯苓　把葉

石瘕似脂少腹硬如石已威載餘任脈為病當温任脈

南沙參　吴茰　丰夏　吴草　川芎

左金丸　當歸　安桂　阿膠　甲庄　丹皮

力竭傷營胃痛嘔血左脈強而鼓指永火爵胃傷及陽絡已

瓦楞子　挽子　歸韻　紅花　射干　甲庄

左金丸　延胡　奇芍　達尾　乳香　丹皮

腰臂痛如析痛有休息痛必作嘔脈小弦飲病已用著法

川牛膝　茯苓　灵草　杜仲　桂枝　木通

《常郡钱心坦医案》手抄本书影

提　要

　　颜正华手抄本《常郡钱心坦医案》，线装一卷。此书主要记载了胸痹、黄疸、经行腹痛、暑湿、惊厥、胃痛等病症具体案例治疗的症脉方药。钱心坦，嘉庆时人，原武进安家舍人，早年拜师马培之，学生有王道平，此人抗日战争前在沪开业，抗日战争时期回到武进，从事喉、外科，为武进名医，一生有许多弟子。善承家传医学，尤擅妇科及温湿时疹，为当时名冠江南的名医，著有《心坦医案》20卷。现考有周济平手抄本未出版。

　　本书医案描述言语简要，然理法方药具备，体现作者对病机的掌握一针见血，切中要害，论病述方，不乏引经据典，井井有条，可谓有理有据。特别是对疾病的传变和预防，多有记述，可见临证审病之全面，辨治之精细。钱心坦为孟河医派马氏传人，处方用药具有和缓醇正之风，并具特色，如在清热祛外邪之时，尤其注意顾护脾胃之气，治法多以疏解、平稳为主，突出了孟河医派在临床辨证施治和处方用药上的特点。

湿热郁蒸,脾胃困顿。胸痞腹胀,舌黄腻,脉弦数。宜以分消水道。

猪赤苓　桂枝　茅术　藿香　建泽泻　佩兰　制半夏　广木香　小朴　广皮　酒芩　生白术　生姜

经行腹痛,洒淅寒热,胸痞嗳酸。肝逆犯胃。宜和冲任。

淡吴萸　川雅连　柴胡　白蒺藜　京赤芍　炙甘草　凌霄花　法半夏　薄荷　紫丹参　白茯苓　玫瑰花

湿热郁蒸为疸,胸满,清涎上泛,口苦发甜,溲黄,脉数。宜以苦辛。

猪赤苓　半夏　干姜　白术　泽泻　广皮　炒枳实　川雅连　桂枝　茵陈　内金　竹茹　六一散

黄疸,劳乏复作,绵热头昏,溺赤,足酸,能食而倦怠。防发黄肿。

绵茵陈　大豆卷　茯苓　白术　狗脊　生姜　黑山栀　建泽泻　猪苓　桂枝　六曲　大枣

中虚劳倦,饮邪上泛,故咳逆,气撑胸痞,脉沉弦。宜防喘变。

川桂枝　麻黄　半夏　石膏　五味子　苏子梗　大白芍　炙草　细辛　炮姜　镑沉香　功劳叶

湿热困脾,势成肿胀。

法半夏　川雅连　炙草　地榆　焦术　煨葛根　潞党参　酒淡芩　炮姜　泽泻　槐花　炮煨木香

暑湿匝月,绵热,烦渴,腹饱,便溏,邪从内窜,防惊痫。

青蒿梗　葛根　制半夏　大腹皮　益元散　木香　酒淡芩　川芎　天麻　川石斛　五谷虫　六曲

惊厥后,阴伤痰未化,卫热燥烦,舌腻,脉弦数。宜先化痰。

南沙参　制半夏　橘红　白蒺藜　炙草　竹茹　生白芍　茯苓　枳实　苏子梗　姜皮

邪积交痹,三焦气窒,吐泻并作。防惊。

广藿香　奎白芷　葛根　橘红　枳实　太乙丹　杜苏梗　法半夏　桔梗　木香　腹皮　灶心土

受热冒凉,日晡壮热,口燥唇红,白腐,二焦气。防作惊风。

薄荷　连翘　丹皮　川贝　枳实　玉泉散　黑山栀　桔梗　防风　葛根　荷叶　花粉　茅根

劳乏伤脾肺俞,故咳呛,气促不能卧,背寒,肢节酸疼痛,脉沉弦。先开痰饮。

川桂枝　炙甘草　麻黄　法半夏　沉香　苏子梗　大白芍　生白膏　干姜　北细辛　五味　功劳叶

肝郁胃痛,呕恶酸水,肢节皆痛,脉弦。宜和胃疏肝。

淡吴萸　柴胡　当归　茯苓　酒川连　金铃子　薄荷　赤芍　炙草　生姜

温邪客卫，肺气窒碍。胸痞心烦，肢节酸疼，脉弦。先理三焦。

广藿香　白术　小朴　枳实　茯苓　桔梗　杜苏梗　半夏　福曲　陈皮　竹茹　茅根

乳乏原虚，表里发热，腹饱便泄，泄下白虫，渐延五疳。

青蒿梗　酒芩　葛根　神曲　楝子　使君子　青皮　左金丸　半夏　赤苓　虫炭　石斛　姜皮

疟邪侵脾，兼之饮食不节，脾胃俞戕，水湿泛溢。肚大青筋面浮肿。防喘脱。

制附子　桂枝　熟地　车前子　建泽泻　牛膝　冬瓜子　黄肉　山药　粉丹皮　茯苓皮　姜皮

痘邪余蕴，腹饱结痞。防发黄肿。

青蒿梗　半夏　酒芩　焦白术　青皮　六神曲　川朴　葛根　柴胡　白茯苓　腹皮　五谷虫

痘后冒风，目封痂疤，擦落，脉细数大，便难。胃阴已伤。宜清疏养胃。

南沙参　炒甘菊　骨皮　沙苑　川贝　茯苓　荆芥炭　夏枯草　扁豆　石斛　知母　麦冬

发热，顿咳，呕吐，面浮白瘘。肝火刑肺，势将咯血。先宜降胃。

生竹茹　桂枝　苏子　杏仁　石决明　茅术　熟石膏　射干　炙草　川贝　泽泻

风热袭肺。发热烦啼，腹满溏泄。脾困湿侵。防作惊风。

广藿香　白芷　川朴　青皮　五谷虫　葛根　杜苏梗　半夏　茯苓　楂炭　酒淡芩　茅根

咳减，胃气不和，卫热烦渴，神衰肌削，气血两伤，脉细数。劳怯重症，宜以柔阴。

南沙参　黑山栀　紫菀　炙草　大贝母　丹皮　茯苓　二泉胶　冬花　杏仁　麦冬　炙生地　百合　大枣

乳少原气本虚，入春顿嗽，甚则呕吐，精耗肌瘦。宜防咯血。

南沙参　杏仁　麦冬　川贝　炙草　茅根　炙桑皮　茯苓　骨皮　粳米　酒芩

风湿外受，表分窒碍。发热，头疼，呕吐，咳逆频频，舌白腻，脉弦动。先宜宣降。

广藿香　薄荷　川朴　枳实　桔梗　茯苓　杜苏梗　半夏　前胡　陈皮　竹茹　茅根

素系肝郁犯胃，食入哽噎，吸暑酿成痛痢，脉弦细。先宜疏暑。

川雅连　吴萸　巴戟　苡仁　柴胡　薄荷　广木香　茯苓　茅术　当归　赤芍　荷叶

服养阴平肝,夜得安眠,胸痞,食入哽噎,背脊痛掣腰俞,赤白带下,脉沉弦。宜平肝疏风,以益营气。

吴萸　川连　细辛　赤芍　木通　川断　党参　桂枝　归须　巴戟　炙草　姜　枣

疟后湿热困脾。脘痞腹痛,舌白腻,脉沉弦。宜以和解。

制半夏　蒿梗　葛根　青皮　茯苓　石斛　左金丸　酒芩　楂炭　神曲　冬术　姜皮

暑风闭郁,发热懊烦,遍发疮痞,腹饱泄痢,防惊。

葛根　防风　黑栀　枳实　川贝　益元散　连翘　荆芥　豆卷　酒芩　桔梗　蝉衣　浮萍草　茅根

暑湿内蕴。脘胀,头项强痛,脉弦闷。宜疏解理气。

广藿香　白芷　小朴　白术　神曲　猪茯苓　杜苏梗　桂枝　半夏　广皮　泽泻　生姜

休息痢已延月,脉小弦数,舌光。湿热困脾,势成肿胀。

煨木香　党参　半夏　川连　酒芩　炙草　煨葛根　地榆　炮姜　泽泻　焦术　槐花

痰饮哮逆,少腹气攻到脘则呕。木火挟饮上泛。

桂枝　炙草　细辛　五味子　半夏　旋覆花　赤芍　麻黄　沉香　熟石膏　姜干　代赭石

湿疟缠绵半载,痞满呕逆,饥不欲食。还当条达木郁。

黑山栀　当归　赤芍　柴胡　枳实　粉丹皮　煨姜　左金丸　薄荷　茯苓　白术　炙草　大枣

淋浊将延一载,溺少尚痛,舌光,脉小细。阴气已伤,余蕴湿热未化,相火郁陷,宜条达肝木风火。

黑山栀　当归　柴胡　白薇　泽泻　阿胶　赤芩　粉丹皮　赤芍　鼠妇　薄荷　石韦　猪苓　滑石

久咳不已,三焦受之。刻诊,脉数,舌糙。气火上炎。宜防咯血。

射干　白薇　法半夏　五味　沉香　炙麻黄　紫菀　冬花　熟石膏　细辛　赤芍　枇杷叶

湿温延有旬余,舌绛,苔黄而不渴饮,脉细数。清阳已薄。

猪苓四逆散。

怀妊半足,木郁土宫,遂发呕逆。余蕴困脾,势必妨胎。

川雅连　当归　苏梗　白术　腹皮　砂仁　淡吴萸　白芍　前胡　酒芩

广皮

病后余蕴，湿热郁蒸成疸，痞满溺赤。当治脾邪。

党参　腹皮　酒芩　川朴　白术　猪赤苓　半夏　葛根　知母　枣仁　泽泻　细菖蒲

半夏泻心汤、五苓散亦可酌用。

疟邪未能透达，强食伤中，木乘土位，将成肿胀。

半夏　干姜　酒芩　猪赤苓　腹皮　焦楂炭　党参　川连　炙草　生白芍　泽泻　鸡内金

疟势未消，癥积未化，还防变成肿胀。

南沙参　葛根　花槟　炙草　三棱　小川朴　内金　制半夏　酒芩　草果　神曲　焦术　生姜

生甫百余日，盘肠气不时举发，吮乳烦啼，自汗。肝浊上凌清位也。

生白术　小茴香　桂心　猪茯苓　麦芽　制乳香　草果仁　泽泻　蜜生姜

前从三焦清化，气机流畅，营卫和谐，痞闷舒而冷收，小溲亦畅，满口恶心者，营卫之少阳未和也。

党参　炙草　猪茯苓　桂枝　楂炭　泽泻　白术　泽兰　金铃子　丹参　腹皮　生姜

木郁土宫，脾胃升降失宜。为痞满，为痛胀，所自来也。

金铃子　延胡　赤芍　腹皮　白蒺藜　佛手　左金丸　归须　半夏　广皮　瓦楞子　橘饼

余蕴湿痰与郁火，伤及营络。两足麻痹，久必成四肢风。

炮南星　广皮　炙草　丹皮　白术　桑枝　忍冬藤　制附子　茯苓　黑栀　赤芍　归须　党参

右足痿躄，将延百日，五旬初衰，血脉空虚，风行脉道，必作遍枯。

天麦冬　炙生地　党参　全蝎　广三七　淡吴萸　炙熟地　南星　牛膝　煨天麻

崩中漏下，延有二十余日，少腹尚痛，舌光，脉小弦，脉不流利，即是涩象，实为血少精伤。宜固营气。

酸川连　炒荆芥　怀药　黑草　冬术炭　乌梅炭　白蒺藜　地榆炭　川断　赤芍　二泉胶　生姜

霜降，肃杀之气行，天气降而人身之气不随之降，反冲气上逆，以致络伤复血，腑精脏液都伤，腑不下行，脏不摄纳，厥气横行，气火冲而莫制。

全福花　白芍　西洋参　瓦楞子　紫石英　黑枣　代赭石　炙草　大麦冬　石决明　黑锡丹

齿衄,溢出如涌,舌光,脉小数。木火郁胃,伤及阳络也。防发黑斑。

二泉胶　炙草　石斛　丹皮　安桂　竹茹　炙生地　麦冬　山栀　赤芍
茅根

类中右半,属气虚。今虽手足复已运用,而舌尚燥,语言塞涩,脉沉细,清阳不升。先理胃气。

大熟地　潼沙苑　桂心　白芥子　制附子　女贞子　北五味　煅牡蛎
白芍　二泉胶　薄荷　九节菖

行痹自左至右,火风自营分伤及气也。身热,脉数,口渴,势成历节风痛也。

羚羊角　木防己　熟石膏　川桂枝　大豆卷　南沙参　川牛膝　川黄柏
黑山栀　生茅术　干地龙　京玄参

喉风,邪入肺俞,将肺液劫为粘沫,壅塞肺窍。咳不出而呼不利,喉声如拽锯,声音渐哑,势成喘脱。

射干　紫英　大生地　山栀　云茯苓　泽泻　马勃　怀药　上安桂　丹
皮　大勃荠　海蜇

又方

射干　蝉衣　龙胆草　丹皮　元参　竹茹　马勃　细辛　石决明　山栀
生地　茅根

脉来右按浮弦,弦且至尺,按之空豁。盖因产伤而又病伤营,液大耗,卫气亦虚,清阳薄而中无弹压之权,虚肝横逆而火风随阳上越,脾胃都受其戕,故病端百出。议用固摄法,先理其虚。

炒洋参　茯神　炙草　杜仲　菟丝子　制首乌　杞子　法半夏　桂心
牡蛎　大枣　淮小麦　安神丸

诊得脉阴阳两部位,按之不相续,语言气短,有时升抵咽,欲噫不出,抚之乃平。脉症合参,是下气不足,阳乏阴恋,肝升太过,阳易上越耳。盖因冲年阴气未充,阴精早泄,及壮忧思谋虑,君相火燔,肝血肾精暗耗,食少纳藏,阳浮化风,旋浊亦乘机上凌清伍矣!是下虚渐生上盛,久必有痱中之虞。

酒川连　代赭石　炙甘草　别直参　杜仲　全福花　桃肉　淡吴萸　法
半夏　酸白芍　淡苁蓉　桂心　蜜生姜

产后复加郁勃,木火劫液为饮,清阳被遏,食入即痛,得呕乃松,便难,怯冷,肌削毛枯,势成噎膈。

全福花　桂枝　炙草　麻黄　干姜　五味子　代赭石　赤芍　制夏　细
辛　白蜜　灶心土

休息痢延有年余,遇劳即剧,左肋刺痛。肝升太过,防有咯血。

川连　白芍　白薇　牛膝炭　木香　乌梅　吴萸　射干　归须　川山甲
红曲　地榆

跌仆受伤,逢节遇劳,即腰脊膂尻尽痛。督脉受病,阴气素亏。通督脉以理少阴。

镑鹿角　炙有芪　生白术　金毛脊　杜仲　川桂枝　川椒　元武版　防风已　骨碎补　枇杷叶　枳实　嫩桑枝

烂喉痹十余年,阴液阳津都耗,龙雷火发,而增咳嗽上气失音。金破不鸣,似非人力可图功效也。

天麦冬　上桂心　白石英　泽泻　粉丹皮　山萸肉　生熟地　怀山药　活磁石　茯苓　糯稻须　黑山栀

先痞后胀,食饮则甚,中虚阳气阻痹也。先病谷疸,而后成胸痹,脉来细弱,禀阴之象,凭症不凭脉。

生甘草　条芩　川朴　丁香　栝蒌　茯苓　白酒露　淡吴萸　半夏　川连　藿香　薤白　枳实

右脉沉,关弦数,左弦旺。营虚血热,溺亦间或溲血。素来木旺,防发头风。

天冬　生地　石斛　草梢　草薢　竹叶　麦冬　茵陈　黄柏　白蔹　枇杷叶

咳血有年,近增腹胀,按之坚硬,月闭已经一载,脉沉细。延成血蛊,为难治之疾。

五灵脂　鹿茸　蓬术　归尾　红花　炙生地　二泉胶　丹参　楂炭　赤芍　牛膝　粉丹皮

两尺脉伏,不月是妊娠也。腰痛,不欲食,恶阻病也。当理脾胃则愈。

紫苏　广皮　党参　当归　楂炭　川芎　腹皮　炙草　白芍　橘饼

休息痢已有数月,舌绛如坠砂,脉数而疾。营大伤,而营中伏气留恋不化,幸胃气尚在,不致喘肿。

西洋参　绵芪　升麻　川黄柏　泽泻　白术　五味子　大麦冬　当归　葛根　炙甘草　红曲　大枣　驻车丸

偏枯左,属血,口眼歪斜于右。痰火风尚在气分,阳不下交于阴,故不成瘵也。治病与神虚,法当分道。

全福花　党参　胆星　广皮　杜仲　炙草　代赭石　半夏　茯神　枳实　白芍　竹茹

三疟已延两月,自汗,盗汗,表气已虚。当和营卫,以实表气。

炙绵芪　炙草　当归　半夏　广皮　泽泻　川桂枝　赤芍　葛根　小朴　六曲　姜　枣

先犯阴遗,而后淋浊,虚可知也,脉细数,湿热未清。滋清兼到。

天麦冬　大熟地　茵陈　牡蛎　炙草　杜仲　大生地　石莲子　石斛　酒芩　茯苓　杷叶

211

石瘕似胎,少腹硬如石,已成载余。任脉为病,当温任脉。

南沙参　吴萸　赤芍　半夏　炙草　川芎　左金丸　当归　安桂　阿胶　甲片　丹皮

力竭伤营,胃痛呕血,左脉弦而鼓指。木火郁胃,伤及阳络也。

瓦楞子　楝子　归须　红花　射干　甲片　左金丸　延胡　赤芍　蓬术　乳香　丹皮

腰臀痛如折,痛有休息,痛必作呕,脉小弦。饮病也,用著法。

川牛膝　茯苓　炙草　杜仲　桂枝　木通　制乳香　白术　干姜　当归　桃肉

下气不足而成痿,然膝膑痛及环跳,尚有痹邪在络,故脉来沉候,细数如夺精,舌糙,肝血与肾精都伤。治痿稍佐通痹。

天麦冬　全蝎　桂枝　熟石膏　条芩　防己　生熟地　茵陈　石斛　潞党参　杜仲　地榆

上为咳哮,下为崩漏。血虚木失滋涵,肝胆火风旋扰。当用镇法。

制半夏　全福花　代赭石　煅龙骨　山栀　腹皮　南沙参　煅牡蛎　丹皮　炙草

九朝空殼虚,花水风叠发,顶陷,面青、㿠白,干恶、呛咳。气血两虚,胃将告匮。勉进补托以冀发臭退沙,方有生机。

镑鹿角　上安桂　党参　当归　丁香　僵蚕　生绵芪　焦白术　炙草　桔梗　蜂房　元米

痘至十八朝,壮热气粗,呛咳,音喑。皆因皮薄浆清,毒火内攻。溏泄,防闭。

川连　酒芩　怀药　牡蛎　炙草　黄柏　玉竹　黑栀　丁香　麦芽　泽泻　荷蒂　柿蒂　灶土

胸痹,脘痛,高突有形,拒按,脉沉数。气粗血瘀,将作胃脘痈。

穿山甲　当归　桃仁　三棱　甘松　川郁金　瓦楞子　红花　丹皮　莪术　小朴　参三七

十朝痒塌,擦伤为甚,干呕呛咳。毒火内攻,气馁血虚。昨投补托,胃气稍醒,冀其发臭堆沙,两手脉涩有似乎结。体质阴虚,下气不足,木失滋涵,不能条达,肝胆风火易鼓,为痞闷,为头昏,为耳鸣,皆是风阳上扰清位也。

党参　广皮　枳实　炙草　远志　左金丸　法夏　茯苓　赤芍　枣仁　竹茹　黑料豆

滞下,至夜分则剧。产伤肝肾,清阳郁陷,浮游之火上炎,满口发疳。浊阴上干清位,时有清涎,气逆作恶,亦脾不温升,胃不下降,中匮失司火之权,以致清浊不分也。尚防虚变。

麦冬　炙草　赤芍　赤茯神　元米　制附子　党参　法夏　怀药　生白

术　大枣　霍石斛

狐疝，反复无常厥，气逆乱，胃气日虚。今午后痛发，攻逆脘中，欲呕不出，按之甚坚，与次季胁痛胀脚缩似异。然痛之根由仍属肾虚肝横，还遏气分，与营分有别耳！

台参须　归须　桂枝　乌药　泽泻　制半夏　煅牡蛎　赤芍　细辛　木通　白蜜　太乙丹

胎火，发惊，口疳。虽是火从外越，然生哺十二朝，脐带未落，胎火内蕴，有腹胀攻喉之险。

细川连　黄柏　条芩　薤白　人中白　黑栀　炙草　沉香

衰年肌瘦，气敛神壮，固属佳象，唯嫌两眼下青，气冲及太阴，阴阳并虚。木火炎上，脾胃都受其戕，所以水谷之精微渐化为痰饮，饮聚募而为咳逆，注泄，则腹中不舒，饮日甚则阳薄，故当暑尚恶风也。阳明脉空，阳气易于鼓旋，故有时巅动，跃阳浮于上，不得下交于阴，故晚间睡着足筋抽掣耳。都是衰象，非病邪也。惟喜脉来弦小，气来尚敛，脏气有安。法当培养元气，以补后天，使水谷得化精血，常服勿怠，务必戒恼怒，涤虑潜心是薄，饵以外工夫亦不可少。先鼻衄，继之齿舌俱衄，甚至倾盆盈碗百余日，面青㿠白，嘈杂，心烦不寐，脉疾而鼓指，牙疼，咯血，与营液将竭，风阳旋动。将有痉厥之累，勉拟方法以冀缓变。

绵鱼胶　生首乌　炒甘菊　酸枣仁　阿胶　左牡蛎　陈小粉　白蒺藜柏子仁　炙黑草　大枣　煅龙骨　加辰砂安神丸

齿衄复来五日，遍发蓝斑。络血告匮，龙相火发，将有昏痉之变。

炙鳖甲　生蛤壳　真珠母　乌贼骨　小麦　紫石英　血余炭　炙甲板瓦楞子　左牡蛎　大枣　真阿胶　炙黑草

甘淡理胃之善，而呕逆平，呛咳亦止，渐能纳谷，后天之生机有转，惟营液难复，气火不易速降，故懊不成寐，左脉弦且芤，芤即是革，心脾营血枯权。扶过夏至大节再商。

党参　炙绵芪　枣仁　茯苓神　制首乌　白芍　冬瓜皮　炙草　醋当归远志　柏子仁　熟地炭　桂圆　夜合花

衄止斑消，固为佳兆，然胃气不与而懊不成寐，遍体发肿，络血将竭，浮淤之火散漫，气升作呛，有喘脱之虑。姑拟甘淡之味，扶其胃气使得生气有存，或开生路也。

鲜石斛　麦冬　白芍　柏子仁　炙甘草　玉竹　怀山药　炮姜炭　沙参法夏　酸枣仁　冬瓜皮　元米　龙眼肉

去血过多，肝枯则热，热则筋纵，故陡然手足偏枯。然阳明主宗筋络，阳明虚则不能先束筋骨利机关，所以昔贤治痿独取阳明。

天麦冬 川石斛 南沙参 条芩 白芍 炙熟地 炙生地 生苡仁 片姜黄 生草 茯苓 法半夏

连进大剂缓中,得以安寐,齿衄顿止,虚阳潜而风火熄,便能食而欲便。脾血虚,胃津枯,当理脾胃营分。

酸川连 真阿胶 甘菊 黑山栀 炮姜炭 玫瑰花 大熟地 五味子 杞子 焦茅术 粉丹皮 橘饼

失血后,左脉不静,肝阴不复,络血未安,舌绛无华,清阳不振。先补肝血。

制首乌 归身 牛膝炭 川续断 川芎 菟丝子 甘杞子 广皮 破故纸 明天麻 川椒 云茯苓

病虚久而不复,为之虚损气馁,吸暑内蕴,秋后而发,暑必夹湿,流注经脉,以致身热,右缺盆下发肿,按之则痛,热不解,势成疡。

猪茯苓 滑石 射干 枳实 粉丹皮 泽泻 炙甲片 阿胶 白薇 竹茹 黑山栀 枯草

据述,痢后不易成寐,食虽知味而不落饥肠,胸腹觉不舒畅。经云:阳跷脉满则成寐,阳气下交于阴则成寐。今痢伤阳气,阳跷脉虚,衰年气馁,命火式微,阳易浮越,不得下交于阴,故不寐也。

制首乌 归身 鹿角胶 补骨脂 杜仲 菟丝子 茯神 甘杞子 陈皮 阿胶 川牛膝 桂圆 磁朱丸

痢止后食醒而溏泄显见,脾虚清阳不振,况产伤营气,痢伤血液,脾胃并虚,脉小弦。当从脾肾同调。

酒川连 茅术 熟地炭 炮姜炭 苓皮 小胡麻 木香 五味子 白术 潞党参 霞天曲 炙草 巴戟肉

据述,咳甚即汗出,喉间渐痒,鼻流清涕的是营卫两虚,腠理不密,外感虚邪也。睡着咳止,平明即咳,又见下焦虚不复,至寅卯,阳升阳炎而气火随之矣!痘后易成痰火,哮疾宜早图之。

川朴 白芍 炙草 川贝 杜仲 细辛 桂枝 杏仁 冬花 霍斛 生姜 大枣

惊病,本是母腹中受惊而得,故哺生百日内,遇有所触即发惊风。治当补泻兼法,勿伤神志,一切金石镇坠之药少用。治不得法,神志先伤,灵机日昧矣,难治。

炮南星 川连 元武板 远志 制附子 大黄 石菖蒲 地龙

痂落后,头额翻疤。营中余蕴已经从阳络达化,舌苔黄。当培气血。

潞党参 范志曲 归身 生于术 杜仲 炙生地 银花 炒白芍 西洋参 抚芎 茯苓皮 杭菊 炙甘草 杷叶

腰痛已延百日,便难,两尺脉沉,湿着于肾。最虑肿胀喘急。

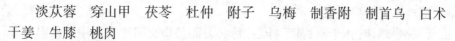

淡苁蓉　穿山甲　茯苓　杜仲　附子　乌梅　制香附　制首乌　白术
干姜　牛膝　桃肉

木郁，风阳挟痰火上凌清位，冒昧虚灵，遂作癫。

淡吴萸　当归　细菖蒲　胆星　枳实　南沙参　川贝　天麦冬　赤芍
制半夏　茯神　陈皮　磁朱丸

麻痹从四末起，渐至脾，环跳拙强不能转侧，动则气奔如喘，脉来右弦大，
左小疾。真火式微，风阳旋扰，将胃中湿痰瘀血，决而内窜，营卫不行，遂至麻
木耳。

制首乌　仙灵脾　淮牛七　当归　桑膏　菟丝子　淡苁蓉　甘杞子　炮
南星　炮川乌　杜仲　核桃肉　半磁丸

麻痹，日暮作寒栗，寒栗时，脉反弦数，四肢亦厥，自觉气满填胸，心中温温
液液，无以自主，少顷，气下寒栗即平，脉神亦敛，舌干红而不渴。显系血虚木
郁，气火升腾，脾胃气阻，卫气不行而作寒栗矣。与少阳气盛作寒栗迥别，养营
以和胃气。

潞党参　炙生地　二泉胶　炙鳖甲　左牡蛎　麦冬　大熟地　火麻仁
炙龟板　淡吴萸　五味子　炙甘草　川桂枝　夜交藤　大枣

脉大已敛，中候弦动尚甚，便难，自觉少腹气胀如束缚，直抵脘中。显系肝
血内扰，清阳薄弱，浊阴上凌清位也。

淡吴萸　当归　二泉胶　制半夏　沉香　潞党参　桃肉　天麦冬　白芍
粉丹皮　火麻仁　苏子　白蜜

血虚发热，经事差参，木失涵养，内风旋扰，先犯阳明，上凌清位也。头疼
呕逆，势必脑风成漏。

南沙参　白蒺藜　陈皮　炙草　丹参　茯苓　左金丸　制半夏　枳实
川芎　枣仁　竹茹

虚邪触发内风，头风，牙疼，瞎目，项脊强痛，脉滋和。方法已见松机，宗原
意更进一筹。

淡吴萸　麦冬　归须　川芎　二泉胶　蒺藜　南沙参　丹皮　赤芍　半
夏　石决明

疙瘩温至半月，疙瘩未曾溃烂而平，余蕴热毒窜入肠胃，遂致吐利，仍是往
来潮热，痞满懊闷，呕吐止而吐利益剧，食饮欲恶有如噤口。又延半月。刻诊，
脉细数，重按则弦，舌糜而满口白垢，当脐筑筑然动气，太阴受困，脏气伤也。
因痢伤液，由热耗气，气火挟浊上凌清伍也，故发口糜而增呕逆，土衰则停饮，
木火驰张，故汤饮下，即腹中漉漉作鸣也。当此邪实正虚之候，用药最难措手，
正是贼势猖獗，粮饷告匮，惟有背城借一，尚可图幸解围。

潞党参　猪苓　泽泻　知母　安桂　丁香　灶心土　野于术　白蔻　炙

草 茯神 黄柏 银花

胸脘隔塞,时作干呕,甚于汗后,是必暑滞与痰交阻于胃之中。秋温固非一汗可解,脉之弦数,左甚于右,是有验也。便泄二次,小便之左,按之微痛,又有变痢之机。且先运中宣胃,主以芳香开郁。而后胃逆可平。

大豆卷 赤猪苓 藿香 白薇 竹茹 苏合丸 制半夏 左金丸 白蔻 广皮 稻叶

痰饮宿哮,遇寒即发,右脉浮而搏大,清阳薄,水谷之精微大半为饮矣。精日衰,饮积日甚,左升之气日速,右降之气日迟,故动则气奔饮泛,气促如喘也。当此痰饮上逆时,还宜开降,先遂饮邪。

苏子梗 法半夏 川桂枝 当归 广皮 炙甘草 功劳子 南沙参 熟石膏 姜川朴 前胡 杏仁 蜜生姜

前进苏子降气,先理痰饮,右脉之浮大已敛,气逆稍平。胃气不和,痰火上结,虽是衰老,不能遽投补剂,还当降逆。

旋覆花 生决明 炙草 镑沉香 潞党参 法夏 大枣 代赭石 炙麻黄 杜仲 熟石膏 大杏仁 蜜生姜

据述,年逾六旬,月初患泄泻,延至白露后渐渐成痢,胃气日减。盖六旬阳明脉虚,湿热乘虚逼入肠胃而泄之太久,肾气受伤,必转痛瘘,痢为脾传肾,病必至噤口。姑拟清暑益气法扶正,以提郁陷之邪,俾得胃气不溃,可许转机。

上川连 西洋参 赤芍 二泉胶 条黄芩 茯神

温热病将延旬余,虽无大热,自觉热甚如烧,懊烦燥渴,懊不成寐。六旬外,阳明脉衰,虚火炎上,与外邪表里夹攻,以致躁扰烦冤,无一息之宁,溺赤便溏,下气不足,有昏眩痉厥之变,左脉弦数而鼓指。风阳已动,急投柔泄降胃法,俾得风阳下潜,庶几内奸而外贼无依也。

西洋参 川连 陈皮 赤芍 泽泻 块茯神 竹茹 二泉胶 条芩 滑石 猪苓 枳实 鸡子黄 辰砂安神丸

昨拟阿胶鸡子黄汤养阴以化营热,佐以猪苓汤以化郁邪。药后得以安寐,躁扰顿平,便溏亦减,舌苔未化,脉来仍是弦数。伏暑湿暍尚未化达,使邪从少阳化达,必脉有先兆,则今日霍然病减,不足为凭,况下虚体气阳乏阴恋,故发则阳越也,故必烦冤狂妄。当于未发前预防之。

西洋参 麦冬 广皮 丹皮 熟地 益元散 竹茹 黑栀 川连 熟附 茯神 枳实 枇杷叶

肿胀已延百余日,脉沉细。清阳已薄,真火式微。当从内饮例治。

熟地 怀药 萸肉 丹皮 泽泻 茯苓皮 安桂 附子 牛膝 车前 防己 椒目

疟邪复作,间日寒热已经三次,舌底筋吊,饮食语言不便,火郁,防生重舌。

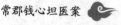

柴胡　南沙参　半夏　连翘　薄荷　酒芩　葛根　黑山栀　小朴　大贝
桂枝　竹叶

肝邪犯胃,胃逆病呕,防成噎膈。

吴萸　干姜　苏梗　半夏　川朴　六神曲　党参　藿香　广皮　腹皮
金饼　太乙丹

伏气晚发,邪深不易化达,病已届候,身热不衰,痞闷,烦冤,渴饮,懊不成
寐。邪已弥漫三焦,逼近膻中矣。水虚火亢,火郁反从水化,故舌黑,左脉弦数
于右。显见下虚上盛,有风旋昏痉之变,清肃三焦,以冀缓变。

桔梗　杏仁　连翘　薄荷　鸡内金　黑山栀　小川朴　香豉　酒芩　竹
叶　川贝　益元散　牛黄丸

产后月余,胃不和而胸满肿胀,舌抽,心脉小弦。营虚气馁,浊凌清位,胃
中客气上逆。先通腑气,便浊下行,再理其虚。

二泉胶　金铃子　半夏　吴萸　赤芍　五灵脂　镑沉香　延胡索　党参
归身　青皮　瓦楞子

据述,耳鸣,目翳,鼻衄。是肝火与胆气纠扰清空之窍,夫肝胆风火动旋,
究系精血暗伤,水虚则木失滋涵,木郁则化火化风,本身中三阳郁而变幻也。
冬至节交痔血,复下即犯阴,盖冬至阳生营中,伏处之湿热萌动,络血不能宁
静,仍从内溢,血去络空,水火未济,相火内炽,使君火动而神飞,遂犯梦泄也。
夜分面热,口干,头胀,鼻塞,腿足发烧等,因何一非火亢水虚之见症耶!揣合
病情,仍从原方,拟法增减。

潞党参　熟地　于术　沙苑　远志　麦冬　北五味　牡蛎　甘菊　阿胶
归身　白蒺　炙甘草　茯神　杞子　丹皮　白芍　蔻仁

伏邪病发,延有兼旬,病初痰哮乘机挟发,继之春阳旋扰与热邪痰火交逼
膻中,遂至壮热,神昏,遗溺,手足颤振。昨投清少阳以豁火痰,降胃逆以清肃
上焦,至夜半得渐汗,热解,神识颇清,滑腻之苔罩黑,脉象顿和。少阴蕴热未
化,少阳伏气有余,必得转疟。风阳渐熄,庶不致少阳气盛,热来仍发昏厥。

旋覆花　桔梗　连翘　川贝母　酒芩　薄荷叶　代赭石　黑栀　竹叶
枇杷叶　霍斛　牛黄丸

疾病之后,虚不肾复,脉细而带涩,气血亏,神不能入舍,故少寐耳鸣。肾
为立命之本,脾为生化之源,气血半由此出,培本固源,徐徐调养。

潞党参　大熟地　玉竹　炙草　白芍　泽泻　黑料豆　潼沙苑　归身
茯神　怀药　红枣

一阴一阳结,谓之喉痹。一阴厥阴也,一阳少阳也。肾水先虚,木火盛躁
而上焰,结为喉痹也。是上盛下虚之候,岂有下法下之,阴液愈耗,木火驰张,
咽喉之涎沫更多矣。涎去多而津液愈耗,肺叶焦能至喘闭之变耶,亟亟清上以

217

实下虚。

龙胆草　大生地　射干　山栀　安桂　细辛　鲜石斛　灵磁石　元参知母　丹皮　黄柏

通腑阳以和肾气,得大解一次,胃气稍和,脉仍不敛阳,未熄营液不得来复,腑气不得下行也。

法半夏　代赭石　党参　归身　怀膝　川芎　淡苁蓉　女贞子　熟地白芍　桑枝　白蜜

脉来三五不调,短而微数,按之不鼓。真阳式微,气不下潜,虚阳震动,宜补元阳,佐以震摄。

鹿角霜　大熟地　甘杞子　杜仲　茯神　紫石英　枣仁　怀山药　紫河车　山萸肉　坎炁　菟丝

产后成痿,仰卧不能转侧起坐,胸以下肌肉不仁,已延四月。经云:诸痿因于肺热,治痿独取阳明。显系产伤肝肾精血,肾水虚则火寡于痿,而侮其所胜。肺热叶焦则不能管摄一身,肝木枯而燥裂,顺犯阳明,遂致宗筋纵,不立束筋骨,以利机关,卫气不行,故痿软不仁也,为难治之虞。脉小弦数,姑从经旨例治。

天麦冬　川石斛　酒芩　桂枝　阿胶　左牡蛎　生姜　生熟地　淡苁蓉炙草　赤芍　枇杷叶　绵芪　大枣

咳嗽屡经反复,咽喉痒至心中,则咳呕至吐血。肺卫与心营都损,阳明络伤,胃气升多降少矣,舌绛无苔,脉小弦,左按带动象。经事先期,木火久郁阳明,阳明病及奇经,以致胃不和,食少,形神日减,渐涉怯迟,屡进柔降甘缓,方法颇狄功效,当宗此旨,拟作膏丸常服,勿怠,俾得咳止胃和经调乃佳。

七旬衰老,阳明脉空,营血既衰,清阳日薄,水谷之湿不化,真火式微,遂致肠鸣,便泄耳。脉神尚敛,是寿者相,惟培植后天之生气乃佳。

上有芪　熟地　广皮　肉果　远志　菟丝　萸肉　白芍　川桂枝　麦冬杜仲　五味　炙草　茯苓　玉竹　党参　甘杞子　首乌　归身　山药　故纸牛膝　吴萸　附片

春前,两足焮肿,发烧,日暮为甚,有如脚气;交春后,地气日升,两足之肿烧日减,自觉气升走注,时欲呵呼,鼻息乃快,二便眠食如常;立夏后,气升得甚,呵呼鼻息频频,渐至痉挛颤振,手舞足蹈不由自主,亦不觉痛,唇白发数十次,发时面赤如烧,其色如赭,呵呼鼻如钩有类痫风之状,虚灵不寐,神识颇清。此系壮年时悲伤抑郁,忧思气结,先天之气早戕,相火郁陷,迫至望八衰年,血枯气馁,阳不潜藏,阳化内风,旋扰郁勃之气,火亦逞风威,理固此也。胃津肝液悉受火风引吸,药须甘缓柔剂。

天麦冬　党参　生地　白芍　女贞子　柏子仁　旱莲草　甜杏仁　熟地

阿胶　法夏　桑椹子　左牡蛎　甘杞子　生首乌　茯苓　甘菊　小胡麻　怀
牛膝　龙眼肉

经事参差，久不妊育，其中幻痛非一无以缕陈。夫女子以肝为先天，阴性
凝结易于抑郁，郁则伤肝，血液必耗。肝病及胃，胃为十二经之长，胃病则诸经
皆逆，故诸病发生。且冲为血海，隶于阳明，任系胞胎，繫于肝胃交病，必及冲
任，故经不调而不妊也。法宜温养冲任两脉，任以调胃舒肝。

制首乌　白蒺藜　归身　党参　炙生地　金铃子　甘杞子　白芍　淮七
淡吴萸　延胡索　菟丝子　桂心　丹皮　抚川芎

噎膈既开，仍是嗳噫。清阳不得展舒旷达，小便利而大便不行，阳致脱闭
阴枯，腑槁乏津，脉小弦，舌腻。气馁浊凌清位，法当滋肺液，通腑阳以行津液，
俾得腑气下行，嗳噫平而二便通调，即是转机之兆。

天麦冬　甜杏仁　玉竹　火麻仁　广漆　柿霜　鲜生地　法半夏　山栀
怀牛膝　秫米

经事先期，经后淋沥，脊膂腰髀痛，久不妊育。此冲任带三经交痛，奇经诸
脉皆失其司。症固属虚，徒恃参芪，究夹靴搔痒，与奇脉无关，兹仿内经乌贼骨
丸，盐以就下，通以济塞，秽浊之味为之导引，同气相需，庶乎与经旨相符。

乌贼骨　茜草根　大生地　白芍　川芎　紫石英　元武板　柏子仁　抱
茯神　陈皮　归身　制香附　菟丝子　酸枣仁　左牡蛎　杜仲　白薇　真
阿胶

淋带减而尚觉气坠腰痛，肾虚而任带空也，当揖肝肾之虚。

生熟地　党参　大麦冬　归身　川芎　艾炭　二泉胶　天冬　五味子
白芍　杜仲　桑枝

自幼惊痫，去秋发疟已延半载，为难治之候。

法半夏　党参　吴萸　紫石英　陈胆星　灵磁石　辰砂　石菖蒲

相火抑郁，三阴气竭，脏液下泄，而为一陷。溺清长，白如霜，形神俱削。
当此六阳气候，身中之暴阴将竭，有咽痛失音之变急，急理阴以和其阳，扶过夏
至阴水，病势方有转机。

天麦冬　山萸肉　粉丹皮　五味子　怀山药　黑山栀　生熟地　肥知母
左牡蛎　覆盆子　制附子　石莲子

七朝平塌顶陷，热甚气粗，咳呛音低，大便不实，元虚不能领毒火化浆，有
内攻之变。

生于术　党参　甲片　桔梗　丁香　大有芪　姜虫　煨肉果　当归　角
针　元参　炙草　金银花　地龙

屡经半产，奇经诸脉皆伤。今又病恶阻，腰酸淋带，又恐仍蹈前辄。

南沙参　蒿梗　焦白术　条芩　神曲　谷虫　腹苓皮　葛根　制半夏

楂炭　姜皮　炙草

脉来沉闷不畅,气机壅遏,湿热内泛,腹痛溏泄,还防肿胀。

猪赤苓　藿香　白芷　腹皮　半夏　泽泻　鸡内金　紫苏　桂枝　白术　陈皮　生姜

风疹冒凉,早收余蕴内服,往来潮热,脉弦数,还当和解。

黑山栀.丹皮　当归　柴胡　炙草　焦白术　左金丸　白芍　茯苓　薄荷　茅根

病经旬日,绵热不解,至下午则渴饮,舌绛苔焦。津液日耗,邪热日炽,脉弦大数,将有风旋发昏之变。

鲜生地　川石斛　赤芍　木通　丹皮　枳实　赤苓神　大麦冬　广皮　山栀　柴胡　竹茹

劳乏伤脾,湿从内泛,暑风上受,咳逆作恶,先理新邪。

绵茵陈　炙草　桂枝　小川朴　泽泻　楂炭　猪赤苓　白术　石膏　苡杏仁　竹茹　杷叶

湿温动风,折挫已多。刻诊,脉神乱少定,面颊热,舌苔微见疳象,脉绵软,右关渐有弦意。元气少得温托之助,而血液借以生化,但脉伏之,湿热未能尽达,血不涵养以助其金,当湿热一面不暇治也。

东洋参　川郁金　炙草　蒺藜　茯神　莲肉　二泉胶　石决明　桂心　枣仁　牡蛎

左右足并发,太阴少阴循经之地焮肿,胀痛牵引胫膝至胯下,脉弦小数,舌白腻。嗜酒伤中,湿浊下注,最难托拔。

小防己　忍冬藤　党参　当归　石膏　牛膝　川草薢　夜交藤　桂枝　赤芍　细辛　炙草

脉弦数,左为甚,阴虚阳越,木火内炽,宜防咯血。

生首乌　黑山栀　制半夏　小朴　茯苓　嫩桑枝　金毛脊　粉丹皮　川石斛　广皮　川断

晨起必心泛作呕清涎,阳虚浊阴上凌清位也。

制半夏　茯苓　党参　白术　白蔻　金饼　益智仁　广皮　枳实　腹皮　丁香　生姜

谷疸有年,脾大受困。今因吸暑湿,弥漫气机,遂增寒热痞满,干恶,脉小弦数,气馁将发肿。

绵茵陈　猪苓　粉丹皮　茯神　当归　软柴胡　白术　黑山栀　泽泻　左金丸　白芍　竹茹　鸡内金

三疟缠绵一载有余,营卫两虚,脉弦,汗冷,将发肿胀。

柴胡　葛根　沙参　炙草　草果　小朴　酒芩　半夏　腹皮　知母　菖

蒲　生姜

经云：血虚伏气内发。间作寒热，热解不清，痞满渴饮，脉弦数。

藿香　白芷　腹皮　广皮　枳实　丹参　苏梗　法夏　小朴　葛根　竹茹　茅根

天癸当止而复来，漏下一载，饥不欲食，舌光脉弦数。郁火逼入血海，必致肿胀。

制首乌　茯苓　乌贼骨　茜草　紫石英　左金丸　山栀　霞天曲　白芍　腹丹皮

脉弦数，绵热头疼，暑风上受，卫气先壅，当发咳嗽。

桔梗　条芩　连翘　炒香豉　薄荷　小朴　山栀　半夏　白薇　炙甘草　竹叶　杷叶

因郁勃而屡经络血，今则经行则衄。卫气驾肝阳上逆，伤及阳明也。

石决明　生首乌　当归　赤芍　炙甘草　阿胶　乌贼骨　黑山栀　艾炭　赤苓　粉丹皮　降香

粪后血属远血，肠胃所来。近增寒热数次，暑凉互郁，营卫失和也。

当归　赤芍　焦白术　白敛　地榆炭　炒槐花　桂枝　葛根　炙甘草　黄柏　怀山药　五谷虫

温疟过后，即发惊风半月有余，瘛疭，角弓反张，目视或尔吊白。肝苦急矣，当以甘药为缓。

炙草　麦冬　阿胶　安桂　钩尖　丹皮　丹参　生地　麻仁　木瓜　黑栀　菖蒲

历节痛痹延有百余日，大关小节尽肿，潮热往来，脉弦数。血虚，风火驰张。先清络热。

羚羊角　丹皮　川牛膝　熟石膏　黄柏　木防己　茅术　鲜生地　细辛　潞党参　干地龙　桂枝　活络丹　姜黄

思虑深远，曲运神机，精血暗耗，清阳日薄，是以未老先衰也。六旬年岁，阳明脉空，水谷之精华大半为饮，不充精血，饮日甚则胃纳日减，咳痰愈多矣。刻诊，脉来弦数，潮热往来，是伏气新痛挟饮而发，兼之便溏溺少，气化不行，宜防喘急，先立中气以变遣。

西党参　枣仁　白术　紫菀　五味子　炙冬花　桂枝　赤芍　茯苓　细辛　射干　法半夏　炙甘草　饴糖

脉弦旺，右甚于左，肝病及胃之征，舌布腻中黄。阴火夹浊上凌清位也，遂致络伤咯血。当此五阳气上，柔肝降胃引阴，以和阳明，以安络血。

黑山栀　蛤黛散　茯苓　枳实　赤芍　醋半夏　降香　粉丹皮　川石斛　橘白　竹茹　石决　茜草

痰血虽止,而有脉仍旺于左,舌苔虽得转黄,犹是布腻。浊凌清位也,胃未得下行之顺,必须胃降而肝逆乃平。

南沙参　粉丹皮　茯神　广皮　黑栀　参三七　荸荠　醋半夏　醋川连　炙草　枳实　竹茹　川郁金

前用参连温胆法降胃气以和少阳,布腻舌黄大化,浊阴已见下达。胃得下行,故能安寐,右脉虽旺而无弦象,郁火亦舒,内有腐积,血去之亦佳。

南沙参　酸枣仁　茯神　枳实　炙草　蒺藜　左金丸　参三七　青皮　竹茹　女贞

胃气来复,清阳已得布运,脉来左右相等,肝胃和矣。夏至节生迩,理阴以和其阳。

潞党参　麦冬　赤芍　白薇　女贞子　茯苓　石莲子　法夏　炙草　青皮　潼沙苑　粳米

痰血已尽,右脉尚旺动之气,胃少下行络血尚未安也。当此六阳气候,阴不肯复来,气易升,务必怡情戒怒,以养冲和。

南沙参　枣仁　枳实　远志　法夏　炙草　炙生地　茯神　青皮　阿胶　白芍　竹茹

咳久,痰气腥秽。邪火郁肺,将肺叶蒸变,将成肺痈。

石决明　川郁金　射干　川贝　山栀　丹皮　葶苈子　乌绒皮　元参　苡仁　茅根　川斛

童真气馁,肌柔,面无淖泽。先天之气本不足,加以诵读吟咏,饮食不香,后天之气又戕,脉来小数,舌绛无华。阴气不冲,阳易上越,故辛劳则生烦热也。急培后天以补先天之不足。

党参　旋覆花　麦冬　于术　炙草　怀药　杞子　制香附　半夏　白蒺藜　茯苓　陈皮　石斛　生地　玉竹　银柴胡

秋温届候,未有汗解,脉不畅,舌腻。表里气壅,还当宣解。

广藿香　川朴　腹皮　枳实　桂枝　泽泻　杜苏梗　白芷　茯苓　猪苓　广皮　茅术

但热不寒,为温疟延旬余,未得畅汗,邪蕴肤浮,腹饱,癥胀泄痢,防成慢脾。

麻黄　甘草　苓皮　青皮　茅术　腹皮　石膏　白术　小朴　楂炭　姜皮　虫炭

乏乳,元虚卫疏,易感,邪凑其虚。舌灰,溺清。下气不足,易涉慢脾。

葛根　熟地　枳实　炙草　附子　酒芩　川连　石斛　青蒿　虫炭

秋温,旬有三日未得汗解,阴正延伤,邪滋内窜,神迷烦恼,舌灰黄腻,便溏。少阳之气犯及少阴,有风旋昏痉之变。

猪苓　山栀　干霍斛　滑石　内金　茯神　枳实　泽泻　丹皮　二泉胶　广皮　竹茹　太乙丹

溏泄既止,下虚将回。神识颇清,懊侬亦减,右耳下结核漫肿,耳之前后颊车不利,陷阴之邪仍从少阳而出,当从二阴一阳理之。

南沙参　法夏　枳实　柴胡　炙草　丹皮　左金丸　广皮　赤芍　枯草　竹茹　茯神

舌花,脉弦数。阴虚内热,奇经诸脉失和,故病端百出。

左金丸　黑栀　当归　柴胡　炙草　茯苓　茺蔚子　丹皮　赤芍　丹参　白术　生姜

脘痛,攻逆有形,痛甚呕逆。肝邪犯胃,不得下行也。

酸川连　吴萸　广皮　半夏　丁香　藿香　金铃子　当归　枳实　腹皮　佛手　竹茹

神舍空虚,胆热,痰热易升,梦魅妄而作惊痫。

参连温胆汤加安神丸

喉癣,过劳即发。阴虚木郁,气火易升也。

大生地　元参　麦冬　知母　石膏　大贝　丹皮　黑栀

妊将达月,而患痛痢,脉牢。伏气下薄肠胃及胎元,有妨胎之虑。

大麦冬　沙参　葛根　茅术　黄柏　腹皮　金铃子　升麻　酒芩　白术　泽泻　姜　枣

经停一载有余,瘕聚腹痛不时举发。近增脘左偏头风,痛掣牙床,不能安寐。风阳鼓旋,伤及阳明也。

炙甘草汤加　女贞子　金铃子　桑叶　大枣

温邪届候,汗出,热仍不解。少阳气盛,法当和解。

柴胡　炙草　腹皮　枳实　茯苓　葛根　酒芩　小朴　半夏　广皮　生姜　大枣

脉小弦缓,清阳虚而太阴受困,腹痛便溏。用人参桂枝汤先理其里。

党参　炙草　赤芍　茯苓　内金　陈皮　干姜　白术　木香　腹皮　楂肉　大枣

脾泄有年,食饮气攻欲坠,脉小弦缓。清阳已薄,先理清阳。

党参　桂枝　赤芍　腹皮　巴戟　生姜　茯苓　白术　炙草　肉果　大枣

年未及冠,体发伟而肥,右脉不应指,喜冷恶热,前曾咯血。阳翔阴弱,恐是夭官。

石决明　牡蛎　丹皮　生地　女贞子　黄柏　旱莲草　黑栀　龟板　杜仲　黑料豆　桑叶

客曾吐痰血,及今复生而甚,形色清白无华,脉弱。饮食不为精微,而外荣内实,防入怯途,慎之。

西洋参　天麦冬　甜川贝　炙甘草　大白芍　麻仁　女贞子　赤当归　炙生地　旱莲草　肥玉竹　鲜藕

疡溃未敛,发麻,风从表达其半,故溃疡易于消肿耳。刻诊,脉细数。营液大伤。滋清兼到。

大麦冬　鲜石斛　木通　怀药　党参　茯苓　大生地　元武板　连翘　银花　赤芍　炙草

风阳郁冒,伤及阳络而为鼻衄,胃热下移冲脉,天癸当至而反甚,脉沉数,盗汗。血虚营热。清滋兼致。

炙生地　炙熟地　当归　酒芩　花粉　蒺藜　炙上芪　酸川连　知母　黄柏　降香　杷叶

经事匝月,两信郁火伤及冲脉,风阳鼓动,心悸不寐,当调胃气。

抱茯神　陈皮　醋半夏　淡吴萸　金樱子　瓦楞子　醋川连　枳实　醋白芍　煅牡蛎　姜竹茹

伏气内窜,趋陷为痢,腹痛后重,易成噤口。

酒川连　煨木香　升麻　地榆　小茴　楂炭　酒条芩　鸡内金　葛根　泽泻　花槟　藕节

素患痰哮,今病后哮逆复剧,舌光营虚,防成喘肿。

南沙参　麻黄　法夏　五味子　射干　煅赭石　炙草　全福花　细辛　紫菀　炙冬花　大枣　生姜蜜炙

血虚,痰火乘风阳上扰,胃中虚,自觉心中温温液液,脉弦缓。当和中气。

潞党参　腹皮　白术　炙草　甘松　竹茹　骨碎补　当归　白芍　炮姜　广皮　大枣

风阳夹湿痰,伤及太阴,四肢发热发酸,久必成肢痹。

白茯苓　半夏　白术　川断　苡仁　姜竹茹　骨碎补　陈皮　炙草　桂枝　枳实　酒桑枝

大疟已后,肾水已虚,虚火炎上,假道于胃,齿鼻俱衄。病在上而治在下,当从清下实下法例治。

凌霄花　萸肉　泽泻　麦冬　制军炭　茯苓　生熟地　怀药　丹皮　扁豆炒黑　制附子　藕节

产妇发痫神方

妇人怀妊七八月,子在胎中,已有知识,因产母偶有跌绊,以致胎中受惊发痫,名曰子痫。外症痉厥谵妄,口吐血沫,症最危急,其胎必难保全。大凡母病及子,如伤寒温病诸症,全以保胎为要,盖因母气既衰,须赖胎中生气,胎坠母必难全。若子痫之症,子病累母断难顾恋其胎下而母转得全矣,其理甚明,不可执一。若胎下后母尚发痫,乃产后八脉空乏,内风乘隙渐煽矣,夹有胎瘀痰浊,此时若用重剂滋镇,恐碍痰瘀,如用行瘀化痰,又碍营血,当用清金丰水不得碍瘀之品。金有权则木受制,水得助则风可宁。方用百合清金以制木,并可安神而不碍上焦之痰;小麦以助木,兼以养脾而不碍下焦之瘀;甘草以缓急,珠母以镇浮,河车以胞补胎,竹破竹补之义,朱砂用正块,乃镇离入坎而不取其味。方极平正而可收奇效,司命者勿轻视之。

川百合二两　紫河车一两　炙甘草一钱　海贝两个,一名鬼见愁　淮山麦二两
珍珠母二两　块辰砂一钱　小麦紫管二十寸去外粗衣者

李颢亮医案

颜正华

絡急宜清化疎解兼以熄風為主

連葉蘇梗 淡干苓 飛滑石以夾水冬桑葉

苦白杏仁 黑山栀仁 赤苓 梨皮半

川貝母 連翹殼 白夕利

微寒微熱咳痰不爽頭疼

連葉蘇梗 川貝母 冬瓜子 淡苓

苦白杏仁 冬桑葉 炒蘇子 梨皮半

黑山栀 青半夏 廣鬱金

邪入有心口痛之病者痹紅毛興

肥兒散蠶糖

病後正氣未復再受風邪與積滯交阻發熱不楚下痢五色刻診

脹成泄瀉乾懸作嘔擬以苦辛通降法治之

左金丸 連皮赤苓 冬瓜子皮 福澤瀉 砂仁炭 炒淮山藥

焦白朮 水炙竹茹 車前子 通草小

飛滑石以淡子苓 青鹽炙伏龍肝半

咳教逆滯窠作病已三載久延必虛擬以補中益氣加減

炒黃北沙參 土炒茯苓 醋炙升麻三炙知母

炒黃淮山藥 青鹽半夏 炒黑蘇子 泉白芍

《李顒亮醫案》手抄本書影

提　要

　　颜正华手抄本《李颙亮医案》,线装一卷。此书主要记载了痰火、头痛、盘颈痰毒、肾虚咳嗽、腹胀、风寒积滞交阻、烂皮油风、痹证、下痢等疑难杂症的症脉方药。李颙亮,澄之名医也,其生平不详,后人李定波在陕。书中记载多种内科及外科病症,详尽地描述了病情、治法、方药、剂量及炮制方法,其方多从实践中来,药味少,药量小,悉心审度,考虑周密,不拘成法,颇具巧思,用之亦具良效,展现了李颙亮先生辨证施治、灵活变通的特色,对临床颇有裨益。

痰火稍消而目珠凸出,两粒如豆之象。亦属火毒郁结所致。拟以清火化毒法。

生石决明打,先煎,一两　稽豆衣一钱五分　滁菊炭一钱　白蒺藜三钱　赤白芍各一钱五分　荸荠洗,打,六枚　谷精草三钱　川贝去心,一钱　大贝去心,二钱

病势颇见松象,但咳嗽不止,络中作痛。再从原意加减。

苦白杏仁打,三钱　炒黑苏子打,二钱　广郁金一钱五分　梨皮五钱　川贝母去心,一钱　橘络一钱　当归须一钱五分　枇杷叶去毛,二片　冬瓜子炒,打,三钱　北五味子淡干姜一分煎汁拌炒,去渣,七粒

阴虚之质,肝阳上炎。咽喉碎而不敛,头痛,日晡内热。虚热明征,拟以育阴熄风治之。

西洋参八分　白蒺藜去刺,三钱　鳖血炒青蒿一钱　朱茯神三钱　稽豆衣一钱五分　北沙参三钱　白菊花一钱五分　左秦艽一钱五分　福泽泻二钱　生石决明打,先煎,八钱　麦冬肉二钱　生龟板先煎,四钱　车前子盐水炒拌,三钱

清热消痰,以治盘颈痰毒。

炒银花　象、川贝母　竹沥冲,二匙　陈海蜇头洗淡,五钱　青盐半夏　化橘红　地栗粉洗,打,五枚　白毛夏枯草一钱

荣大　童年现出头,边红胀仍然,调敷药。清源散,化痰散,箱黄散,槐花散。清肃肺胃,兼以纳胃。

苦白杏仁打,三钱　冬瓜子炒,打,三钱　广郁金一钱五分　泽泻二钱　枇杷叶去毛,包,二片　川贝母去心,一钱　潼沙苑盐水炒,一钱五分　飞滑石包,四钱　车前子盐水炒,包,三钱　苏子炒黑,打,三钱　香青蒿一钱　黑山栀二钱

咳嗽痰多,耳鸣作声,此是肾亏之见象也。又见两腿酸痛,前产后气病值至今,仅延三载而气大伤,防甚成阴亏之症。急拟肃肺纳肾法。

苦白杏仁打,三钱　川贝母去心,一钱　广皮一钱　炙瓜蒌皮二钱　朱茯神三钱　炒黑苏子打,三钱　潼沙苑一钱五分　福泽泻一钱　青盐半夏一钱五分　冬瓜子炒,打,三钱　飞滑石包,四钱　朱麦冬三钱

清化湿热,兼以分利。

炒银花一钱五分　焦茅术二钱　广橘皮一钱　制川朴八分　赤茯苓三钱　粉丹皮一钱五分　炒米仁三钱　朱通草八分　京赤芍一钱五分　川黄柏一钱　川萆薢三钱　车前子三钱

老年脾胃两伤,中阳不运,气机不和。纳食则脘腹作胀,不纳则作杂,周身浮肿。以和中培土治之。

焦白术二钱　冬瓜皮三钱　连皮茯苓四钱　炒黄怀山药三钱　水炙连壳砂仁打,五分　大腹皮洗,一钱五分　沉香曲一钱五分　广皮一钱　炒黄北沙参三钱　姜半夏一钱五分　谷、麦芽檀香末拌炒,各一钱五分　陈香橼皮三钱

风寒与积滞交阻，腹痛作恶，得食更甚，便燥不解。拟以和中消滞，兼以苦辛法。

香薷梗一钱　焦山楂三钱　左金丸包，煎，五分　焦谷、麦芽檀香屑拌炒，各一钱五分　老苏梗三钱　槟榔片一钱五分　整砂仁打，五分　炒枳实壳二钱　广皮一钱　广郁金一钱五分　青木香一钱　姜半夏一钱五分　台乌药二钱　水炙竹茹一钱

清疏解表，兼以肃肺。

甜白杏仁打，三钱　苏子、梗炒，打，各一钱五分　冬瓜子炒，打，三钱　梨皮五钱　川贝母一钱　青盐夏一钱五分　冬桑叶一钱五分　广郁金一钱五分　广皮盐水炒，一钱

清化肺胃之火，以治面部烂皮游风症。

生石决明打，先煎，一两　粉丹皮一钱五分　连翘壳一钱五分　白蒺藜三钱　稽豆衣一钱五分　淡子芩二钱　滁甘菊一钱五分　晚蚕沙三钱　飞滑石四钱　京赤芍一钱五分　赤苓三钱　鲜首乌四钱

风寒湿三气着而为痹。疼痛日作，壮热不解。此属湿胜所致。下痢口渴，脉来虚细。姑拟温中化湿，兼以和营宣络。

桂枝四分　炒白芍一钱五分　广郁金一钱五分　京赤芍一钱五分　当归身三钱　川续断三钱　橘白络八分　核桃肉三钱　桑枝五钱　川怀牛膝各三钱　炒枳壳一钱五分　青木香八分　老丝瓜络三钱

肝胃不和，胸脘胀痛，作酸呕吐，谷食不化，大便溏薄，脾阳亦困，脉形虚细而数，舌苔薄白。宜平肝和胃，兼运中阳法。

姜汁炒川连三分　细生地炭砂仁四分拌，四钱　广皮盐水炒，一钱　焦麦谷芽各三钱　淡开口吴萸四分　焦冬术一钱五分　木香八分　陈香橼皮三钱　姜半夏一钱五分　炒枳壳一钱五分　红枣三枚

烟质阴伤，湿温内恋。形寒，发热，有汗，舌苔黄糙。宜清化湿热主之。

香青蒿一钱　黑山栀二钱　青盐半夏一钱五分　梨皮四钱　淡子芩二钱　粉丹皮一钱五分　川通草五分　川贝母去心，一钱　赤苓三钱　扁豆衣一钱五分　飞滑石包，四钱

童年呛咳，鼻衄。宜清肃肺胃主之。

炒苏子打，二钱　冬瓜子三钱　炙瓜蒌皮二钱　水炒竹茹七分　苦杏仁打，三钱　飞滑石四钱　炙桑白皮一钱五分　川郁金一钱五分　川贝母去心，一钱　赤苓三钱　枇杷叶露一两

湿热下注，清之化之。

瞿麦一钱五分　福泽泻二钱　海金沙包，一钱五分　车前子包，三钱　萹蓄一钱五分　飞滑石四钱　净银花炒，一钱五分　赤苓三钱　小木通一钱五分　方通草八分

肝气郁阻，气分不和，少腹隐痛，宜平肝调气主之。

川楝子炒，打，一钱五分　东白芍沉香末水煎汁拌，一钱五分　茯苓神各三钱　炮姜

炭五分　延胡索二钱　炒枳壳一钱五分　连壳砂仁水炙,打,五分　青木香一钱　焦白术炒,三钱　小青皮八分

清疏风热,兼以化痰。

甜白杏仁打,三钱　淡子芩一钱五分　冬桑叶一钱五分　荸荠洗,打,三枚　青盐半夏一钱五分　连翘壳二钱　黑山栀二钱　白毛夏枯草一钱　川贝母去心,一钱　粉丹皮一钱五分　连叶苏梗一钱五分

胎前产后,胎产金丹神效(临盘下前可吃,滚水化之)。

洋参　桂元肉　蒸九次晒九次

临盘下煎汤　吃益母汤代水

茺蔚子炒,打,三钱　当归尾三钱　焦山楂打,三钱　煨木香一钱五分　炮姜炭六分

吃益母草汤五、六日。

扶正育阴。

炒西洋参七分　茯苓三钱　水炙砂仁打,五分　焦红枣三枚　北沙参　大生地炭三钱　白归身三钱　怀山药三钱　广皮盐水炒,一钱

湿浊下注。右小股漫肿,结为腨肚痈重症。急宜疏解治之。

连叶苏梗二钱　川续断　泽兰　桑枝　荆芥　防风各一钱　橘络　忍冬藤老丝瓜络一钱五分　川牛膝盐水炒,三钱　香独活　川桂枝滑石三钱合研,包,八分

腨痈内热,脉形弦数。急宜清之。

八巴杏仁打,三钱　京赤芍一钱五分　淡黄芩一钱五分　粉丹皮一钱五分　连叶苏梗二钱　大贝去心,一钱　川贝去心,一钱　带心连翘二钱　黑山栀二钱　金银花一钱五分　带肉梨皮一两

温邪内束。发热无汗,头汗如珠,气喘干恶,脉形数而无力,舌苔粉白。症非轻视,姑拟清化主之,冀其应手为幸。

苦白杏仁打,三钱　黑山栀二钱　赤苓三钱　飞滑石包,三钱　梨皮三钱　川贝母一钱　淡子芩二钱　通草朱砂拌,六分　朱灯心一分

温邪渐退,而发热不解,脉形弦数无力,舌苔薄白。再从原意加减。

苦白杏仁打,三钱　川贝母去心,一钱五分　橘络七分　炒枳壳一钱五分　苏子一钱　苏梗二钱　淡子芩一钱五分　广郁金盐水炒,一钱五分　陈旋覆花绢包,一钱五分　朱灯心三分　枇杷叶露冲入,一两　梨皮一两

稚年胎毒,服化毒丹方。

真犀尖二分　真西毛珀灯心合研,三分　金银花二钱　人中黄五分　飞辰砂一钱　老濂珠三分　川雅连三分　川贝母二钱　飞滑石包,三钱

上研末和匀,绿豆汤送下,每日服三四钱为度。

胃火上升,咽红而痛,咳嗽自汗,脉形虚弦,舌苔白糙。宜清肺胃之火

主之。

黑玄参_{盐水炒，一钱五分} 甜杏仁_{打，三钱} 淡黄芩_{二钱} 煅牡蛎_{先煎，四钱} 白杭菊_{二钱} 黑山栀_{二钱} 炙知母_{二钱} 川贝母_{去心，一钱} 广郁金_{一钱五分} 淡竹叶_{一钱五分} 白毛枯草_{二钱} 梨皮_{一两}

湿热下注。足跗红肿糜烂，时寒时热，脉象弦数，舌光无苔。宜清化分利主之。

金银花_{三钱} 赤苓_{三钱} 川黄柏_{盐水炒成炭，二钱} 通草_{八分} 京赤芍_{二钱} 嫩桑枝_{六钱} 连翘壳_{二钱} 绿豆_{后入一撮} 粉丹皮_{一钱五分} 贯仲_{五钱} 淡子芩_{二钱}

肝气横逆，上冲于胃脘，腹胀拒按，顽硬，脉象虚数，舌裂无苔。急宜。

沉水香_{磨冲，三分} 广郁金_{一钱五分} 青木香_{一钱五分} 乌药_{二钱} 四制香附_{二钱} 砂仁_{连壳，六分} 当归尾_{三钱} 鲜金橘皮_{五张} 姜半夏_{一钱五分} 焦六曲_{三钱} 金铃子_{三钱} 炒枳壳_{一钱五分} 广皮_{一钱} 焦山楂_{三钱} 酸煅牡蛎_{包，先煎，三钱}

和正扶阴，兼之固肾。

土炒野于术_{一钱} 大生熟地_{各三钱} 白归身_{盐水，炒，一钱五分} 莲子肉_{五钱} 稽豆衣_{二钱} 土炒潞党参_{一钱} 潼沙苑_{盐水炒，一钱五分} 麦冬肉_{去心，三钱} 东白芍_{沉香末，一钱五分} 抱木茯神_{朱拌，三钱}

邪滞交阻。发热无汗，脘痛拒按。宜解表调气，兼以和中治之。

连叶苏梗_{一钱} 广皮_{盐水炒，一钱} 淡子芩_{二钱} 焦六曲_{三钱} 香青蒿_{一钱} 姜半夏_{一钱五分} 焦山楂_{三钱} 飞滑石_{包，四钱} 广郁金_{一钱五分} 炒枳壳_{一钱五分} 冬桑叶_{一钱五分} 鲜金橘皮_{五张}

下痢，昼夜无度，今腹不痛而呃逆频频，胸痞气塞，时或长吁，延经旬余，正阴两竭，唇舌干绛，中有浑苔，头汗淋漓，脉象沉数而细。诸多棘手，惟有生津养胃一法，必得呃止气平，应有转机。

西洋参_{元米炒，七分} 甜橘白_{一钱五分} 竹茹_{一钱} 干霍石斛_{四钱} 怀山药_{三钱} 法半夏_{一钱五分} 云茯苓_{三钱} 白壳_{五分} 甜川贝_{二钱} 全福花_{绢包，一钱五分} 丁香_{二只} 磨乌药、沉香_{各三分}

扶正育阴，兼平肝胃之火。

北沙参_{炒黄，三两} 大白芍_{一两五钱} 广郁金_{一两五钱} 生石决明_{一两} 文冰_{五两} 光结西洋参_{一两} 麦冬肉_{一两五钱} 潼沙苑_{一两五钱} 生枣仁_{三两} 白蜜_{一两} 怀山药_{炒黄，三两} 新会皮_{一两} 厚杜仲_{三两} 白归身_{秋石三钱化水拌炒，三两} 土炒野于术_{一两} 青盐半夏_{一两} 贡杞子_{三两} 真阿胶_{三两} 云茯苓_{朱拌，三两} 福泽泻_{二两} 滁甘菊_{一两五钱} 龟板胶_{六两} 大生熟地_{三两} 生、熟绵芪_{各一两五钱} 白蒺藜_{三两} 何首乌_{磁器收贮，四两}

上味选道地饮片，用上品叠煎熬三次，澄清去渣，如法配制，收至如饴，加入冰、胶、蜜等再收，收至老嫩得中，每清晨冲服三四钱。宜扶正养阴，兼以培土化湿。

光结西洋参八钱　大白芍沉木香一两五钱拌炒,一两五钱　炒扁豆衣八钱　白蜜六两　炒黄北沙参一两五钱　麦冬肉一两五钱　潼沙苑八钱　文冰六两　炒黄怀山药一两五钱　新会白盐水炒,五钱　厚杜仲三两　土炒野于术一两　青盐半夏八钱　谷麦芽檀香屑拌炒,一两五钱　连皮茯苓一两　福泽泻一两　金橘饼二十枚　大生、熟地各二两　冬瓜皮一两五钱　焦红曲切,六两　白归身酒炒,一两五钱　广郁金一两五钱　阿胶三两

上药用上等道地饮片,如法配制,叠煎熬三次,去渣,至如饴,加入冰糖、白蜜、阿胶等再收,老嫩得中为度,每日清晨冲服三四钱为度,磁器收贮。

清疏肃肺,兼纳气和阳法。

甜杏仁三钱　冬瓜子炒打,三钱　冬桑叶一钱五分　广皮一钱　飞滑石桂枝三分拌炒,包,三钱　川贝母一钱　连皮苏梗一钱五分　福泽泻二钱　姜半夏一钱五分　枇杷叶一大片

劳碌伤阴,咳嗽,腰痛,腹胀,日晡寒热。防成损症。宜肃肺调气主之。

苦白杏仁打,三钱　冬瓜子三钱　广郁金三钱五分　东白芍沉香五分拌炒,一钱五分　福泽泻二钱　川、贝母各一钱　炒黑苏子打,三钱　广青皮盐水炒,一钱　白蒺藜去刺,三钱　全福花绢包,一钱五分　北沙参二钱　枇杷叶露一两

痛则气闭,小便不通。

广郁金一钱五分　车前子包,二钱　福泽泻二钱　陈全福花绢包,一钱五分　橘络一钱　冬瓜子炒打,三钱

清化湿热。营内兵,周身上下淫痒,紧要急吃化毒丹为妙。

金银花三钱　粉丹皮一钱五分　淡子芩二钱　川草薢盐水炒,二钱　车前子包,三钱　赤苓三钱　川黄柏盐水炒,一钱　苍术二钱　黑山栀二钱　梨皮五钱

热郁肺胃,不摄血溢,脉形虚数有力。宜清营化热主之。

炒黄北沙参三钱　紫丹参二钱　黑山栀二钱　生地炭二钱　川贝母去心,一钱　白归身三钱　丹皮炭二钱　藕节二枚　茜草一钱　墨汁旱莲草二钱　荆芥炭二钱

病后正气未复,再受新凉,发为痧疹,继则虽退而正气重虚。脾阳大困,以致周身浮肿,皮色萎黄,则为明征也。拟以培土运中参入渗湿治之。

焦白术一钱五分　川贝母去心,一钱五分　广皮盐水炒,八分　老丝瓜络炒,打,三钱　炒黑苏子一钱　怀山药三钱　大腹皮洗,一钱五分　冬瓜皮子各三钱　水炙砂仁末四分　广郁金一钱五分　椒目二十粒

伏邪发热不楚,有汗而热不解,头昏稍清。拟以清化主之。

淡子芩二钱　赤苓三钱　扁豆衣一钱五分　朱通草六分　金银花三钱　滑石四钱　香青蒿一钱　黑山栀二钱　朱茯神三钱　朱灯心三分

湿热下注。睾丸红肿胀痛,发为子痈。重刻诊,壮热,脉形细数且实。拟

清化兼以下达为法。

生熟军三钱　赤苓三钱　橘核炒,打,一钱　金银花二钱　车前子包,三钱　淡子芩一钱五分　粉丹皮一钱五分　绿豆衣五钱　京赤芍一钱五分　福泽泻二钱　荔枝核打,五枚

交通心肾。

真毛珀灯心合研,冲入,四分　生熟枣仁三钱　川贝母去心,一钱五分　车前子盐水炒,包,三钱　九制活磁石先煎,三钱　蜜炙远志肉七分　北五味子干姜二分拌炒,十粒　朱灯心四分　九孔石决明先煎,六钱　制首乌四钱　炙黑草二分　朱茯神三钱　干制半夏一钱　东白芍沉香二分拌炒,一钱五分

咳逆,颇见松意。再从原意加减。

苦白杏仁打,三钱　蜜炙桑叶二钱　炒苏子包,一钱五分　荆防各七分　川贝母去心,一钱　连叶苏梗二钱　冬瓜子炒,打,三钱　飞滑石桂枝二分拌炒,三钱　炒黄怀山药三钱　蜜炙枇杷叶去毛,一片

湿火下注。玉茎肿痛,淋浊色黄,便燥不通。拟清火败毒,兼以下达为主。

生熟军各四钱　细川连三分　粉丹皮一钱五分　龙胆草八分　鲜车前子洗繋,一棵　枳实壳元明粉拌炒,各二钱　金银花一钱五分　飞滑石四钱　川黄柏盐水炒,二钱　淡子芩二钱　黑山栀二钱　赤苓三钱　童木通一钱五分

风热袭于肺胃,致内热鼻塞,中焦之蕴热上蒸所致也,脉数,舌绛。急宜清化疏解,兼以熄风为主。

连叶苏梗二钱　淡子芩二钱　飞滑石包,四钱　炙水冬桑叶一钱五分　苦白杏仁打,二钱　黑山栀二钱　赤苓二钱　梨皮五钱　川贝母去心,一钱　连翘壳二钱　白蒺藜三钱

微寒微热,咳痰不爽,头疼。

连叶苏梗二钱　川贝母一钱　冬瓜子炒打,三钱　淡芩二钱　苦白杏仁打,三钱　冬桑叶一钱五分　炒苏子三钱　梨皮一两　黑山栀二钱　青盐半夏一钱五分　广郁金一钱五分

乡人有心口痛之病,若唇红色,与肥儿杀虫糖。

病后正气未复,再受风邪,与积滞交阻。发热不楚,下痢五色。刻诊,胀成,泄泻,干恶,作呕。拟以苦辛通降法治之。

左金丸一钱五分　冬瓜子皮三钱　福泽泻二钱　砂仁炭五分　炒怀山药三钱　焦白术一钱五分　连皮赤苓五钱　水炙竹茹一钱五分　车前子三钱　通草八分　飞滑石包,四钱　淡子芩一钱五分　青盐夏一钱五分　伏龙肝包,四钱

咳嗽气逆,溺窍作痛。病已三载,久延必虚,拟以补中益气加减。

炒黄北沙参三钱　土炒于术一钱　醋炙升麻三分　炙知母二钱　炒黄怀山药三钱　青盐半夏一钱五分　炒黑苏子三钱　东白芍炒　白茯苓三钱　冬瓜子炒打,三

钱　川贝母一钱　焦红枣三枚

肝胃不和。脘中作痛,脉数。内热,宜平肝和胃,兼以宣络养血主之。

野于术炭土炒,一钱　甜杏仁三钱　当归须三钱　老丝瓜络三钱　盐水炒广皮一钱　炒枳壳一钱五分　四制香附二钱　广郁金一钱五分　陈香橼皮三钱　橘络一钱　连壳砂仁六分　白蒺藜二钱　青蒿梗一钱　金橘饼三枚

肺气不宣,胃气不降,鼻塞污浊之气,宜肃肺降气主之。

甜杏仁三钱　黑山栀二钱　川贝母一钱　白蒺藜三钱　梨皮一两　淡子芩二钱　滁菊花一钱五分　苏子梗炒,各二钱　淡竹茹一钱五分　炙知母三钱

清火败毒。火毒熏眼痛稍红。

淡子芩二钱　人中黄四分　夜明砂三钱　生石决明先煎,一两　白蒺藜三钱　黑山栀二钱　谷精草二钱　潼沙苑二钱　金银花三钱　飞滑石四钱　稽豆衣一钱五分　绿豆后入,一撮

肃肺化痰,兼和营宣络之法。

苦白杏仁三钱　广郁金一钱五分　当归须二钱　鳖血炒青蒿一钱　橘络一钱　川贝母去心,一钱　老丝瓜络一钱　左秦艽一钱五分　苏子梗炒,打,各三钱　冬瓜子炒,打,三钱　旋覆花包,一钱五分　枇杷叶去毛,二片

痰火上升,结为耳根痛,红肿胀痛内热,脉数,舌白。拟以清化法。

金银花一钱五分　赤苓三钱　白毛夏枯草三钱　粉丹皮一钱五分　淡子芩一钱五分　赤芍一钱五分　盐半夏一钱五分　陈海蜇头洗淡,一两　黑山栀二钱　盐水炒橘白一钱　川贝母去心,二钱　大荸荠五枚

足三阴亏损,风寒湿三气乘虚而入。腰俞及环跳跨腿膝酸楚,内热,脉虚而细。拟以温补足三阴治之。

大生熟地附片二分拌炒,各三钱　鹿角霜二钱　厚杜仲盐水炒,三钱　川断肉三钱　川怀牛膝盐水炒,各三钱　甘杞子三钱　金毛脊去毛,四钱　川草薢盐水炒,三钱　香青蒿一钱　橘络一钱　当归尾三钱　桑枝切,六钱

产后分娩,五朝咳嗽,咯血气喘,瘀血而不下行,脉象弦细而数,舌苔黄腻。拟以纳气遂瘀主之。慎勿轻视,冀其应手为幸。

苦白杏仁打,三钱　炒黑苏子打,三钱　当归尾一钱五分　福泽泻二钱　川贝母一钱　焦山楂三钱　新细花五分　茺蔚子二钱　冬瓜子三钱　广郁金一钱五分　紫丹参二钱　坎炁漂淡,一条

肝阳犯于肺胃。头疼巅顶焮热,牙关耳目皆病,脉象弦数。形寒内热,拟以平肝潜阳,兼以疏散熄风法。

炒白芍桂枝三分炒,一钱五分　淡子芩二钱　生龟板四钱　冬桑叶一钱五分　淡竹茹二钱　生决明一两二钱　炙知母二钱　黑山栀二钱　稽豆衣二钱　白蒺藜去刺,三钱　滁甘菊二钱　川贝母去心,二钱　连翘壳二钱

如有牙痛,用白瑙砂散_{膏药贴}

夜不成寐,服生熟枣仁_{打,三钱}　朱茯神_{三钱}　梨皮_{五钱}

耳内痛,用桃花散_{绞水滴下代水}　金银花_{三钱}　紫地丁_{三钱}

高年脾阳不运,气分不和,以致胸膈胀闷,得气分通,畅则胸膈调和矣,脉象沉细而涩,舌苔白腻,神倦乏力,兼之时值冬令大节,故咳嗽气喘所由来也。拟以运中调气,佐以肃肺化痰法。

苦白杏仁_{打,三钱}　土炒于术_{二钱}　四制香附_{二钱}　冬瓜子_{三钱}　金橘饼_{三枚}
川贝母_{一钱}　炒枳壳_{一钱五分}　焦神曲_{三钱}　炒黑苏子_{三钱}　广陈皮_{一钱}　广郁金_{一钱五分}　连翘砂仁_{水炙,打,六分}　青盐半夏_{一钱五分}

扶正培土,兼以肃肺化痰纳肾法。

西潞党参_{土炒,二钱}　大白芍_{桂枝二分炒,二钱}　青盐夏_{一钱五分}　川贝母_{二钱}
抱木茯神_{朱拌,三钱}　五味子_{淡干姜二分拌炒,四分}　炙黑草_{五分}　福泽泻_{一钱五分}
土炒焦白术_{二钱}　广陈皮_{盐水炒,一钱}　苦白杏仁_{三钱}　车前子_{包,三钱}

肃肺化痰,兼顺气机。

煅礞石_{二钱}　淡子芩_{二钱}　川贝母_{去心,二钱}　肥皂荚_{二钱}　制胆南星_{二钱}
广陈皮_{盐水炒,一钱}　水炙蒌皮_{煎汁,二钱}　白茯苓_{三钱}　枳实壳_{各一钱}　姜半夏_{二钱}
薄荷叶_{一钱}　广郁金_{二钱}

上药如法配制,炒,各为细末,拌和用蒌皮汁、姜汁,同打为丸,每日服二三钱。

清化余火,以治便毒。

金银花_{二钱}　粉丹皮_{一钱五分}　飞滑石_{四钱}　绿豆衣_{一钱五分}　淡子芩_{二钱}
赤苓_{三钱}　川通草_{八分}　两头尖_{二十粒}　黑山栀_{二钱}　连翘壳_{二钱}　京赤芍_{一钱五分}

足上清湿火。

金银花_{三钱}　飞滑石_{四钱}　赤苓_{三钱}　车前子_{包,三钱}　淡子芩_{二钱}　川草薢_{盐水炒,二钱}　丹皮_{一钱五分}　绿豆衣_{一钱五分}　黑山栀_{一钱}　川黄柏_{盐水炒,二钱}　赤芍_{一钱五分}

平肝熄风,兼以清疏化热。

生石决明_{六钱}　香青蒿_{一钱}　黑玄丹_{二钱}　京赤芍_{一钱五分}　淡竹叶_{一钱五分}
白蒺藜_{三钱}　淡子芩_{二钱}　炙知母_{二钱}　粉丹皮_{一钱五分}　滁甘菊_{一钱五分}　黑山栀_{二钱}　连翘壳_{二钱}　白毛夏枯草_{一钱}

渣山痈_{净用敷药}

痰火上升,结为耳根痈。红肿胀痛,内热,脉数,舌白。拟以清化法。

金银花_{一钱五分}　赤苓_{三钱}　青盐半夏_{一钱五分}　大荸荠_{五枚}　淡子芩_{一钱五分}
橘白_{盐水炒,一钱}　川贝母_{去心,一钱}　黑山栀_{二钱}　粉丹皮_{一钱五分}　白毛夏枯草

一钱

耳根痛，痰毒结于两耳下，漫肿结块，发热有汗不解。宜清疏化痰主之。

连叶苏梗一钱五分　香青蒿一钱　连翘二钱　大贝母二钱　淡子芩二钱　冬桑叶一钱五分　赤苓三钱　银花一钱五分　黑山栀二钱

育阴化痰热，兼以肃肺和络。女人夜不寐，稍咳嗽。

苦白杏仁三钱　炒苏子三钱　朱茯神三钱　淡子芩二钱　紫丹参二钱　川贝母一钱　生熟枣仁三钱　朱麦冬三钱　黑山栀二钱　橘络一钱　老丝瓜络一钱　炙知母二钱　黑元参二钱

调气肃肺，以治劳碌咳嗽。

苦白杏仁各三钱　冬瓜子炒打,三钱　怀山药三钱　梨皮五钱　川贝母一钱　广郁金一钱五分　潼沙苑盐水炒,一钱五分　炒苏子三钱　连壳砂仁五分　香青蒿一钱

湿浊未清，气分不和，胸腹疼痛。拟以和中调气，兼以分化法。

沉水香片三分　广郁金一钱五分　广陈皮一钱　飞滑石包制,川朴一钱同研,四钱　土炒焦白术二钱　连壳砂仁水炙,打,六分　赤苓三钱　金橘饼皮五张　炒苡仁三钱　炒枳壳一钱五分　姜半夏一钱五分

素患疝气下坠，遇寒劳碌，即发睾丸作胀且痛，微觉寒热交作，神疲纳减，气力俱无，脉来虚弦且迟。治宜温和，以畅气机。

姜半夏一钱　炒川楝子一钱五分　酸炙升麻五分　当归尾酒炒,一钱五分　姜川朴一钱　吴萸一钱五分　云苓三钱　桂元肉七粒　甜广皮一钱　焦枳壳一钱　紫苏叶六分

清泄龙雷之火，其火尚未悉化，再从原意加减。

龙胆草八分　飞滑石包,四钱　赤苓三钱　金银花一钱五分　童木通一钱五分　淡芩一钱五分　福泽泻二钱　鲜车前子汁冲入,一杯　瞿扁各一钱五分　川黄柏盐水炒。八分　车前子包,三钱

暑湿之邪夹积，腹痛泄泻，旬日邪入于里，而后胀痢，延今匝月有余。经云：脾胃者，仓廪之官，五味出焉。脾受湿困以致刚领失和，腹脘攻痛，清涎上泛，杳不思食，气机下坠，乃脾胃虚损之象也。刻诊，脉形弦动，左部稍软，舌根白带黄，尖带光绛。书云：久病伤阳，久痢伤阴。阴阳两伤，邪机不能不达，邪入营分。姑拟消滞和中培土，兼调气机一则。

土炒于术一钱五分　香青蒿一钱五分　沉香曲三钱　茯苓皮三钱　广陈皮一钱　炒白芍一钱五分　半夏曲一钱　炙内金二钱　水炙砂仁八分　广郁金一钱五分　乌药二钱　香稻米鲜荷叶包扎,三钱

高年，邪滞交阻，脘痛腹胀，干恶作呕，不饥不纳，壮热无汗，便痢不爽。急宜清滞攻达，佐以苦辛通降法。

焦山楂三钱　炒枳实壳各一钱五分　炒黑丑二钱　水炙竹茹七分　焦麦谷芽各三钱　槟榔二钱　莱菔子一钱五分　老採曲二钱　煨广木香八分　炙内金一钱五分

烂喉痧将痤而发热不解。宜清化治之。

金银花三钱　黑山栀二钱　白毛夏枯草一钱　竹沥冲，一匙　川贝母去心，一钱五分　飞滑石包，三钱　赤苓三钱　荸荠冲，半杯　川石斛二钱　淡竹茹一钱五分　煅青礞石先煎，三钱

风寒湿三气着于足三阴经，二膝酸痛漫肿，发为鹤膝风重症，兼之血液枯槁，两足紫云疯满布。宜凉营络主之。

白归身三钱　粉丹皮一钱五分　川怀牛膝各三钱　金毛狗脊去毛，四钱　紫丹参二钱　橘络一钱　川萆薢盐水炒，三钱　桑枝煎汤代水煎药，六两　京赤芍一钱五分　川续断三钱　川黄柏盐水炒，八分

邪积阻中，脾阳不运。脘腹作胀，不饥不纳，神倦无力，便燥不行，脉行弦涩，舌苔白腻。宜运中培土，兼以下达为主。

焦山楂打，三钱　焦六曲三钱　生军三钱　枳实壳各二钱　焦冬术一钱五分　海南槟二钱　炒黑丑二钱　水炙砂仁打，五分　炙内金一钱五分　火麻子三钱　谷麦芽檀香屑拌炒，一钱五分

据述劳碌兼再发热，无汗，鼻塞，咳嗽少痰。然妊娠之质，非滑利所宜。治以解之。

甜白杏仁打，三钱　川郁金盐水炒，一钱五分　白蒺藜三钱　连皮梨一两　连苏叶梗三钱　瓜蒌皮三钱　陈金沸草一钱五分　川贝去心，一钱　大贝去心，二钱　朱茯神四钱　霜桑叶三钱

风邪内恋肺胃。发热不解，咳嗽痰多气逆，脉速，舌苔白腻。拟以化痰，兼以达邪法。

连叶苏梗三钱　淡子芩一钱　苦白杏仁三钱　马兜铃二钱　连皮梨一两　炒黑苏子二钱　冬瓜子炒打，二钱　生山栀二钱　青盐夏一钱五分　川郁金一钱五分　霜桑叶二钱　川贝母去心，一钱　海浮石四钱

寒气凝泣。腹痛，便溏带白冻，脉象弦数，舌苔微黄。宜和中调气主之。

老採曲三钱　水炙连壳砂仁打，五分　煨木香八分　荷蒂一支　炒枳壳二钱　广郁金盐水炒，一钱五分　台乌药二钱　广皮盐水炒，一钱　青木香一钱　生谷麦芽檀香屑拌炒，各三钱

和营宣络，兼以调气。

左金丸包煎，五分　广清皮盐水炒，八分　当归须盐水炒，三钱　白蒺藜去刺，盐水炒，三钱　广郁金一钱五分　青木香一钱　延胡索二钱　陈旋覆花包，一钱五分　沉水香片后入，三分　橘络一钱　白杭菊二钱　老丝瓜络一钱

暑风内恋。发热不得畅汗,致湿不解,漫布肝胃。拟以和胃平肝,兼疏邪热主之。

广藿梗一钱五分　鸡苏散包,三钱　广皮盐水炒,一钱　荷梗去刺,尺许　香青蒿一钱　水炙砂仁炭六分　焦神曲二钱　白蒺藜三钱　水炙桑叶一钱五分　谷麦芽檀香屑拌炒,各二钱

湿热下注。小溲赤色而兼有浊,以致火燃而痛,微热,脉数。宜清化分利治之。

川黄柏盐水炒,一钱　福泽泻一钱五分　黑山栀二钱　车前子盐水炒,包,三钱　赤白芍各一钱五分　飞滑石四钱　连翘壳三钱　赤苓三钱　生军三钱　淡黄芩一钱五分

清肃肺胃,兼化虚热。

苦白杏仁打,三钱　炙知母一钱五分　炒扁豆衣一钱五分　归身炭秋石二分打拌炒,三钱　穭豆衣一钱五分　川贝母去心,一钱　冬瓜子三钱　黑山栀二钱　白蒺藜盐水炒,一钱五分　枇杷叶露冲,一两　炒黑苏子打,一钱五分　香青蒿一钱　墨汁旱莲草二钱　杭白菊花一钱

肝胃之火上升,耳根及耳聤红肿作痛,发热,脉形弦数。宜平肝化火治之。

生石决明先煎,一两　飞滑石包,四钱　穭豆衣一钱五分　黑山栀二钱　白蒺藜去刺,三钱　制首乌四钱　赤白芍各一钱五分　西洋参四分　白菊花二钱　忍冬花二钱　忍冬藤三钱　淡子芩二钱　桑寄生切,三钱

中阳不运,气机不调。脘胁胀痛,不饥不食。拟以运中培土,兼以调气宣络法治之。

焦白术去心,三钱　广陈皮一钱　全福花包,一钱五分　橘络一钱　当归须三钱　炒枳壳一钱五分　姜半夏一钱五分　老丝瓜络一钱　郁金一钱五分　金橘饼五张　姜竹茹一钱　陈香橼皮三钱

代茶　橘白　枳壳

清肃肺胃,兼以和中。

甜白杏仁打,三钱　黑山栀二钱　老苏梗一钱五分　鸡苏散包,三钱　川贝母二钱　广郁金一钱五分　淡黄芩一钱五分　橘白一钱　香青蒿二钱　炒枳壳一钱五分　水炙桑叶一钱五分　连翘壳二钱

湿热下注。法当清化主之。

川黄柏一钱五分　泽兰二钱　飞滑石包,四钱　赤苓三钱　泽泻二钱　粉丹皮一钱五分　当归尾一钱五分　橘核炒打,三钱　橘络炒打,一钱　荔子核打,七粒

产后月余,气血两亏。以致大便难,肛门肿痛,发热,脉虚细数,舌光绛。治以清化润肠法。

炒胡黄连五分　炒丹皮二钱　柏子仁三钱　火麻仁打,三钱　木耳三分　桃杏仁打,三钱　细生地炭三钱　地榆炭一钱五分　归身炭一钱五分

风温上受。发热无汗，干咳无痰，胸胁刺痛，乃肺气不宣所致。宜宣畅肺络，兼以疏解调气治之。

甜白杏仁打,三钱　橘络一钱　金沸草一钱五分　连叶苏梗二钱　川贝母一钱五分　枳壳一钱五分　飞滑石四钱　枇杷叶露冲,一两　川郁金一钱五分　连壳砂仁水炙打,五分　赤芍二钱

郁痰结于右乳，漫肿块坚，发为乳痰症，消之不易。

橘核三钱　橘叶一钱五分　广郁金一钱五分　蒲公英二钱　炒银花一钱五分　大贝母去心,二钱　连翘壳三钱　四制香附二钱　地粟二枚　全瓜蒌二钱　小青皮八分　当归尾三钱　陈海蜇八钱

肝胃不和稍定，干恶已止，饮食亦增。再从原意加减。

炒黄北沙参三钱　细生地炭砂仁四分拌炒,三钱　朱茯神三钱　姜竹茹六分　炒黄怀山药三钱　谷麦芽檀香屑拌炒,三钱　焦白芍炒,一钱五分　金橘饼洗去糖,三枚　土炒焦白术一钱　广皮八分　炒枳壳一钱五分

火毒郁于厥阴阳明。目珠突起如豆，其名蟹珠。再郁怒伤肝，肝火上冲于头，下注于目。务宜静养舒畅为是。

生石决明先煎,一两　茺蔚子二钱　柴胡三分　羚羊片先煎,五分　白蒺藜三钱　车前子三钱　滁菊一钱　大荸荠洗打,四枚　谷精草三钱　决明子三钱　稽豆衣一钱五分

清火败毒，佐以下达为主。

金银花三钱　枳实壳元明粉二钱炒,一钱五分　朱茯神三钱　广郁金一钱五分　绿豆衣一钱五分　淡子芩二钱　生军磨冲,一钱　朱通草六分　朱灯心三分　黑山栀二钱　苦杏仁泥三钱　真毛珀灯心同研,三分　火麻仁三钱

有大便除生军、枳实壳、元明粉。

风热袭于肺胃，以致形寒发热，引动痰火上升，结为耳根痰毒。拟以清化法。

霜桑叶一钱五分　飞滑石包,四钱　黑山栀二钱　白毛夏枯草一钱　川贝二钱　大贝一钱　赤苓二钱　连翘壳一钱五分　梨皮五钱　淡子芩二钱　青盐半夏一钱五分　车前子三钱

湿热内恋肺脾两经。周身疮痍，奇痒流滋，脉象弦数，舌白尖绛。拟以清化分利治之。

金银花三钱　粉丹皮一钱五分　川草薢三钱　赤苓三钱　淡子芩二钱　赤芍五分　川黄柏二钱　滁菊一钱五分　黑山栀二钱　连翘壳二钱　飞滑石四钱　绿豆衣一钱五分

洗料　黄柏二钱　金银花二钱　煎汤洗之

外用　黄连散　川连　寒润石　绿豆散　苦参　香油调搽

湿热周于皮肤。发为脓疱，或痒或痛。诸痛疮痒，皆属于热。治以清化湿热主之。

金银花一钱五分　赤芍一钱五分　连翘壳三钱　绿豆衣一钱五分　淡子芩一钱五分　丹皮一钱五分　川萆薢三钱　黑栀三钱　滑石四钱

风热袭于肺胃。咽喉红肿。拟以清化法

连叶苏梗一钱五分　黑元参盐水炒，二钱　京赤芍一钱五分　连翘二钱　淡子芩二钱　炙知母二钱　粉丹皮一钱五分　梨皮一两五钱　淡竹茹一钱五分　赤苓三钱　黑山栀二钱

清化湿热。

金银花三钱　粉丹皮一钱五分　飞滑石四钱　人中黄五分　淡子芩二钱　赤苓三钱　赤芍一钱五分　绿豆衣二钱　黑山栀二钱　通草八分　福泽泻二钱

稚年邪袭肺胃。发热，咳嗽，痰鸣，目青，舌卷。水反侮金之象也。拟清疏肺胃，兼以化痰法。

苦白杏仁三钱　冬瓜子三钱　淡子芩二钱　薄橘红五分　竹沥冲，姜汁二滴，五钱　川贝母一钱　杭甘菊炭二钱　黑山栀二钱　冬桑叶水炙，一钱五分　地栗洗打，五枚　青盐夏一钱五分　炒黑苏子二钱　炒黑丑二钱　赤苓三钱

湿虽化而内热未除，肺气不降而肾气不纳。脉形弦细而数。宜纳肾宣肺主之。

福泽泻二钱　川贝母去心，一钱　川石斛三钱　冬瓜子炒打，三钱　北五味姜汁炒，五粒　苦白杏仁打，三钱　滑石水炙桑叶一钱五分同研，四钱　连皮梨肉一两　车前子盐水炒，包，三钱　炒苏子打，二钱　广郁金一钱五分　枇杷叶露冲，一两

高年痰火郁于肺胃。目赤，胸闷，脉形弦数。拟以清化痰热主之。

川贝母去心，一钱五分　炒银花二钱　赤苓三钱　绿豆一撮　连翘壳二钱　淡子芩二钱　飞滑石四钱　苦白杏仁打，三钱　梨皮六钱　黑山栀二钱　粉丹皮一钱五分

风热袭于阳明，结为耳后，发红，肿胀，痛，根盘散漫，发热，脉数。

羚羊角先煎，五分　白杭菊二钱　京赤芍一钱五分　绿豆衣二钱　生石决明先煎，一两　淡子芩二钱　连翘壳二钱　白蒺藜三钱　金银花三钱　黑山栀二钱

内吹风。红肿块坚，发热，脉滑数。此属胎火所致也。急宜清化，病已难消。

金银花三钱　连翘壳一钱五分　京赤芍一钱五分　大贝母去心，三钱　黑山栀二钱　淡子芩一钱　粉丹皮一钱五分　橘叶三钱　橘络七分　绿豆衣三钱

清疏肺气，兼以化痰。

连叶苏梗二钱　甜白杏仁打，三钱　飞滑石三钱　黑栀二钱　赤苓三钱　冬桑叶一钱五分　川贝母一钱　淡子芩一钱五分　丹皮一钱五分　荸荠四枚

分化湿热，兼泄龙雷之火。

真毛珀灯心同研，冲，三分　瞿扁各一钱五分　龙胆草五分　通草八分　鲜车前草

一棵　炒银花二钱　赤苓三钱　海金沙三钱　鲜首乌切,四钱

膏滋药方。

温固下焦,兼以扶正调气平肝法。

西潞党参土炒,三两　姜半夏一两五钱　炒白芍桂枝二分,一两五钱　川楝子炒打,一两　鹿角霜一两五钱　云茯苓神三两　橘络一两　橘核三两　厚杜仲三两　广郁金一两五钱　阿胶三两　野于术一两　全当归小茴香一钱拌炒,三两　贡杞子二两　荔子核五十粒　白蜜半斤　青陈皮各一两　大生熟地砂仁末五钱,拌炒,各四两　延胡索二两　金橘饼洗去糖,三十枚　文冰六钱　炙黑草三钱　生熟大有芪各二两　四制香附二两　大南枣半

上药用上等饮片叠煎三次,澄清去渣,如法炮制,收至如饴,加入冰蜜胶等,再收至老嫩得中为度,每日清晨服三四钱。

扶正培土,兼以育阴和营。

西潞党参土炒,二两　白归身盐水炒,二两　淡苁蓉五钱　福泽泻一两五钱　生熟芪各一两五钱　新会皮蜜炙,八钱　广郁金二两　谷麦芽檀香屑拌炒,一两五钱　大生熟地砂仁五钱,拌炒,各三两　北沙参二两　厚杜仲二两　阿胶四两　连皮茯苓二两　怀山药二两　贡杞子二两　白蜜十两　东洋白芍一两　姜半夏一两　麦冬肉二两　文冰六钱　土炒冬术二两　冬瓜皮二两　稽豆肉一两　金橘饼去糖,六十枚　金毛狗脊去毛,四两　川续断二两　煨红枣半斤　煨姜炭二钱

上味选用上品煎熬三次去渣,入冰蜜胶收膏,每日清晨服三四钱。

烟质阴伤,湿热内服,再受风邪,引动其湿。周身风疹及疥疮满布,脉数,舌光而裂。宜清化主之。

金银花三钱　淡子芩二钱　赤苓三钱　连翘壳三钱　粉丹皮一钱五分　黑山栀二钱　通草八分　绿豆壳一钱五分　京赤芍一钱五分　飞滑石包,四钱　福泽泻二钱

高年,痰郁络中,气分失和,脾阳不运。痰多气逆,口腻,纳少,神倦。宜宣肺和络,调气化痰法。

广郁金一钱五分　青盐半夏一钱五分　土炒白术三钱　飞滑石四钱　大贝母二钱　炙瓜蒌皮三钱　陈金沸草二钱　竹沥姜汁一滴,六钱　橘白络八分　水炙连壳砂仁六分　老丝瓜络一钱五分

外风引动内风,以致肝阳上旋。目珠红赤,脉象弦数,舌苔薄白。拟以平肝熄风为主。

羚羊角先煎,八分　鲜首乌切,四钱　淡子芩二钱　白蒺藜去刺,三钱　生石决明先煎,一两　粉丹皮一钱五分　黑山栀二钱　夜明沙二钱　稽豆衣一钱五分　谷精草二钱　滁菊花一钱五分

另敷冰珠消毒散。

湿热下注。右足踝骨红肿而痛,形寒发热,兼之肝阳错杂,心如惕惕,干呕

作绞。宜清化湿火，兼以平肝和胃主之。

细川连盐水炒,后入,四分　粉丹皮一钱五分　白蒺藜去刺,三钱　福泽泻三钱　水炙竹茹一钱　淡子芩二钱　京赤芍一钱五分　生石决明一两　赤苓三钱　绿豆一撮　金银花三钱　飞滑石四钱　滁菊花一两　通草八分　菊叶二十张

肝木克于脾土。右足肿碎而流黄水，或痒或痛，脉象弦细而涩。拟以平肝培土治之。

羚羊角先煎,八分　紫丹参盐水炒,二钱　赤苓三钱　桑寄生三钱　生石决明先煎,一两　稆豆衣一钱五分　赤芍一钱五分　炒银花一钱五分　白蒺藜三钱　生熟苡仁三钱　生龟板先煎,三钱　广陈皮盐水炒,一钱　滁菊花一钱　飞滑石桂枝二分同研,包,四钱　粉丹皮一钱五分　绿豆一撮

形寒发热，牙龈耳痛，浑身无力，劳碌倦牵腰痛。

生石决明先煎,一两　淡子芩二钱　贡杞子三钱　黑玄参盐水炒,二钱　川桂枝炒白芍一钱,拌炒,一分　白蒺藜去刺,三钱　黑山栀二钱　潼沙苑盐水炒,一钱五分　厚杜仲二钱　稆豆衣一钱五分　白杭菊一钱　炙知母二钱　橘络一钱　大生地四钱

脉象虚弦，舌苔根白尖红绛，无苔，咳嗽稍松，痰尚未化，面色浮肿。肾气不纳，脾阳不旺。拟以和中调气，兼以培土生金法。

炒黄川贝母去心,一钱　广皮盐水炒,一钱　炙瓜蒌皮二钱　福泽泻二钱　老枇杷叶二片　焦白术炭土炒,二钱　连皮赤苓三钱　炒黑苏子打,三钱　陈海蜇头洗淡,一两　荸荠洗打,五枚　广郁金一钱五分　冬瓜皮一钱五分　青盐夏一钱五分　飞滑石薄荷三钱,同研,包,四钱

育阴扶正，兼培土。

炒黄怀山药三钱　大生熟地各五钱　东白芍钱五分　野于术土炒,二钱　抱木茯神二钱　阿胶化冲,一钱五分　焦白术土炒,二钱　生枣仁打,二钱　制首乌四钱

肝阳上扰。以致眼目大滚。拟以平肝泄风。

生石决明打,先煎,一两　稆豆衣一钱五分　京芍药一钱五分　飞滑石包,四钱　白蒺藜去刺,盐水炒,三钱　谷精珠三钱　粉丹皮一钱五分　车前子包,三钱　滁菊花一钱　晚蚕沙二钱　连翘壳二钱

咳嗽虽止而白沫痰未化，内热，脉数。宜纳肾肃肺主之。

苦白杏仁打,三钱　广皮盐水炒,一钱　北沙参三钱　北五味子姜汁炒,五粒　生熟芪各一钱五分　川贝母一钱　丹皮一钱五分　细生地炭三钱　炒怀山药三钱　野山于术土炒成炭,一钱　福泽泻二钱　赤苓三钱　青盐夏一钱五分　西潞党参土炒,三钱　车前子包,三钱

气络不和，腰胸胁间刺痛，脉象弦濡，更兼肝胃上逆，故心悸怔忡，神倦目花等症所由来也。拟以调气和络，佐以育阴熄风。

陈全福花包,一钱五分　白归身盐水炒,三钱　抱木茯神朱拌,三钱　金橘饼去糖,

三枚　广郁金一钱五分　橘络一钱　生石决明先煎,六钱　白蒺藜盐水炒。三钱　大白芍沉香拌炒,一钱五分　生熟苡仁各三钱　新会皮盐水炒,一钱　四制香附一钱五分　滁菊花一钱五分

（完）

朱紫印先生医案

颖正华

霍亂暑
挾肝氣　心腹絞痛猝然而至坐臥不安難以名狀甚則欲嘔欲小溲短頻然

暑濕先蘊於中肝邪繼起於下肝與胃一臟一腑氣機失宣室不

行而爲霍亂之侯也係以瀉心左金三合爲淺

川連　半夏　枳實　青皮　元胡　黄芩　乾薑

吳萸　香附　金鈴子

小茴香　澤瀉

暑濕肝
氣血瘀

暑濕似瘧投苦辛寒清上徹邪獲愈近因嗔怒心腹大痛手不可

近噯心吐就肘肘發歐脈弦數往來艱澀有時或伏詢及悉有

痛經肝絡易瘀顚依氣血而凝壅閉不通則痛而歐也議以左金

金鈴笑三合爲法

吳茰　川連　延胡　金鈴子　欎金　香附　蒲黄　灵脂

慢脾風

秋令陰晦寒濕內侵先噯心嘔吐繼大瀉如傾倦臥不語天柱骨

倒四肢冷口不渴身不熱吐則傷胃瀉則傷脾：胃裏弱則肝木

來乘所謂慢脾險症擬以理中和解

於朮　茯苓　炙草　肉桂　吳茰　乾薑

又

溫土制木嘔逆頓止諸恙仍然此晴爲胃關後天陽氣暴損先天

真元不續巳秉通晴陽爲釜底燒蒸法

前方　加附子　白芍

《朱紫印先生医案》手抄本书影

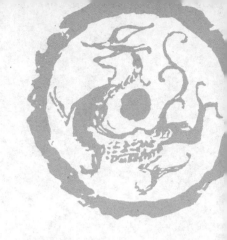

提　要

　　颜正华手抄本《朱紫印先生医案》,线装一卷。此书主要记载了风温、暑湿、疟门、痢门、秋燥、冬温病症具体案例治疗的症脉方药。朱紫印生平无记载。颜正华收藏手抄原本镜清本《朱氏医案》,年代不可考,首页标注为"朱紫印先生医案"。

　　本书卷帙不繁,以病机为标题,病案记载症、舌、脉俱详,立论精粹醇正,四诊合参,理法方药一一对应,部分医案配有按语,多有真知灼见,方便读者理解。

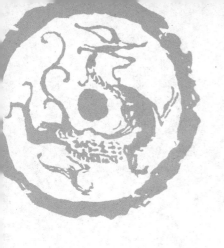

目 录

风　温

风温犯肺

诊脉浮弦带数,咳嗽痰多,气急欲坐,身痛,无汗,壮热,烦闷,渴饮,便闭,溲赤。皆风温犯肺,肺卫失司使然。若烦灼日久,势有邪陷厥阴,神昏液涸之虑。拟辛凉微苦,清降上焦为治。

杏仁　枳壳　黑栀　橘红　桑叶　桔梗　连翘　薄荷　象贝　竹叶

风温劫液

痰喘气急,舌燥有刺。虽素有寒饮咳逆,宜用温和之药者,然时究属春温,青龙定喘等剂辛温劫液,断难施用。仲景云:新病宜先理,宿病宜缓攻。议清肃上焦。

苏子　杏仁　象贝　桑叶　天麦冬　梨汁　枇杷叶

风温肺痹热甚

温邪,喘急,舌燥芒刺,脉左细数,右略浮大,便泄,面心赤色。气分阻闭,汗不得泄,热灼太甚,津液受劫。急宜清肺热兼以开一法,亦仿仲景麻杏甘膏之意。

生石膏　杏仁　枳壳　桑叶　甘草　桔梗　连翘　芦根

风温肺痹,邪及心营,误治伤寒

风温吸入,肺先受邪,当用手经药,尤防柴葛,三阳互发,轻则伤阴为病后不复,重则液涸神昏致痉厥之变。且体质阴虚,瘦人之病,虑亏其阴,脉来浮数而细,细为脏阴之亏,岂可用辛温之药以致胃汁告竭肝风易动?但今烦渴昏喘,营阴固伤,而痰嗽头胀未除,肺胃之邪亦未尽解也。姑议轻药入肺,复入存阴津。

杏仁　桔梗　象贝　橘红　鲜地　梨汁　蔗浆　桑叶

复诊　肺胃清肃,咳嗽头胀颇减。但舌绛,而烦躁甚,神识不清,痰声漉漉。此营阴热炽也。素虚之体,防肾真欲脱。始拟清心营,兼以芳香佐之,聊尽人事。

犀角　连翘　鲜地　朱麦冬　菖蒲　郁金　象贝　竹沥

邪闭心胞

咳嗽,神昏谵语,烦渴引饮,溲赤,目瞑,舌缩,是风温肺病也。失于宣解,邪火逆传心胞也。危笃若此,百中图一。

鲜地　连翘　郁金　丹皮　薄荷　木通　象贝　橘红　化至宝丹一丸

邪犯心营

春温上受,咳喘,头疼。失于调治,以致邪陷心胞,故神昏谵语,烦渴引饮,舌绛而干,脉细弦数。此热灼津干,心营受伤也。防有痉厥之变,议清热存津,复入芳香宣窍。若得神清,方有生机。

鲜地　麦冬　丹皮　连翘　象贝　菖蒲　郁金　蒌皮

此食复也。系饮食不节,胃中生热而然。其头痛不止,干恶连声,心下满痛。皆便闭不通,浊气上蒸所致。议泄浊升清法。

蒌皮　枳壳　知母　川朴　半夏　广皮　豆豉　黑栀　竹茹

春温七日,始则头痛,胁痛,咳嗽,痰多,烦渴,不寐。前进辛凉轻剂,头胁痛缓,但气急渴饮,神识昏沉。此肺胃留邪未楚,已传及心胞营络矣。

仿玉女煎　石膏　知母　甘草　郁金　丹皮　鲜地　连翘　象贝　橘红
石菖蒲根

厥阴风温

寒战,甚则身热烦闷,腹痛拒按,便闭溲赤,脉沉细弦数,舌苔黄燥。此厥阴春温之症,最易昏厥,不可轻视。

柴胡　赤芍　枳壳　甘草　花粉　川连　鲜地　生姜

复诊　进四逆散加味,寒战获已,而烦闷渴饮仍然。神昏发厥,按及脐腹,眉皱作楚,六脉沉弦细数有力。此厥阴之邪转阳明胃腑。已经热实,非急下存阴,恐肝阴胃热两相告匮矣。

大黄　厚朴　鲜地　赤芍　芒硝　枳实　桃仁

风阳袭络,温邪似疟,五日不解,猝焉。头痛呕逆,神昏狂语,烦渴,鼻冷,脉细依数。此温邪劫阴,肝风震动,痰热上袭心胞所致。有痉厥之险,仿陈无择羚羊角散。

石决明　钩钩　橘红　白芍　甘菊　羚羊角　广郁金　石斛　石菖蒲根

温邪夹湿

外受风热,咳,热,头胀。触动其内寒,呕逆,烦躁,四肢微冷,脉细,舌白。渴喜热汤,得汤则呕,大喜叫喊,心中愦愦不安。厥阴浊逆,与辛酸化肝一法。

吴萸　桂枝　炮姜　白芍　木瓜　广皮　茯苓

次诊　昨议辛酸化肝,今果得厥回。脉来稍有阳和之气,但热炽不减,渴饮反甚。厥阴浊泛,少阳之阳并露矣。通利复,汤仍仿前意。

茯苓　半夏　吴萸　炮姜　熟附子　大白芍　木瓜　乌梅

风温三诊　阳回厥止，口碎，溺赤痛。酸甘化阴。

麦冬　沙参　乌梅　木瓜　甘草　元米

风温病恙已退，阴分大伤，阳气亦竭。气喘痰鸣，脉微欲绝。此肾气不纳而为，非喘病也。阴阳俱伤，法在不治。拟纳肾气，聊尽人事。

熟地炭　香附　萸肉　茯苓　怀膝肉　沉香　牡蛎　橘红

服温纳法，痰喘较减，有欲卧之意。奈脉微欲代，舌色复绛，阴阳俱伤何疑？

勉拟复脉法

风温四日，身疼灼热反减。咳喘气促，痰鸣漉漉有声，四肢鼻尖冰冷，汗大出不止，神识不清，大便清谷，小便短赤。脉沉而细，似有欲散之象。此温邪内陷不解，因元气虚极而为气喘促之急。仲景所谓息高之候也。

拟真武汤，生姜换干姜，加人参

风阳郁肺

咳嗽经月不解，音哑口干，内热溲赤，右寸脉独大。此风热郁于肺俞而然，非劳损干咳也。

桑皮　杏仁　桑叶　沙参　山栀　地骨　象贝　桔梗　花粉　枇杷叶

齿衄淋漓，身发紫黑斑疹，咽痛，五心烦热，下午病剧，脉沉细数。是少阴之精素虚，阳明复感受秽之毒也。

鲜生地　麦冬　石膏　知母　银花　丹皮　甘草

复加葛根

肝肾精血残败，虚阳上泛外越，齿衄，发紫黑斑疹。稽古方书，虽有八味大建中汤为导火归元之助，然脉浮大数按之细软，晨则咽干，五心烦热，两膝头如破如折，阳不潜藏，因于阴精之失涵，不主交恋其阳，补阳济阴治法犹与病情隔靴搔痒之治耳。因思下焦乃深远之乡，惟龟鳖沉生之物介类潜阳，有同气相求之理。若以玉女煎、解毒汤等，恐斑未必消，脾胃先败矣。

阿胶　龟板　鳖甲　熟地　白薇　牡蛎　丹参　白芍

风温邪陷厥阴

春温四旬，壮热如蒸。前投犀角地黄汤、至宝丹，神识已清，惟舌绛无津，干恶，心腹绞痛，大便泄泻，小便色红。诊脉弦大，按之数硬。邪陷厥阴，肝阴劫烁殆尽。风阳乘胃，为痛，为痢，病变未传，药难效灵矣！拟仲景黄连阿胶一法。

黄连　阿胶　黄芩　白芍　秦皮　楂炭

风温肺痹,邪陷厥阴

脉浮弦,右寸独大。头胀,咳嗽,胸痞不舒,舌红而渴,便闭溺赤。此风阳吸入,肺先受邪,肺气不通,郁闷烦蒸,渐不得寐。有邪陷心营,昏痉之危。急以辛凉微苦,开降上焦。

杏仁 枳壳 象贝 薄荷 花粉 桔梗 橘红 连翘 黑栀 竹叶 桑叶

又 辛通肺卫,胀止咳减。神识竟昏,渴饮,烦心,谵忘,舌绛而干。邪深进入心胞,营液受劫,最危之候。拟犀角地黄,复入芳香宣络。

犀角 鲜生地 丹皮 连翘 象贝 郁金 木通 石菖蒲 竹心 至宝丹

又 前方香芳滋清,神识渐楚。惟渴饮未解,咳嗽仍然。气血两燔,当以玉女煎。

生石膏 知母 丹皮 银花 杏仁 象贝 鲜生地 麦冬

表里实热,昏痉

七岁幼童,新秋凉感发寒热。儿医以惊风误治,遂致神机不发,口不能言,齿噤不开,鼻孔焦干。望色灰中带赤,有一围,毒火炎炎之象。身体四肢冰冷,六脉已伏,惟趺阳沉急有力。按及脐腹,眉皱作楚。始初病状,据述恙始头疼无汗,大便八九日不行,曾云腹痛,明是内有宿食,外感风寒,稺年阳体寒易化热,表里合邪,邪热猖炽,心神为蒙,神迷谵妄,手足搐搦,有似惊象,非肝风惊痰之候,投金石丹丸引邪深入,痼闭内窍。本宜仿河间"夹食伤寒例"进通圣散,表里两解。治以表里阴阳合混为一,阴气顷刻云止,经常正法难行,惟承气急下存阴是为要旨。遂与调胃承气汤,大便果行,但不能通爽,身体虽能转侧,语言仍然不出。此六关半通,小关不能通流之义。经言:心窍在舌,脾脉夹舌本,肠胃脉亦络于舌,必得大腑黑粪再行,浊气下趋,清气得升,语言自如矣。转方于凉膈,加鲜地、菖蒲,二剂,大便五六行,继进米饮三日。阴阳交通,表里和合,汗液大泄,病遂霍然。按此症里热邪实交盛,无暇发表,故舍经从权,噫正实邪实,故寒下之法得救耳,若邪实正虚,虽有灵丹,安得济乎!

不饥,不食,不便,偏痛于少腹之右,舌尖白滑微黄。气上撞心,心中疼热,口不渴,身微热,小便色赤。此寒热错杂之邪互结于厥阴之界,为脏难治矣!议温清两用,气血两调,进以和法。

川连 桂枝 吴萸 枳实 川楝 乌梅 桃仁 延胡

按:脏结为足三阴症,不饥,不食,不便,不往来寒热,大小腹时有隐痛,及有硬满之处者是也。皆脏正元阳先绥,加以寒热虚实混淆,互结而成。故攻之则脏正欲脱,补之则邪气弥张,以仲景之圣但明其症,未尝立方,诚以脏气闭结不行与脏正脱后欲死无差异也！然而元气未离，补泻寒温得法，犹有可生机会。仲景之全集其机死在：如太阴脏结，太阳误下，邪陷入太阴，舌黄，腹满痛，大便不行，热实者，桂枝加大黄汤；太阴误下，心下痞鞕，内外无热，寒实者，三物白散；腹满时减，复如故，大便或闭或溏，虚实互结者，枳实理中汤；少阴脏结，腹满，不便，肢冷，舌黄，冷汗频出，寒热实邪混淆者，附子泻心汤；阳虚阴结，不兼外邪，而阴气未伤者，四逆汤。刚药通阳开结，阳虚阴结而气阴已伤者，肾气、沉香鹿角霜之属，补以理虚，通以开结。厥阴脏结为错杂之邪，皆寒热相混、虚实误呈之症，为少腹满硬，大便不行，恶心吞酸，不饥不食，黄连乌梅丸主之，俱加梳理开通之品，苦降辛通，甘缓酸泄为治，必须无阳症兼见者，方可吴萸汤主之。愚意寒热之邪，入结三阴者，皆可谓之脏结，不独阴寒之谓也。仲景所论纯是阳虚阳结，故以温通为主，愚此类寒热相杂，虚实混淆，皆成斯症。故以寒热并用，补泻兼施为治，虽非仲景之论，或不悖于仲景之理，又按仲景云，脏结如结胸状，然阳位高，阳邪结于阳分而为结胸，其硬痛必踞于胸腹心胞之地，阴位卑，阴邪结于阴分而脏结，其硬痛必在大少腹之间，亦当明辨分析以尽治工。

暑　　湿

湿温阻气

湿温四日，脘间烦闷，口渴，泄泻，小溲短赤，脉沉细数。防变昏痉之危。
半夏　川朴　茯苓　泽泻　滑石　通草　山栀　蔻仁
湿热滞于太阴阳明，气机升降失司，胸痞不爽，口甜舌白，咳嗽痰黏，头胀耳聋。皆湿浊蒙蔽清空，怕昏痉之变。议苦辛轻剂，清肃上焦，以肺主一身之气化耳。
蔻仁　佩兰　杏仁　枳壳　橘红　川朴　桔梗　黄芩　滑石　通草

湿甚于热

脉象模糊，舌苔白厚，脘中痞闷，渴欲饮冷，饮下而痞闷更甚，小溲混浊为疳，首重如裹，四肢酸重。热处湿中，病名湿温。徒进清热无效，当走湿为主，以湿走则热自清耳。
滑石　苓皮　蚕沙　通草　木瓜　防己　朴　半夏　苓　蔻

湿温终闭

湿温三日，头汗，神呆，不语，便溏，溲赤，脉沉细数。内闭外脱离，望挽救，拟芳香开泄。

犀角　郁金　枳壳　连翘　木通　象贝　橘红　至宝丹

暑湿化燥

舌苔干燥微黄,脘闷身热。暑热伏邪也,虑其津化燥。

川连　黄芩　花粉　半夏　郁金　杏仁　蔻仁　姜汁

湿未彻,燥已化。脘闷,烦心,渴饮。

川连　黄芩　赤苓　木通　鲜生地　银花　蔻仁　石斛

暑湿痞结

湿热皆着气分,致上焦壅闭不宣。故上呕下泄,中脘痞胀烦闷不安。河间每以苦辛寒为主方,辛能开散,苦能泄降,寒能逐热,当仿以为法。

川连　黄芩　干姜　半夏　枳实　郁金　杏仁　滑石

两投泻心,痛胀颇减,渴饮呕逆仍然,脉来洪大而数,按之软乃暑湿自虚之象也。议大剂苦寒,清上彻下为治。

黄芩　石膏　知母　滑石　半夏　川朴　蔻仁　姜汁

暑湿热黏着气分,必然壅闭不宣,是烦闷呕逆,腹痛热泄所由来也。乃饮以冷水之寒凝,矾石之酸清,致胀满者变为石硬,烦闷者增其躁扰,小便欲解不通,即解而淋痛非常。全是湿热无由宣泄,结而又结之象。但结在气分与承气诸方不合,议仲景泻心一法,开结导为治。

半夏　干姜　川连　淡芩　枳实　草果　滑石　通草

湿结下焦挟肝气

进泻心诸恙皆减,颇得苦降辛通之力。但猝然左胁下硬痛,痛甚欲厥,便浊如泔,四肢逆冷,下痢无度,脉来弦细,往来艰涩。皆胃阳衰例,肝邪肆横而然,口渴及喜饮热汤是其征也。令温补助邪,攻邪害正,药难立方调治,病恙极为可虑。姑拟苦辛酸热,温胃平肝,佐淡渗以宣湿浊,缘厥阴现症错乱,故用药不得不然耳。

干姜　川椒　蔻仁　川连　乌梅　茯苓　泽泻　通草

又　湿结下焦,投苦辛酸热,胁痛已平,呕吐已止,惟少腹满痛仍然,更述小溲闭绝,竟无点滴得出。乃上中二焦,暑热虽清而逗留湿浊于下焦,转从寒化,着于膀胱,闭其下口,因为癃闭矣。宜开太阳,泄冷湿,从温通主治。

桂木　茴香　青安　泽泻　茯苓　通草　乌药

暑中类风

脉弦数,身体项强直,手足拘挛,筋肘牵掣,烦渴引饮,喉有痰声,舌强言謇,溲赤,目红。此暑风发痉类中之症,由肝肾阴亏,筋脉失养,更兼暑风内侵,以致肝风震动而为危候。

犀角　羚羊角　麦冬　生地　木瓜　米仁　天麻　钩尖　橘红

高年,暑湿似疟,投苦辛轻剂及竹叶石膏汤法。邪去正虚,舌根黑,心尖干绛,声音短缩,口干不渴,胸脘不痞,身体微热,便闭溺长,四末温和,并不恶寒,鼻冷,脉左细软,右弦微硬。全是肝肾阴液耗竭,不能荣养心苗,液涸重险之候矣!拟复脉法。

西洋参　阿胶　白芍　炙草　大生地　麦冬　麻仁　蔗浆

腹满二载,由于肝脾气郁,湿浊不运使然,此前症也。近因暑火热炽,肺金失降,舌黄有刺,呃逆不止,口糜气秽,牙龈出血,烦渴引饮,愈多愈快,小便短赤,脉来弦数,右关独搏。仲景新病宜先理气,酒客多湿,本标俱病。温燥清降,佐渗为宜。

石膏　麦冬　花粉　芦根　葛花　赤苓　滑石　竹茹

痞结

素有痰饮咳逆,是阳伤浊踞。近来寒热似疟,舌苔黄厚,胸脘痞硬,按之拒痛,大便溏泄,小便短赤,恶心微呕,渐渐喘不得卧,面色垢滞油光,喉音无声,痰浊纠缠,的是暑湿新邪壅闭上中二焦,因之升降失职。若中焦通畅,肺气自能下达,不必为痰饮门中温和之,法定泻心汤。

川连　黄芩　半夏　干姜　枳实　杏仁　茯苓　蔻仁　蒌皮　通草
苏子

外寒内热兼肝火

妊娠四月,头痛,腰疼,恶心,无汗,寒热往来,周身骨节酸楚,心下痞塞,按之不痛,口干,溺赤,大便不行,诊脉左弦细数,右脉模糊。此外感风寒,内蕴暑热湿,皆无形气闭之邪。与殷先生同拟外解风寒,内开暑湿,为表里双解。

桔梗　柴胡　半夏　川朴　杏仁　赤苓　滑石　生姜　桑枝

又　解肌和表,恶寒酸痛顿退,热渴转增,头痛转甚,面红目赤,喉舌肿坠,上气奔迫,诊脉洪大而数。此素性沉闷,肝阳内郁,风寒因辛透而解,肝阳亦因辛透而升,虽胸膈痞闷,便溺浑浊,湿热留邪仍在,但肝阳上扰,汤水难咽。标急当治,议以羚羊角合导赤散,上清窍络之热以平肝。

羚羊角　钩钩　连翘　丹皮　花粉　香附　木通　竹叶　鲜地　芦根

又　清热肝导赤,肝阳下潜,诸皆减,惟脘中痞闷,按之而痛,舌白溺赤。究竟暑湿留邪仍在,理当痞结,议与泻心。

川连　黄芩　干姜　半夏　赤苓　香附　枳实　钩钩

暑挟肝火

面滞隐青,素有肝邪郁滞,兹因伏暑内发触动,其肝阳陡发,厥逆而上,恶心吐涎,神昏不语,面赤口噤,手足牵引如惊似风之象,诊脉弦而数。议黄连泻心汤。

川连 半夏 橘红 胆星 枳实 茯苓 菖蒲 郁金 竹沥 姜汁

恙起二日,胸闷腹痛,大便热泄,小便溲短赤,恶心呕逆吐酸,舌苔黄燥,底板仍白。此中焦久有湿热蕴伏,而偶触沉闷,肝阳陡升。诊脉弦劲似数,当虑痉厥之险,暂以黄连温胆汤。

川连 半夏 橘红 枳实 赤苓 白芍 竹茹

又 晨进和胃制肝,呕恶颇减。入暮诸恙复剧,目赤畏明,舌音短缩,神识昏乱,手足震动,鼻燥齿黑,汤水不纳,脉更弦洪而数。此肝阳亢极,劫燥烁窍络,上焦如焚,由痉而厥。理势必然,法当置暑湿于不理,暂图阳亢以救标络之热,即苦辛酸降,辛味究属动阳,际此亦为未合。议羚羊角散合导赤以清肝。谨云:暂服之方,亦是极宜之道。

羚羊角 钩钩 丹皮 竹茹 鲜地 木通 枳实 山栀

大凡急暴之病,壮热为蒸,舌苔燥烈,非邪火酷烈,即肝邪僭逆。然肝邪燥裂无苔,外邪燥裂有苔。肝邪呕逆吐蛔,吐涎沫酸水,初起或不渴,外邪呕逆必渴喜冷饮。肝邪初起,或脉弦细,外邪初起脉即洪数。此临症之机宜也。

又 滋药清肝标络,热燥得平,舌润白厚微黄,诸恙悉减。惟脘痞触手而痛,恶心便泄仍若,究竟暑湿伏邪里急。泻心汤法,佐以羚羊,约以酸味则无碍。

川连 黄芩 半夏 干姜 赤苓 乌梅 白芍 枳实 羚羊

遗泄,阳痿,阳气素虚。暑湿伏邪,晚发胸痞呕恶,时时呃逆,舌苔黄腻,烦渴热闷,脉沉细数。里邪痞结,洵非苦辛通降不能解,但形寒畏风冷,护卫阳微,以桂枝泻心合剂。

桂枝 半夏 川连 赤苓 川朴 干姜 枳壳 黄芩 杏仁 蔻仁

中虚湿滞

酒客中虚湿胜,为呕恶,腹鸣脘胀,诊脉弦大,往来甚觉艰涩,且按之极软。中焦微阳显露一班。苦寒败胃,固属非宜,辛走劫阳,更谬之甚。议以仲景苓姜术桂汤,以宣通在里之阳。

桂枝 茅术 茯苓 半夏 干姜 广皮

口甜为脾瘅。坤阳衰惫,湿浊不运使然,即寒热频发亦是脾疟现象。议健阳运湿。

桂枝 茅术 茯苓 佩兰 干姜 半夏 广皮

时阻肠痹

痛偏少腹之右,大小二肠部位,按之痛甚为实,暖熨痛缓为寒,脉沉细涩,寒湿凝滞,壅实无疑,若不急进温通,寒湿鸠聚不散,即有肠痈之累。

桂枝　青皮　厚朴　乌药　小茴香　茯苓　泽泻　橘核

又　温疏二腑,自觉暖气周流少腹,光胀而腹痛未得全解者,气滞而血亦涩也。

前方　加桃仁　延胡

湿阻肝络

诊脉沉细弦数,少腹右胁偏痛,据述右肾睾丸肿坠而起,寒湿凝滞厥阴脉络。

桂木　小茴香　乌药　青皮　泽泻　桃仁　元胡　茯苓　川楝子

舌白不渴,心下满痛,按之拒手,身有微热,咳逆恶心,大便时溏。显是寒湿壅阻,肺不通调,脾不运行。但述怀孕三月下血不绝,保胎无门治痛,治痛无以保胎。然因胎痛,保胎为急,因痛伤胎,治痛为先。经训照然,议先辛通开浊,再以商保胎。

杏仁　草果　半夏　茯苓　黄芩　川朴　干姜　枳实　佩兰

又　辛通开浊,病恙已痊,但下血仍然,腰痛连腹,喉干内热,心中荡漾,阴液亦衰,保胎为急。

阿胶汤,加茯神　杜仲　砂仁　建曲　川断

湿蕴下焦

先因小溲癃闭,继则大便不通,心下硬满而痞,按之如石,汗出身微热,四肢不温,舌苔白厚微黄,脉来细软。是肾阳衰微不振,寒水壅闭阻膀胱气化失司现象。暂当开太阳,泄冷湿,温通下焦气分,主治金匮肾气汤缓进以作善后良图。盖肾气汤能通阳化气,而萸地酸腻,亦不利于寒湿久聚成形之候也。

肉桂　附片　猪茯苓　泽泻　乌药　川朴　大茴香　通草

湿结中焦

间日已止,不饥不食,心腹膨满如鼓,二便不爽,脉象呆钝沉涩。此暑邪虽解,湿浊仍留,痼闭于中焦,上下气机不能升降,遂成否卦之象。议以温通中焦为治。

干姜　枳实　川朴　半夏　草果　茯苓

湿挟肝气

进泻心、左金合法。痞减复剧,有形块痛,踞于右胁近胃之所,胸腹膨满,得嗳旷达,便解不爽,小溲短赤,舌淡白,不渴饮,诊脉弦细似痉劲,皮色阴燥。全是疟久胃阳衰例,肝浊乘凌,阴寒以凝聚成形。此芩连苦寒败胃,理中守补不灵,俱非正治。议温胃平肝为法。

吴萸　半夏　枳实　干姜　茯苓　川朴

复诊　去朴,加参

湿阻中下二焦

进泻心草果,胸痞减,寒热止,惟舌苔白厚,口中黏腻而甜,小便竟日不通,将有膀胱撑满生不得卧之渐,诊脉细软而呆钝。全是热解而湿未退,湿浊蕴着下焦,阳气不通上中之气,因而不降。此必膀胱阳气不化而然,苦湿泛热。泄上中二焦自泰,口甜自愈矣。

桂木　茯苓　附片　乌药　通草　干姜　猪苓　小茴香　泽泻

霍乱暑挟肝气

心腹绞痛猝然而至,坐卧不安,难以名状,甚则欲厥,小溲短。显然暑湿先蕴于中,肝邪继起于下,肝与胃一脏一腑气机失调,塞窒不行而为霍乱之候也。议以泻心左金三合为法。

川连　半夏　枳实　青皮　元胡　黄芩　干姜　吴芋　香附　金铃子

暑湿肝气血滞

暑湿似疟,投苦辛寒,清上彻邪获愈。近因嗔怒,心腹大痛,手不可近,恶心吐蛔,时时发厥,诊脉弦数,往来艰涩,有时或伏。询及素有痛经,肝络易瘀。显然气血两凝,壅闭不通则痛而厥也。议以左金、金铃、失笑三合为法。

吴萸　川连　延胡　金铃子　郁金　香附　蒲黄　灵脂

慢脾风

秋令阴晦,寒湿内侵,先恶心呕吐,继大泻如倾,倦卧不语,天柱骨倒,四肢冷,口不渴,身不热,吐则伤胃,泻则伤脾,脾胃衰弱则肝木来乘,所谓慢脾险症。拟以理中和解。

于术　茯苓　炙草　肉桂　吴萸　干姜

又　温土制木,呕逆顿止,诸恙仍然。此肾为胃关,后天阳气暴损,先天真元不续也,兼通肾阳,为釜底暖蒸法。

前方 加附子 白芍

又 三阴阳气通,肝浊下降,阳回诸恙如失。惜所谓小儿易虚,易实,易刚。过剂虑其劫阴,转方以归芍异功散。

于术 炙草 归身 茯苓 党参 白芍 广皮

暑湿内蕴,新凉外束

暑湿内蕴,新凉外束,口渴溲赤,头痛无汗。

香薷 柴胡 半夏 广皮 葛根 连翘 黄芩 滑石

疟　门

少阳阳明表邪

疟,经十日不解,脉弦数。此胃胆伏暑未楚,法宜和解。

柴胡 黄芩 秦艽 广皮 青蒿 半夏 川朴 姜 麦芽

少阳太阳表邪

寒热汗多,脉弦数。此属太阳少阳疟邪,当以和解。

桂枝 白芍 淡芩 丹皮 柴胡 炙草 半夏 姜 枣

少阳阳明痞结

脘闷,呕恶,烦渴,头疼。此属暑疟,虑其胎不固,半夏泻心汤合小柴胡法。

柴胡 黄芩 半夏 广皮 赤苓 干姜 川连 枳实 砂仁

疟,因夏令暑湿内伏而作。胸痞,脘痛,汗出不解,攻表无用,且开内闭。

半夏 川连 枳实 蔻仁 滑石 干姜 黄芩 郁金 茯苓

舌苔白厚微黄,心下脘中不舒,按之拒手而痛,恶心欲呕,口干不甚渴饮,诊脉沉数模糊。暑湿壅结,三焦皆阻,成疟则轻,昏厥则险。

半夏 川连 枳实 干姜 黄芩 茯苓

又 进泻心法,脘中爽甚,舌色仍然,烦冤,喘呕,渴欲饮冷,神昏发厥,脉弦洪数。中焦湿热未除,上焦燔燎已炽。滋则助湿,燥则劫阳,拟以苦辛寒,清上彻邪为法。

石膏 黄芩 半夏 川朴 竹茹 知母 花粉 菖蒲 蔻仁 西瓜翠

又 两投白虎,汗泄热退,午后复热,瘅疟之象。口苦渴饮,舌无苔,脉弦数。瘦人虑虚于阴,议以清泄少阳阳明为法。

鳖甲 柴胡 青蒿 知母 淡芩 广皮 鲜地骨皮

又　疟已逾月，热势颇轻，犹未全解。据述左胁疟母，正虚邪留，脉络病矣！

鳖甲煎丸

又　正气与疟邪交持逾月，肾阴胆液未有不为之伤者，且瘴疟虽止，耳目不甚聪明，腰痛脊酸，尤为正虚之明验。

六味，加鳖甲　首乌　猪脊丸

心经热疟

脉数，烦渴，溲赤，疟发神昏谵语，发过依然无恙。此心经热疟，不得乱投柴葛之属。

犀角　连翘　郁金　薄荷　川连　丹皮　木通　菖蒲

牡疟

单寒不热无实，现症亦无虚寒确据，下午发时，心虚震悸。此属心经牡疟，痰浊闭于心胞，君主孤危之象。法宜迅扫痰浊，涌吐出之，佐以镇摄。

蜀漆，加桂枝尖　炙草　茯神　紫石英

脾疟

寒来喜饮热汤，热反不渴，欲呕吐痰涎，小便时清时赤。此太阴脾寒也，延久必为三疟，温疏里邪为主。

果仁　厚朴　半夏　炒蜀漆　知母　桂枝　茯苓

脾胃疟

凝和两太阴阳明法。

草果　知母　半夏　桂枝　花粉　茯苓　_{露水煎}

疟发寒转，甚则呕吐，嗳气，脘中痞闷，渴喜热饮，热来烦扰不安，又喜瓜果冷水之属，小溲赤痛，头重，汗液大泄，病仍不减。暑湿深入着里，太阴阳明合病也。法宜和阴以返寒，和阳以泄热。

草果仁　半夏　黄芩　姜渣　厚朴　知母　滑石　_{秋露水煎}

湿结中焦

进泻心法，呕吐已止，心下痞硬虽减，而未能宣畅，舌苔白厚，口渴反喜热饮，热去而湿未楚也。法宜温开中焦。

草果　茯苓　广皮　厚朴　半夏　通草　姜

湿结气痹喉闭

疟未清,心下满,按之痛,大便旬不通。

枳实　黄芩　姜渣　蔻仁　姜仁　半夏　杏仁　川朴

又　湿泛便闭,苦辛开降不效。姑拟辛润温通。

大苁蓉　当归　小茴　半夏　怀牛膝　蔻仁　厚朴　枳壳

又　温通滋液,大便已通,病势已退,开胃和中。

半夏曲　茯苓　蔻仁　广皮　青蒿　丹皮　桑叶　谷芽

疟转痢

疟邪内陷为痢,进清脾饮。

柴胡　黄芩　丹皮　川朴　草果　砂仁　白术　茯苓　炙草　泽泻
生姜

疟劳

疟邪未楚,寒热复作,更值产后,久延恐成毒劳。

秦艽　丹皮　黄芩　广皮　柴胡　青蒿　炙鳖甲

疟母

前次疟发剧止,无汗泄。是疟邪未得外达显然,令寒热复作,烦渴,溲赤,脉弦劲数。两投柴葛仍无汗,疟邪内陷厥阴,气血两凝,结为疟母,故不能直达阳经而为汗也。议从里治,冀其病根转松,不治表而自解矣。

川连　金铃子　青皮　生鳖甲　姜　半夏　元胡索　赤芍　牡蛎

疟母经闭

经未通,形寒内热,前医旋覆花汤两通气血为治甚当,继则调和营卫亦属定理,但据去年患疟,令左胁有疟母,乃因疟伤营致经事愆期。愚意先进仲景通络缓攻法,再以通补进治。

鳖甲煎丸,早午服七粒,开水送下

三疟经载不痊,无表里诸症,当时心下脘中痞闷不适,发遍依然。此疟渐阻脾胃之络脉,非肝经瘀之。凡实可仿以为法。

鳖甲煎丸

厥阴疟

肝经素亏,冒暑为疟。心烦,内热,口中火灼,则疟来,寒战,热甚,昏妄,血沫上涌,舌浊降底,恶心欲呕。此属厥阴疟,苦辛降逆,酸苦泄热是为正治。

川连　川楝子　黄芩　干姜　乌梅　桂术　白芍

复诊　温胆汤加柴胡　黄芩

又　苦辛酸法,病减,畏风,肤胀,脉细数。前投温胆表症已解,今喜暖畏冷,交早心烦,下午内热,肝阳胃阴皆虚,舌微浊腻,胃中湿邪未透,胸闷不欲食,气上攻触如痞凝。养肝阴胃阳,体虚邪留,仍虑变症。

杞子　首乌　甘菊　白蒺藜　橘红叶　牡蛎　茯苓　广皮　半夏曲

肺疟

独热不寒,咳嗽苔白,胸脘痞塞,不渴饮,小溲赤。暑热壅阻,清肃不行,上焦肺疟也。

杏仁　厚朴　半夏　茯苓　竹叶　连翘　黄芩　橘红　滑石　通草

按法调理,瘅疟已痊,近因不慎口腹,食滞胃口,腹满按痛,大便微溏,疟母亦乘其扰攘,而攻冲作痛。议和中饮合金铃子散。

楂炭　麦芽　青陈皮　延胡　赤芍　焦曲　厚朴　鳖甲　川楝子

少阳太阳

疟发寒热于半,形寒,无汗,头疼,腰痛,口苦,恶心,胸微痞阻,不渴喜,小溲黄,诊脉浮弦似紧。此暑湿邪轻,重感新凉所致,太阳少阳合病。宗柴胡桂枝汤。

桂枝　半夏　黄芩　广皮　柴胡　甘草　秦艽　生姜　红枣

太阳阳明

先内栗,继寒战,阳火不能温,头痛,身疼,久之火热烦冤,渴饮无度,似欲饮冷为快,恶心,呕逆,舌白中黄,胸中不爽,小溲短赤,欲溺淋痛,脉弦浮洪数。此谓中暑热,又感寒邪所致,太阳阳明合而为疟,湿甚生热,势若燎原,桂枝白虎合甘露意。

桂枝　知母　半夏　厚朴　寒水石　石膏　滑石　淡芩　蔻仁　生姜　通草

一剂汗出透衣,寒热俱轻。用苦辛轻剂,佐以滋清。

杏仁　半夏　滑石　花粉　知母　橘红　黄芩　连翘　丹皮　青蒿

寒热汗多,头痛,烦渴,引饮不多,胸痞,呕恶,非泻心症也。桂枝合白虎太阳阳明并治。

桂枝　甘草　石膏　生姜　白芍　知母　粳米　大枣

少阳阳明暑疟

微寒多热,舌绛无苔,渴饮,烦心,口苦,喜呕,胸痞似阻,大便闭,小便赤热,时头疼如破,热轻痛止,汗多热不全退,脉大弦数。此暑热内伏,少阳阳明疟症也。例柴胡合白虎法。

柴胡　石膏　半夏　青蒿　生姜　黄芩　知母　甘草　丹皮　竹叶
芦根

寒热旬日,口苦,恶心,不饥,少纳,发时两额痛胀,烦热,溲赤,脉象弦细而数,少阳正疟也。

柴胡　青蒿　半夏　甘草　黄芩　丹皮　广皮　姜　枣

脾疟

寒热均重,恶心呕涎,舌白不渴,自述胸中有阻,若有寒饮盘踞。此坤阳素虚,内侵脾胃之络,久延即有三疟之患。温疏里邪为要。

桂枝　厚朴　茯苓　半夏　草果　知母　蜀漆　姜汁

秋燥瘅疟

不寒但热,舌绛而干,恶心,哕逆,胸痞,心烦,渴饮,饮喜热汤,便不更衣,溲溺淋痛,脉洪数。此秋燥瘅疟,邪自上受,不宜过投渗利,以肺胃清肃,而溺自爽也。

桑叶　杏仁　象贝　黑栀　连翘　麦冬　鲜地骨　石膏　甘草　芦根
梨汁

三阳厥阴合疟

三疟复感寒邪而作,身热不退,恶寒无汗,头痛身疼,舌苔白滑微黄,恶心痞窒,左胁疟母,口渴溺赤。此三经合病,而邪涉厥阴,仿仲景柴胡姜桂汤例。

桂枝　柴胡　半夏　杏仁　厚朴　干姜　酒芩　花粉　甘草　生牡蛎

疟母实症

仲景缓通脉络,原为体虚攻邪立法,投鳖甲煎丸。于支两调,而三疟不愈者,以体实邪坚,非辛攻病不除也。议破血导气。

川楝子　延胡　桃仁　广皮　降香　山甲末　三棱　莪术　青皮　归尾

心肺疟

寒甚热炽,渴饮,烦心,神昏,谵妄,恶心,胸痞,舌色红,小溲赤。热邪先蕴心营,新凉继袭肺卫,金火相争而为寒热,所幸热退神清,寒热有序。仿仲景心营肺卫之例。

桂枝　知母　连翘　郁金　杏仁　石膏　甘草　丹皮　桔梗　竹叶

心经疟热

瘅疟四旬,耳聋,神昏,不渴,不语,脉来弦数。酒客留饮,复感暑湿之邪为疟。浊邪内侵,弥漫神识。此心经热疟,以苦辛泄热开浊,兼以芳香宣窍。

犀角　郁金　胆星　远志　天竺黄　石菖蒲　至宝丹

秋燥瘅疟,前法劲灵,滋清肺胃进治。

鲜石斛　象贝　橘红　苡米　枇杷叶　鲜地骨皮　麦冬　肥土竹　梨汁　芦根

妊娠若患时症,古人重在保胎,然寒战炽热,口腻,舌白,脘闷,呕恶,烦渴引饮,肢体浮肿,小溲短赤,脉左弦劲滑,右软数。是湿热着于太阴阳明,三焦气机窒塞现象。邪势飞扬,保胎邪闭,即致不救。议清彻邪法。

石膏　黄芩　半夏　生姜　通草　知母　滑石　川朴　茯苓皮　竹茹汤代水

间疟寒热纷纷,舌白,不渴,胸痞,恶心,左胁有疟母,脉弦细数。此肝脾之症,进清脾饮法。

草果　半夏　桂枝　柴胡　泽泻　厚朴　黄芩　青皮　茯苓　生姜

瘅疟两旬,舌白,不渴,脘痞,腹鸣,便溏,溺赤,脉弦似数。此胆胃两经湿郁气滞,热邪无由以解,久延则有胆胀之累,拟以清脾饮法。

青皮　半夏　厚朴　茯苓　砂仁　草果仁　黄芩　柴胡　泽泻　生姜

接服王氏达原饮　又金铃合鳖饮方

按:此症湿多热少,湿不尽驰,热无由以解,最难骤愈。误投凉剂,轻则变为三疟,重则变为胀满,最宜审详清热养阴。瘅疟已愈,猝然大笑,继而怨泣。洵而及两三日,心烦不寐,口干欲饮。乃肝藏阳升,心火亢实则咲心系血耗,脉络引急则怨也。实热当泻之,此议补心丹合甘麦大枣汤。

鲜生地　炙草　辰砂麦冬　茯神　白芍　阿胶　柏子仁　川连　丹参　大枣

阴阳两虚,体质皆寒。腰痛背酸,带下淋漓不断,小溲混浊,上浮白沫。劳碌重伤,邪气乘虚内着,间日延为三疟,先为寒战,继则大热,气上攻下冲,心中疼热,口不甚渴,热炽,小便反清而频数,诊脉细软沉弦。皆由肝肾冲任督脉交伤通摄无权,脂液暗损。法宜培固肝肾,通纳八脉,以理寒,降冲任,以固根本,冀其根本得固,寒热渐减为吉。

鳖甲　鹿角胶　白芍　杞子　白薇　砂仁　鹿角霜　茯苓　沙苑　杜仲

厥阴疟兼时气

寒热均重,口腻舌白,胸痞脘闷,呕吐悉是清水涎沫,热退无汗,六腑或闭或溏,洵暑湿之邪深入厥阴肝脏,用桂枝黄连汤,昨午少腹厥阴之气陡升,心腹绞痛,更呕酸涎频频,发厥寒热反退,脉象弦数,有时而伏。皆肝邪横发,中土受戕,中焦痞阻,上下二焦不通。暂以平肝为治,疟治缓商。

吴萸　川连　元胡　半夏　赤芍　肉桂　川椒　枳实　茯苓　归须

又　厥退痛止,寒热亦伏,自云病退。三四日后,疟症复作,胸脘不爽,恶心,口腻,不渴饮,小溲赤。暑伏肝藏,若非透汗解邪,伏邪从何而去?议从和解厥阴。

桂枝　川椒　川连　枳实　茯苓　干姜　黄芩　乌梅　姜汁

暑兼时邪

怀妊六月,但热不寒为瘅疟,口腻,舌白,脘中痞塞,恶心,呕逆,咽伤似痛。昨午发厥,烦渴,热闷,便溏,溺赤,面色黄白有垢滞之形,诊脉弦细而数。此三焦伏暑内发,肝邪乘胃之象,腹中邪气交攻,胎元实难巩固。莫云时气小疾较险,伤寒大疾矣。暂以黄连温胆汤。

川连　半夏　枳实　蔻仁　佩兰　黄芩　橘红　茯苓　竹茹

脾胃阳虚

三疟,多呕,舌白,不渴,温疏里邪不效。脾胃阳微,支阴饮结。饮用苓姜术桂合茯苓汤为法。

桂木　半夏　茯苓　干姜　枳实　白术

肺疟

咳嗽鼻塞不通,背俞淅淅恶寒,遍体无汗,头胀,胸痞,热时口渴,溲赤。此是暑湿内蕴,暴寒外侵太阴肺经,邪恋不彻。进温胆汤。

桂枝　黄芩　杏仁　茯苓皮　桔梗　枳壳　厚朴　生姜

三阳合疟

疟发重轻,头痛,腰疼,形寒无汗重日,热灼,烦冤,恶哕,气逆,渴饮,溺赤,诊脉或弦细数,或弦数而洪,并无一定诊象。此邪客太阳,部分与少阳并则发轻,与阳明并则发重,以阳明气血交冲也。投桂枝汤,轻日投小柴胡,重日投白虎汤。

桂枝　柴胡　半夏　丹皮　甘草　黄芩　赤芩　生姜　红枣

又方　桂枝　知母　广皮　竹叶　石膏　甘草　姜

少阳阳明内实

疟发九日,脘痞胀转增,投泻心小陷胸合剂,痞胀势减,而渴饮反甚,诊脉沉弦数实,心下按之坚痛,大便七日不行。此必少阳之邪,转属阳明胃腑已结。宗大柴胡汤表里两解。

柴胡　枳实　赤芍　鲜生地　黄芩　半夏　知母　大黄　生姜

太少表邪

疟发七日,寒热一日数十作无休止,头痛,肢酸,形寒,无汗,口苦,咽干,舌无苔,不渴饮,诊脉弦细而数。邪客太阳少阳为疟。

桂枝　黄芩　青蒿　丹皮　柴胡　半夏　甘草　广皮　生姜　枣

肝风厥脱

疟经五旬,疟热未彻,阴液已耗,肝风暴起,痰浊随气涌沸,神昏不语,口噤不开,目赤唇红,起坐如狂,诊脉弦数。此肝阳化风上扰无疑也。勉拟清肝,大佐涤痰涎,宗羚羊角散法,但其气阴积损,木失滋涵最虑其阳上脱。

羚羊角　竺黄　远志　竹沥　钩钩　郁金　胆星　至宝丹

太阳阳明暑疟

疟经三旬,寒热两甚,发时必咳嗽,烦冤渴饮,热退嗽止,面色白,外有垢滞油光,诊脉数大,却不甚弦浮。暑湿热泺入肺俞,留着气分,气机不通则邪郁不达。寒热分乘而侵,法宜辛寒清里热,辛温通卫阳,盖表气宜辛通,里热宜清降也。

桂枝　知母　半夏　厚朴　竹叶　石膏　甘草　杏仁　苡仁

暑疟

夏暑先受秋凉,继束金火相战为疟。寒甚,热炽,渴甚,呕逆,舌黄脉数。
进以桂枝白虎汤,加杏仁、竹叶。

瘅疟阴虚

瘅疟月余不止,瘦人之病虑虚于阴,日投苦辛渗利,身热转炽,烦渴,舌白,咳嗽,呕哕,大便闭,小便赤,诊脉细数。显是肺卫伏热未清,津液受损。法宜滋清肃降,宗喻昌甘寒生津。

鲜生地　地骨皮　甜杏仁　川贝母　梨汁　蔗浆　枇杷叶

又　甘寒养液,病恙破减,夜间灼热,舌色绛。显是阳津阴液重伤之候,若不加谨调摄,久则当有疟劳之虑。议仲景复脉汤。

大生地　麦冬　川石斛　阿胶　炙草　蔗浆

疟母实症

三疟经年,按法调理获愈,惟左胁疟母日渐滋长及腹之小半,诊脉弦大而涩。明明是湿浊气血交凝肝胃之络,肝失疏泄之旨,胃失通降之机,将延臌胀重症。幸少壮精神颇当,面色神采未衰,寝食便溺如常。初投鳖甲煎丸不效者,以邪实正虚,当用攻法无疑。

鳖甲　甲片　莪术　夏曲　新绛　䗪虫　三棱　肉桂　茯苓

复诊　前方虫蚁搜逐,佐棱、术、肉桂力强开通之品,斯无微不达,故获效。但经云:大积大聚消其大半。恐正气复损,结邪复聚也。议通脾胃,为补正驱邪法,略服百天谅可痊愈。

于术　元胡　木香　肉桂　归身　广皮　青皮　茯苓　川楝子　吴茱川连　楂炭　香附　夏曲　神曲　川芎　上味煎汤泛丸

厥阴疟

素有蛔结,腹痛五日一发,令疟发间日,恶心吞酸,曾吐蛔虫。是厥阴疟疾,邪在上下而不表里。进桂枝黄连汤。

桂枝　半夏　川连　乌梅　干姜　黄芩　枳实　川椒

湿阻太阳

面垢沉滞,疟发寒重于热,头胀,恶心,恶寒,周身酸重,舌白不渴,胸中似窒,溺短不赤,诊脉沉细模糊。此属牡蛎疟,由湿浊壅闭太阳阳明,阳气不能舒伸,故有一团暗惨之象。宜五苓加减主治。

桂枝　泽泻　木防己　广皮　猪茯苓　秦艽　厚朴　生姜

痢　门

下痢后重,痛偏少腹。夫上焦气病为多,下焦血病为多,调气不应,当兼和血。

楂炭　桃仁　元胡　赤芍　青皮　槟榔　枳壳　滑石　川连　淡芩

厥阴热痢

腹痛拒按,下痢后重,初溺血水,继下血瓣,渴喜饮冷,小水全无,诊脉弦数。暑湿深入厥阴,相火燔灼,因致营血失藏。所幸纳谷自如,胃气未损,尚可无妨。拟以大苦寒直入厥阴,救其燔灼燎,可冀痢止溺通。

白头翁　川连　银花　黄柏　秦皮　车前子

古稀之年,目赤多泪,阴囊出血,是阴素亏,阳素扰,近吸暑湿,似疟转痢,舌苔黄燥,声音短缩,脉来弦数搏指,显是邪陷厥阴肝脏,激烈之火上攻为呕,为逆,下注为痛,为痢,为阴囊出血也。胃纳已衰,即为噤口之根,元阳不息,定有燎原之祸,高年何堪当此! 勉拟仲景白头翁汤合黄连阿胶汤。

白头翁　川连　黄芩　银花　车前子　黄柏　秦皮　阿胶　丹皮　六一散

脾元肝血两属

怀妊七月,由疟变痢,痛据推荡非宜矣。阅古人书,均以补中益气为主方,保稳胎元,痛恙自当渐却,亦以守为攻之义也。令胎元下坠,便后重转加固,属脾气不能升举而下坠可虞,但心烦渴饮,气冲欲厥,病久阴液受损,肝风亦动矣! 升则欲厥,降则坠胎,立方两难。不得已勉议晨进黄连阿胶汤,冀其清热存阴,风息厥止,暮服益气汤冀其脾固胎元。

方中加莲心　砂仁　苎根

心火

暑邪先伤心脏,谓以阳从阳,其势易入也。据述先因心烦渴饮,渐次腹痛下痢,肛门如火烙。此心热郁于小肠,脏病移腑而为痢也。心为火脏,小肠为腑,非易苦药不能通调协和,仿以为法。

川连　楂炭　川楝子　滑石　金银花　黄芩　丹皮　木通　槐米

肺热

咳嗽单热而起,宛然肺热不解,下陷为痢。痛坠不爽,小便赤色。肺与膀胱通气化,大肠与肺为表里也。香连泻心,主中焦湿热与上焦肺痛无涉。此清肺热以宣通,下病治上,金匮门中有诸,亦非杜撰也。

杏仁　枳壳　连翘　滑石　金银花　薄荷　桔梗　木通　通草

胃肠下陷

久痢肛坠,色赤下陷,口干微热,腹痛,幼稚肾真不摄,乃胃阳下陷,胃火旺,胃阴伤也。

葛根　桔梗　金银花　炙草　丹皮　防风　川斛　西洋参　薄叶元米炒

食积滞下两月,腹中绞痛,按之拒手,里急后重,必得并出黏积方减,诊脉沉细滑而有力。正气虽虚邪尚结实,非攻下宣通,痢无止斯矣。

槟榔　川朴　赤芍　木香　大黄　枳实　桃仁　川连　元胡

复诊　积滞得攻下而除,六腑以通为用之,明验。但下痢脓血已久,肝脾气血皆虚,仿归身异功散意。

归身　党参　茯苓　广皮　白术　于术　炙草

内外实邪

寒热似疟,腹痛下痢脓血,小溲赤少,舌白中黄。内蕴暑湿食积,外感风寒,表里并病,症势颇重。所虑呕恶噤口,即属重险,以仲景葛根黄芩黄连汤法加味为治。

柴胡　川连　枳实　丹皮　木香　葛根　黄芩　赤芍　楂炭　木通

据述疟发剧止,从无汗泄,继则先泻后痢,天柱骨垂,唇齿面色暗惨,燥欲饮冷水,欲卧冷地,脉沉细数,四末不温,小溲清澈。此非脏腑实热之比,乃经邪郁滞于里,郁则生热也。治宜升阳散郁,宗东垣法,倘服药后四肢不温,身无津润,便难挽救矣!

羌活　白芍　柴胡　泽泻　川连　防风　茯苓　升麻　炙草　葛根

痞结无表里

由疟变痢,里急后重,腹痛拒按,胸痞,呕恶,舌苔黄厚。此经邪入腑,腑滞不通,法宜苦泄降。

川连　干姜　枳实　茯苓　黄芩　半夏　滑石　花槟

复诊　进泻心法,痛胀皆减,下痢不止。据述患疟两旬,从午汗泄,经邪未透,仍当和解。

柴胡　猪苓　茯苓　泽泻　葛根　半夏　广皮　麦芽

寒湿夹滞

产后肝乘胃痛,法宜温通营络,目今腹痛痢积,虚中挟实俱然。暂当温中疏滞。

吴茱　楂炭　木香　赤芍　炮姜　川朴　茯苓　广皮

平素阴虚内热,热为劳损之萌。今腹痛畏冷,下痢白积,乃寒湿着里,为暴病。与前病异歧,暂以温和渗湿法。

炮姜　陈皮　川朴　建曲　木香　茯苓　枳壳　通草

阳虚挟邪

心下板实拒按,必得痛痢,黏积少减,舌黄,呃逆欲呕,通身四肢冰冷,冷汗频出颇多,心烦不寐,小便色赤,渴不多饮,饮不解。值阳积弱,暑热痞聚为痢。症属虚邪夹实之候,欲勉为挽救,积聚非攻不解,阳气非温不复。拟附子泻心汤。

制附子　川连　大黄　干姜　枳实

由疟变痢,湿邪不得外透,泛无汗泄,心腹石硬,腹痛而痢,痢不减痛,舌苔白厚,渴不多饮,脉沉细数。医投疏邪无功,显表湿内郁与里湿相结,寒湿郁久生热,蒸作败浊黏积,内外合邪,正衰邪结所。冀童体易虚易实,或可图功。夫表邪非升不达,寒痛非温不解。议东垣升阳复入温里,如吴桂心之属。

羌独活　升麻　党参　茯苓　肉桂　防风　柴胡　泽泻　川连　吴萸　煨姜

脾肾虚寒

久痢肛坠,脉细软似数。

党参　茯苓　炮姜　升麻　赤石脂　白术　炙草　熟附子　广皮

复诊　温补两投,病恙已减。口干是阴液之亏,当复培阴之剂。

前方　去升麻,加熟地　白芍

病经四旬,中焦痞塞,不饥不纳,恶心,呕逆。据述汤饮下咽汩汩有声,即从大便奔出,下痢如屋漏水,舌苔黑厚并不燥清,小便色赤并不热通,诊脉洪数,按之欲绝。明明是关闸已坏,脾肾真阳脱,欲将有汗出亡阳,面赤戴阳之虑矣。且胸痞按之不痛,尤为浊阴上逆,阳气不得宣通之明征。此噤口至危,勉以附子理中汤合桃花散法。通者通,摄者摄,冀其阳潜阴,因关闸重坚,录方候载。

人参　干姜　茯苓　砂仁　粳米　熟附　于术　石脂　炮姜

复诊　通阳摄阴便有收摄,颇有转机可冀。痢减纳谷,其呃逆,冷转增者,阳气渐回,而虚寒之反见也。仍从前议。

三次诊某　胃开思食,下痢亦减。

仿右归丸大温大补治。

痛痢两月,病剧,恶心,呕逆,口不大渴,身不大热,诊脉沉细似数。显非腑病湿热之兆,且饮冷不适,溺停少复,必得热汤荡洗而出。脾肾阳衰,下痢无凝,但日午中,心懊恼,胃阳阴亦伤极矣!通阳刚药断难因用,须以柔阳通补法。

当归　肉桂　茯苓　白芍　炮姜　沉香　熟附片　肉苁蓉　八味肾气丸

正虚邪实

怀麟八月,久痢不痊,腹痛拒按,后重不爽。推荡则痢剧,守补则痛增,用药殊难着手。察其面色洁白如纸,气怯音低,究竟邪气痞塞为痛,都是正气衰弱,积滞不行。古人云:喜按为虚,拒按为实,诚亦有之,而未尽然。况心下痞痛,犹可支撑,惟胎动而痛,则难以名状,心悸,口渴,头晕,腰痛,胎坠之虞已露明征。此惟归芍异功去术,佐以通摄升举差为合法。但脉弦劲而数,按之无神。真有危如朝露,断难稳保无碍。

人参　益智仁　茯神　炙草　归身　广皮　炮姜　砂仁　白芍　升麻
醋炒

按:此症甚多,并无良治,死均极众,加肿尤剧,坠胎而恶露不行,安至不而死。投以四君子、补中益气,间有效果。然呆补不灵,终非可训。产后两朝脉细欲绝,血痢无度,肢冷,呃逆,腹痛拒按,虽口渴喜饮,而所饮无复,恶露全无。皆热随痢减,寒因痢生,正虚邪实之现象,危笃至此,戌亥二时当防厥脱。

附片　炮姜　茯苓　五灵脂　砂仁　肉桂　于术　炙草　延胡　人参
汤冲

肝络寒湿

久痢腹中绞痛,按之不拒手,里急后重不爽,冷饮物不适,饮热汤稍快,小便不利,必随大便而稍通,诊脉沉细而弦。为肝络虚寒,二湿阻络之候矣!此寒湿似疟,烦躁片时,乃阳气被郁所致无阳症,确据不可以身热而误投凉药,温通肝络,兼通腑络主治。

吴茱　木香　茯苓　归须　桂心　青皮　小茴香　泽泻

肝脾营虚

久痢,面色㿠白,饮食过度即剧。前议胃强脾弱,能食不能运,主以参苓白术散加益智仁,厚有成效。近因情怀不适,肝木乘中,暴痢纯红鲜血,口渴内热,心悸怔忡,神魂飘荡,寤不肯寐,大腹痛坠,诊脉弦芤。全是肝脾不主统血,阴血无以营养心神,以致恍惚难支。拟益气养阴开郁,暂以归脾汤。

西洋参　于术　炙草　枣仁　白芍　木香　炙芪片　茯神　远志　桂元
肉　归身　砂仁
又仿人参养营法

肝脾寒

久痢,饮食甘美,最为胃醒佳兆,但食过脘中痞胀加重,倦卧,四肢疲软,少腹有形上攻则痛,嗳气吞酸,脉弦细软。显然脾阳不运,胃中水谷亦不能充养脾元,脾气因之亦弱,肝邪乘虚肆横。凡扶脾,必佐制肝治中加法。

于术　茯苓　炙草　广皮　白芍　吴萸　益智

复诊　补脾理中,诸恙悉减,惟食后加重,倦卧仍然。前议胃能纳不能运,信不诬矣！再议补脾佐以运通。

资生丸,去川连,加干姜、白芍、益智。

复诊　开腑通络,痛缓痢稀,小便得通,烦躁亦减,少腹喜暖喜按。所议虚寒非臆说也,仿仲景小建中例,痢止善复,须以十味大建中丸。

桂心　归身　茯苓　木香　大枣　白芍　炙草　炮姜　青皮

正虚邪实

疟痢伤胎,都系暑湿滞着肠胃,元气受伤,变端叠见。夫由损胎,施治则宜补养宣化,然噤口拒谷,腹痛拒按,少腹尤宜甚,皆恶露未清。是虚中夹实之象,且里急后重必得并出黏积,然后痢减滞清。经云:先治伤营阴,柔阳通滞一法。

苁蓉　楂炭　牛七　桃仁泥　归尾　元胡　炮姜　砂仁

肝脾胃寒

少腹有形,上升绞痛,下降而为痛痢,喜热饮,脉沉弦。脾胃寒虚,肝邪乘胃,主以温中降逆。

于术　茯苓　吴萸　木香　白芍　泽泻　干姜

肾泄

久痢,每甚于五更,腰酸脊痛,饮食恶冷,脉弦细软。肾泄之候。
四神丸

肝肾虚寒

久痢,脾肾阳虚,督脉交伤。腰背恶寒而痛,首节酸疼,下痢如漏,脉象沉微细软。法宜温补脾肾药,提督脉之阳。

党参　炮姜　茯苓　菟丝子　鹿角霜　于术　熟附片　杜仲　归身

肝气

素有胃痛,近感暑湿而下痢无度,心下板实,诊脉弦数,昨午发厥阴痢症。肝平则阴自止。

吴萸　干姜　川楝子　青皮　茯苓　川连　枳实　元胡　乌梅　楂炭

血痢已止,胃痛仍然不减,少腹气冲攻及心下。同温胃平肝不效,当镇冲气止逆。

小茴香　炒当归　白芍　茯苓　紫石英　炒杞子　香附　沉香

痛痢不爽

拒按喜暖,渴好热汤,所饮无多,昨进肉桂苁蓉等,痛减而下痢转增,小便不利,膀胱胀急,舌苔黄厚而滑,脉象涩迟。寒湿壅阻,阳气必虚,温通则阳气自复,苁蓉柔顺通阳,腹痛得减,亦仿六腑以通为用,但膀胱撑满所急者,太阳之阳不通,仿俞氏开支河一法。

桂心　猪苓　车前　沉香　茯苓　泽泻　木香

痢由症起,痛胀不爽,少腹板实不和,小便浑黄短少,诊脉杂乱,按之细弦。皆肝邪偏盛于下,寒湿聚络。经云:肝脉抵少腹,环阴器。故亦主癃闭初犯,无寒热,不口渴,非暑热伏邪,里热宜清之候,议以辛香流气,调治厥阴。

小茴香　归尾　青木香　橘络　青皮　赤苓　川楝子　车前子

少腹为厥阴部位,今痛甚则有形高突,痛缓则泯然,无迹是肝气无形之邪也。更述喜热,手重按痛减,虽舌苔黄厚而滑,下痢红紫,而小便清长,不甚渴饮,其为虚寒之象更著。从小建中例。

桂心　炙草　煨姜　白芍　茯苓　大枣

秋　燥

但热不寒,舌红有刺,咳嗽,哕逆,胸脘痞闷,头胀,口渴,溲赤淋痛,脉来细数。此属秋燥,似疟,由风阳燥热,吸侵肺胃,肺之气不能肃降,三焦因而闭塞,此与暑湿歧异。辛解滋清为法。

杏仁　枳壳　连翘　象贝　桔梗　薄荷　茯苓　竹茹　芦根

复诊　痞闷减,而灼热甚。同为辛泄滋清者。

桑皮　象贝　甜杏仁　梨皮　芦根　地骨皮　蒌皮　天冬　桑叶

头胀,咳呛,身热蒸蒸不退,烦心渴饮,舌苔薄白而干,干咳呃逆,右胁引痛,气冲喘急,面色干枯,大便热泄,小便如血,脉浮细数。此老年肺胃素虚,更兼秋燥加临,内外合邪以致上焦酿成火聚肺,气壅而不通矣!从来肺阴枯槁,挽救最难,况兼炎火酷热,非腻滋可投。议投竹叶石膏汤。

竹叶　麦冬　鲜地骨皮　象贝　蔗浆　石膏　甘草　梨汁　冬桑叶杏仁

又清燥救肺汤

按:秋令风阳燥热,上伤肺脏,肺不肃降,喘咳膹郁,咳呛胁痛,烦心渴饮,小便淋赤,头胀蒸热。首宜辛凉肃肺,继以滋清救液,辛温误表劫津,滋阴腻补助浊,悉在禁例,苦寒易于化燥亦当禁用。此外禁之有独异者,俞氏治法独开生面,最为卓识。

舌色干红,声音短缩,咳嗽痰多,胸膈满闷,烦心渴饮,神识似昏,右胀胁痛,鼻孔干黑,头胀身热如蒸,大便秘而小便赤,诊脉虚大而数。皆秋令风阳燥热上袭清空之脏,金受火刑,化刚为柔,清肃不行,故现种种危症。法宜大剂辛泄滋清,冀幸转机。

桑叶　光杏仁　象贝　石膏　芦根　连翘　蒌仁　甘草节　知母　鲜地　地骨皮

又　大剂清寒,燥邪已解,惟痰嗽未除,舌色仍干。此肺胃阴液受损,以新定五汁饮法。

鲜地汁　梨汁　竹沥　麦冬　枇杷叶　蔗汁　甜杏仁　竺黄

前议头胀,蒸热,咳呛,是上焦燥痛。投俞氏清燥获效,余热淹留未熄,邪仍复炽,今目赤咽干,肌肤甲错,大便旬日不行,小便短赤,腰肢转侧酸楚,总当顾胃,进以复脉汤法。

阿胶　麻仁　炙草　蔗汁　麦冬　鲜地　梨汁　鲜地骨皮

头胀咳呛,右胀疼痛,烦心渴饮,舌白而干,胸痞气急,痰多溺赤,神识昏妄,诊脉数,两寸尤甚。此秋风燥,上伤肺气,肺热郁蒸,邪及心营矣!莫云疟疾,仅以苦辛。

石膏　枳壳　象贝　桑叶

又　前方辛泄理肺,气药居多,不能入营祛热,故神昏仍然。再议两清气血,以芳香搜逐法。

石膏　麦冬　鲜地　象贝　石菖蒲　知母　甘草　郁金　桑叶　牛黄调入

产后秋燥似疟,舌白口渴,喘不得卧,右胀胁痛,按之拒手,大便泄,小便赤。风阳上受,肺脾气不通降,少腹之不痛,茅茎汤。

芦根　桃仁　冬瓜子　象贝　桑叶　苡仁　杏仁　葶苈　通草　枇杷叶

据述:初起渴饮便坚,咳呕膹郁。显然肺病,虽单热不寒,舌无苔,脘不痞,究非湿热内蕴之兆,当从秋燥论治。

杏仁　橘红　蒌皮　象贝　桑叶　梨皮　枳壳　连翘　花粉　芦根　鲜地　地骨皮

似疟,神昏,遗尿,呕逆,舌干绛,胸不痞。非暑湿伏邪,乃老年津液先枯,风阳上受,病名秋燥,最危之候。拟以重药轻投法。

鲜生地　连翘　生石膏　花粉　丹皮　薄荷　橘红　竹叶

舌白,底板干绛,呃逆面赤,昨晚鼻衄,几至升许,口渴喜饮热汤,却所饮无多,脘痞胸胀,四肢麻木,大便泄泻,小便短赤,诊脉虚大。此酒客,中下虚寒,兼有暑湿伏于中脘,燥热乘于上焦,乃本寒标热,上燥下湿,温燥则津液重伤,滋清与寒湿树炽,立方殊形棘手,勉拟纳肾温滋,复以清上,亦聊尽人事。

熟地炭　萸肉　白芍　茯苓　梨汁　上沉香　附子　川连　麦冬

冬　温

冬温六日，身热无汗，语言错乱，咳嗽吐痰，舌绛白苔，六脉弦，心部独洪大而滑。此邪火痰湿上蒙心胞之候，防厥。

豆豉　桔梗　橘红　花粉　石菖蒲根

舌黄，干板，音缩，烦渴不寐，身热无汗，小溲色赤。此属冬温，防变昏厥发痉。

连翘　山栀　黄芩　知母　木通　薄荷　丹皮　枳壳　鲜生地

冬温夹湿，阻于肺胃。咳逆痰喘，胁痛脘闷，舌苔白厚，大便泄，小便赤，脉弦浮，按之软。当以辛凉微苦，佐淡渗之剂。

桔梗　枳壳　半夏　茯苓　黄芩　杏仁　苏子　苡仁　橘红　黑栀

咳嗽声重，脉沉细数，口不渴。寒伤肺卫，治当温散。

桂枝　半夏　杏仁　茯苓　炙草　橘红　厚朴　生姜

厥阴表寒

诊脉沉细欲绝，四肢逆冷，至时烦闷，沉燥舌苔，溺黄，不渴饮，既无三阳表症，又无里热确据。膝中筋掣，阴筋少缩。乃寒中厥阴，寒邪外束，则肝胆之阳内郁而烦躁也。当仿仲景厥阴半表之例，进当归四逆汤。

当归　赤芍　细辛　桂枝　大枣　木通　甘草

昨进和营温散，恶寒轻减，筋挛亦除。本有相火内寄，阳郁不解，当虑从阳化热。何氏谓：厥阴最易化热，不可不究厥阴主血，表症宜调血。议桂枝汤佐导赤，仍如本寒标热主治。

桂枝　赤芍　鲜生地　归身　木通　甘草　竹叶　生姜

得痛二日，恶寒，头痛，项皆不舒，腰脊酸楚，诊脉浮弦似紧，小便淡黄，舌无苔，胸不痞。非暑湿伏邪，乃暴寒外束，太阳阳明表病，不渴无汗。议桂枝加葛根法。

桂枝　葛根　广皮　桑枝　甘草　秦艽　苏梗　生姜

又　温散，恶寒罢，口渴溺黄，脉转洪数。太阳邪并阳明，按腹不痛，邪未入腑。

黑栀　甘草　木通　黄芩　豆豉　连翘　葛根　薄荷

初春阴燥，寒邪外束，形寒畏风冷，欲以衣为不获，肩背头痛，项强，骨节酸楚。是阴邪着于太阳部分，但阴亏体质，寒邪未化为热，心阳早以已，上元口渴，心烦，舌上糜燥，小便短赤。散邪无以清火，无以撤邪。拟以桂枝加鲜地黄法。

桂枝　甘草　鲜地　木通　生姜　大枣

形寒背冷,咳嗽鼻塞,头疼无汗,身热不渴。此属寒邪外束,肺卫气窒,宜进辛温。

桂枝　半夏　杏仁　姜　枣　甘草　橘红　川朴

脉右独大,痰嗽喘急,头胁痛,烦渴不寐,小溲短赤。此属冬温,肺病当治上焦。

杏仁　桑皮　象贝　花粉　黄芩　桔梗　橘红　小栀　苏子

按风寒外束,肺不开降,咳嗽鼻塞或流清涕,形寒背冷,头疼无汗,身热不渴,脉浮紧数,或沉弦。郁闷甚者必用麻黄汤,其次桂枝汤去芍加厚朴、杏子。若寒上泛,则为内外合邪,更当虑及少阴肾虚,卫上逆,辛温散寒祛热,尤宜佐以敛阴,调摄肺寒夹热。咳嗽哮喘又须寒温并进,定喘汤神效。兹就外寒一症,推广其主治有四法,云其饮如春温之,宜辛凉微苦,或大用清寒;暑湿之,浸涤驱逐;秋燥之,宜甘寒救液,佐以辛泄宣通,皆咳症要义。

（完）

医案选

颖正华

之源固腎之關末是良方三末封體髓水陸二仙用人參加海螺

蛻洋參生地猪潟晶

心為主宰腎為根本精神生於坎府應用運用應乎離宮曲運神

樣勞傷乎心心腎過用暗吸真陰勞心倍於勞腎不拘於酒色也

況先天薄弱加之操勞有末老先衰之象不可不早為培養冀其有

生生之妙

熟地 酒蒸　魚線膠　山藥　兔絲子　黨參

茯苓　東仁　歸身　吳黃芪　茯苓

如法為末熟地杵餅晒乾烘脆研細和勻再用桂元肉八兩枸杞

八兩熬膏為丸每早開水送下二錢夏用鹽湯下

脉象虛數兩尺不靜水虧於下火炎於上午後渴饑飲食肺胃陰傷

大便結小便頻常多夢減能食不能充養形骸壯其氣血水不濟

火謹防消渴而變三陽結病速當息慮宣神撤去塵情靜養調攝

心卅火降心得太和之氣服藥方能有濟

生熟地　天麥冬　北沙參　金釵石斛　淮山藥　茯神

細蓮子　藕

《医案选》手抄本书影

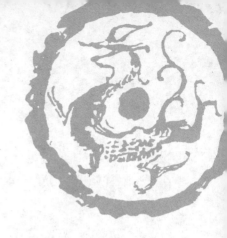

提　要

　　颜正华手抄本《医案选》,线装一卷。此书主要记载了中风、咳嗽、咳血、失血、遗精、淋浊、阴痿、肿胀、五积、痞块、噎膈、关格、呕吐、反胃、诸虫、便结、哮喘、喘促、脘痛、时邪、风火、湿热、痰饮等病案的症脉方药。撰者不详。本书虽出处不详,但内容丰富、宏论卓识,体现了孟河医派师古不泥、和缓醇正、博采众长、寒温兼容、发皇古义、融会新知的特色,与杨博良先生其余藏书如出一辙,故完整收录之,供读者参考。

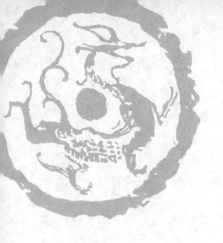

目　录

中 风 论

　　肝主仁,心主礼,肺主义,肾主智,脾主信。心脾受风则舌强难言,肾虚脉痿则舌喑不语,二者虚实不同。痿者,筋脉羌而缩;纵者,筋脉缓而伸,伸缩不一,动摇不止。痿属肝经风热血燥,或肝风妄动耗血。纵者肝经气血不足,或肝火甚,汗多亡血,以致手足抽搐不已,所谓血枯肝旺而生风也。

　　风湿挟痰,扰犯阳明之络,外风鼓动内风。口开左歪,右腮无力,言语蹇涩,谨防类中。

　　秦艽　独活　钩钩　蒺藜　僵蚕　茯苓　橘红　甘草

　　顷接恙,原敬稔老太太,服童便藕汤,血止四日,近日痰多不易吐出,胁痛如故,气壅胀闷。今午后醒末语言,口角流涎,目睛痴呆,咳喉痛,此肝阳化火风痰火上扰,气不升降,似有类中之象,人参可暂停,以二陈加味。

　　半夏　云茯苓　橘红　甘草　麦冬　淡竹茹

　　邪风鼓动内风,扰动阳明,口歪恨呻,视听不明,言语不清,入食流涎,眼封流泪,小便黄赤,内火招风,阴不化阳,类中风也。

　　薄荷　甘菊　蒺藜　钩钩　羚羊角　半夏　橘红　茯苓

　　邪风鼓动肝热,进和肝胃化痰之剂,诸症渐退,以丸代煎,徐徐调治。

　　原方加于术　神曲　防风　桑叶　芝麻　红糖为丸

　　腹痛之后,两胁并腹作胀,口开左歪。肝脾郁湿,化热生风,扰犯阳明。

　　秦艽　独活　僵蚕　蒺藜　钩钩　夏粉　橘红　茯苓　甘草　胡麻　当归　羚羊角

　　服药四剂,口歪未正,阳明未和,风湿未化,心中懊恼,难以名状,防其类中。

　　原方去秦艽　独活　加玉竹　芝麻

　　类中于右,三阳发病,神烦言蹇,肢搐口歪,气冲呃逆,外风勾动内风,湿痰上于清窍,大小不匀,年近古稀,风烛堪虑。

　　钩尖　橘红　茯神　远志　枳实　白芍　甘草　竹沥

　　势虽平宁,神识明昧。

　　议加洋参　当归　姜汁

　　顷接恙,象存贤侄,持来严兄之信,尊人亲家于十四晚,因濯足致右腿左手不能伸舒,小便甚多,舌强言蹇,右手足虽属三阳,肾不养肝,虚风上冒,母令子虚,至五所用之方尚妥。余见字即欲来圩看视,奈因十二日夜偶然肝气胀痛,色红数日,精神不振,稍迟数日,当买棹渡江诊视,再造丸断不可服。今拟方嘱其安心静养,自有神明庇佑,克昌至五诸门笔请安。

蒺藜　钩尖　秦艽　夏粉　橘红　茯苓　甘草　归身

神识稍清，诸恙稍减，舌中红燥，阴分大亏，议加洋参、麦冬。

类中四朝，偏枯于右，服药以来，神清语正，诸恙减退，尤当静养，不致痰火上升为吉，议宗前方加减候酌。

洋参　麦冬　双尖　蒺藜　秦艽　当归　白芍　半夏　橘红　茯神甘草

昨烦心过度，夜又错语，痰火上冒，速宜静养。原方加远志，姜汁，竹沥。

类中风偏枯已延六朝，神清安寐，言尚蹇涩，舌苔尚腻。腑气未通，湿痰未化，宁神静养。

洋参　麦冬　当归　茯神　远志　交藤　秦艽　蒺藜　橘红　夏粉　甘草　淡竹茹

右手稍举动，自励。原方议加通畅阳明，加生谷芽。

类中于右七朝，扶正化痰，通调气分，神识虽清，舌窍未灵，仍有错语，舌黄未腐，大便未行，腑气未通，阳明未畅，湿热痰滞，随心火肝阳上升。年近七旬，二气已衰，腻补从缓。

洋参　麦冬　茯神　远志　夏粉　橘红　秦艽　蒺藜　竹茹　枳壳　谷芽　甘草

恙势虽退，惟大便未行，佐以润之。

加生首乌　芝麻　向日嫩桑须

类中偏枯经十二日，扶正育阴，熄肝风，化痰火，虽臻效机，舌苔虽化，大便未行，腑气未通，谷雨节令前三后四，尤当静养，议以原方加减。

洋参　麦冬　石斛　当归　茯神　远志　蒺藜　夏粉　橘红　枳壳　谷芽　甘草　竹茹　梨汁

服药后，寐安神宁，原方加柏子仁，交藤，生地。

类中十六朝，滋肝熄风，清火化痰，虽曰有效机，神识尚未清明，手肢动甚，大便未通，腑气未和，脏气未协，原方加减。

洋参　丹参　生地　当归　夏粉　橘红　茯神　远志　蒺藜　枳实　竹茹，加柏子仁　生芝麻

年逾六旬，二气就衰，阴阳并损，将息失宜，心火暴甚，四肢麻木，牙紧口强，时许方定，愈后复发，心肾两亏，肝虚生风，已成类中，养心脾，和肝胃。

黑归脾汤，去阿胶，加夏粉　蒺藜　鸡子清

类中十六朝，壮水滋肝，熄风化痰，清火佐以益气润肠，更衣已数次，腑气渐通，脏阴渐和，手足渐动，精神渐起，立夏节令在适，不致更变乃吉。

生地　麦冬　当归　冬术　杞子　甘草　茯苓　橘红　夏粉　桑枝远志

曲运神机,劳伤乎心,心劳神耗,水不涵木,肝阳内扰,奔走风尘,有劳无逸,内风化火,火动痰升上冲,多汗。精神昏愦,恍惚不宁,语言错乱,类中之象,今口角歪斜,精神不爽,脉来弦滑。宜静为妙。

　　钩尖　城须菊　茯苓　半夏　橘红　柏子仁　洋参　生地　麦冬　牡蛎

　　心脉系舌本,脾脉络舌边,少阴循喉咙夹舌本,心脾郁湿,生风生痰,舌颇流涎,类中风也。

　　防风　蒺藜　钩尖　僵蚕　夏粉　茯苓　橘红　大麦冬　竹茹

　　后加枳实　羚羊角

　　猝然晕倒,手足厥逆,六脉皆伏,而气口独甚。此因饮食填塞胸中,胃气不行,阴阳阻隔,升降不通,类中风非真中风也。宜盐汤探吐,再服煎方。

　　藿香　茅术　厚朴　蔻仁　半夏　陈皮　神曲　生姜　炙草

　　人之内苛者,麻木不仁,虽近衣线絮,犹尚苛也。营气虚,卫气实也。营气虚,则不仁不知痛痒;卫气虚,则不用手足不随人用;营卫俱虚,则不仁且不用,内如板也。人身与志不相有曰死,风胜者先治其风,痰胜者,先治其痰,否则治风兼治痰,此定法也。《内经》云:风之中人也,先从皮毛而入,次传肌肉,次传筋脉,次传骨髓。皮毛者,肺主之肌肉者,右胃主之筋脉者,左肝主之骨髓者,左肾主之从外入者,转入转深,故善治者,次第而推之,不使其深入也。又曰:湿之中人也,先从下始,则自下而上,无分于左右者也,是以治病必从其始也;从外入者,以渐而驱之于外,从下上者,以渐而驱之于下。若任其一经不返安贵其为治乎?肝为风木之脏,全赖肾水以济之,血液以濡之,中宫敦厚之气以培之。肾阴久亏,木失所养,则枯而燥,燥则生火生风。风阳鼓动君火,随之,致生烦扰。叠进甘寒育阴,君相渐安,脉亦较静,惟左关未见冲和,缘肾阴久亏,难以骤复。盖肝藏血而主筋,肾藏精而主骨,血液不充,致令偏废,仍宜前养阴中佐养筋骨,缓缓图之。

　　生地　麦冬　北沙参　当归　白芍　沙苑　女贞子　旱莲　枣仁　夜交藤　怀膝　川断　寄生　甜瓜子　橘红　料豆

　　左半偏枯已延两月,适时虽可言语,究未能清爽。手足未能运动,脉象左部细弦,右部气口脉虚濡,关部沉滑。经谓:三阳之病发于右,右属痰与气虚,肝肾之阴亦损,而络中痰湿未能尽化。当从气血两培,兼化痰利节之法。

　　生地　当归　白芍　甜瓜子　黑豆　党参　远志肉　柏子仁　牛膝　川断　寄生　独活　红枣　法半夏

　　一水以济五火,肾是也。肾水不足以滋肝木,风阳鼓动君火,随之以致心胸不安,头眩肢麻,肤腠刺痛,腹筋气喘作胀。脉来左部弦数,右部兼滑。风阳不降,夹有湿痰,延防类中。当滋水柔肝,兼养心脾以化痰湿。

　　蛤粉炒生地　牡蛎　当归　沙苑　茯神　夜合花　柏子仁　泽泻　广皮

金橘饼

暴怒伤阴,脾之变为握,右手掉摇,胆中阴痛,客冬进补阴益气而愈。现已举发,拟补阴益气煎治之。

进补阴益气煎,掉摇已止,胆中阴痛亦平。诸风掉眩,皆属于肝。战慄动摇,火之象也。良由水不涵木,肝风化火,壮水济火,乙癸同源之治。

六味,加银柴胡　白芍　陈皮　蜜水泛丸　早服三钱

气促自疏散无效,更增心悸,手臂掉摇。肝之变为动,心之变为悸,肾之动为栗,肝气勃动,肾不养肝,肝火上潜,战栗之病生焉。

熟地　于术　茯苓　炙草　当归　太子参　远志　枣仁为丸

水亏于下,火炎于上,壮火食气,上虚则眩头晕足软,如立舟中。咽喉干燥,梦遗频频,少阴肾脉上循喉咙,有梦而泄,主于心精不化,气水不承,明验也,清上实下是其大法。肾水亏,必盗气于金,金衰不能平肝,水虚不能涵木,木燥生火,煎熬津液,变为痰涎。丹溪所谓无痰不能眩是也。脉来软数兼弦,值春令阳升,防其痉厥,乙癸同源,法宜壮水。

地黄汤,加半夏　沙苑

经以上气不足,胸为之不满,耳为之苦鸣,头为之旋,目为之眩。素本脾肾不足,抑郁不舒,气郁化火,土郁生痰,上扰精明之府,颠眩如驾风云,卒然愦乱,倏尔神清,非类中之比。脉来软数无神,原当壮水之主。上病取下,滋苗灌根,痰伏中州,清气无由上达下取,无以上承,姑拟治痰为主,以白术天麻半夏丸加减。

半夏　南星　橘红　天麻　柴胡　升麻　冬术　洋参　当归　川芎　五倍子　共为细末,用竹沥三两,姜汁开水为丸

上实则头痛,下虚则头眩,邪气盛则实,精气夺则虚,诸风掉眩,皆属于肝。头痛颠眩,下虚上实,河间云:风主动故也。风气甚,则头目旋转者,由风木旺。必是金衰不能平木,木复生火,风火皆属于阳,阳主乎动,两阳相搏,则头为之眩,故火本动也。火焰得风,自然旋转。上实为太阳有余,下虚乃少阴不足,少阴虚不能引诸阳之气则颠痛,肾精虚不能充盈髓海则颠眩。润血熄风,肃金平木,固是良谋。然上病下取,滋苗灌根,又当补肾。

熟地　鹿胶　杞子　龟板　山药　当归　菟丝子　萸肉　牡蛎

血虚,肝风上扰,头眩肢酸,腰脊时痛,当归养营加味。

四物,加蒺藜　柏子仁　杜仲　桑枝　香附　炙草　芝麻　枣

脉弦细,按之滑,营卫两亏,痰气结中,脘中板闷,嗳气不舒,常热食少,有时肢抽肉瞤。所谓血虚,肝风扰络。延今须防类中,议进化痰镇逆之法。

金沸草　代赭石　香附　沉香　苏梗　橘络　蒺藜　茯苓　当归　枣仁　党参　藕

八年曾经失红,经云:阳外泄则自汗,阴内泄则遗精。自汗阳虚,盗汗阴弱,加之受室后,又失乎血。手足心热,神倦乏力,夜来频频盗汗,饮食日少,形神日羸,表里两伤,亏损已极,虑难奏效。

八仙长寿,加煅龙骨　牡蛎　浮小麦

食少呕酸,夜间仍咳,盗汗仍来,阳气未敛,阴阳两伤,养心脾以固脱。

六君子汤,加龙骨　牡蛎　茯神　浮麦　孩儿参

服药三剂,诸恙平平,脉来形色未起。殊非佳兆,现感风寒,暂以二陈加减。

苏梗　杏仁　法半夏　陈皮　孩儿参　桔梗　款冬花　浮麦　糯稻根

水亏火旺,阴不敛阳,阳升莫制,云雾不下,则枯槁不荣,亢龙有悔。附子之热也。

孩儿参　北沙参　玄参　天麦冬　生熟地　童便

脉来细涩,脏阴营津液俱耗,肾虚则胃关不健,肾不吸胃,食入即吐,小便红赤,夜不能寐,心肾不交,涵色伤阴耗气,防其涣散,多酌明哲。

党参　附子　熟地　归身　炮姜　甘草　茯神　秫米

包络者,臣使之官,喜乐出焉。三焦无状,空有其名,胸中膈拒。三焦为决渎之官,水道出焉。心为主宰,胆为中正,心动神驰,意握万物,劳心耗肾,水亏于下,龙雷不藏,坎离不济,云雾不清,白露不降,土中无水,亢龙有悔,必得水以济之,少阳相火司天,厥阴风木在泉,丁术,龙齿暂停。清神中之火,调气分之阳。

六味用茯神,加孩儿参　料豆　淡菜　燕根　谷芽　旱莲　女贞　麦冬福橘　藕绞汁为丸

左脉涩,右脉弦滑,肝肾两亏虚,则胃关不健。脾积则饮食作酸,胃不冲和,运纳失常,脉犯五行之克,少年更属不宜。延四月有余,正气肾气皆耗,虚不受补,症属棘手。补阴益气,加沉香三分,服四剂,吞酸已减,脉象稍起,盗汗仍多。原方加神曲,盗汗已敛,饮食已增,滑脉已平,涩象已和,病虽大减,然内伤之病必保固。

山药　神曲　归身　沉香　橘红

阳事不振,举而不坚,肾精不充,心有余而力不足也。养阴中之阳,清神中之气,气来生阴,自能入彀。

熟地　菟丝　玉竹　牡蛎　燕根　芡实　苁蓉　杞子　鹿胶　远志　茯神　柏子仁　车前子　桑椹　桂圆　以上一十四味熬为丸,淡菜汤下

丸方

蛇床子　覆盆子　杞子　五味子　淫羊藿　桑螵蛸　桑椹　远志　大活虾三个,如无,用雄鸡肝

补阴益气煎　党参　当归　山药　生地　陈皮　甘草　柴胡　升麻

咳嗽 附嗽血

肺主咳属金,金空则鸣,金实则哑,金破则嘶,素本操劳过度,肺虚召风,气机不转展,音声不畅,已延一载,上损于下,防成肺痿。

太子参　甜杏仁　苏梗　大力子　半夏　茯苓　陈皮　甘草

服药四剂,音声渐扬,痰咳较减,肺之治节已行,现在溽暑陈行,宜加养阴益气之品,以行清肃之令。

生地　麦冬　太子参　五味子　山药　扁豆　银花　桔梗　半夏　苏梗甘草

肺痿阴素弱,肺有伏风,肺为娇脏,不耐邪侵,肺不和则不闻香臭,冒风则咳,咳甚喉中水声。肺虚治节不行,肝虚则不条达,先以清肃为主。

苏梗　杏仁　半夏　陈皮　茯苓　甘草　葶苈　白蜜　大枣

实火宜泻,虚火宜补,风火宜清宜散,郁火宜开宜发,格阳之火宜衰之以厉,所谓风气相求也。水亏于下,阳越于上,厥阴绕咽,少阴循喉。久嗽音哑,喉痛口干,不欲饮冷,脉洪豁,按之不鼓,格阳形症已著。清火清热取一时之快,药入则减,药过依然,所谓阳心沸络,非妇不济,导龙入海,引火归原,前哲良谋不效者,鄙见之浅陋也。小从清肺热之法,尚平稳可服,再拟金匮肾气,竭其所未知当否,多酌明哲。

久嗽声哑,咳痰盈碗,食减神羸,苔白厚,脉细弦。中虚积饮,土败金伤,水湿浸淫,溃之于肺,传之于脾,注之于肾,三焦不治,殊属不宜。

茯苓　白术　白芍　附片　生姜

连服真武,虽效亦非常法第。三焦不治,肺肾俱伤,当宗经旨,治病必求其本,从乎中,治崇土既能培木亦可生金,脾为生化之源,补脾即能补肾,爰以归脾六君子加减,徐徐调治。

脉细数兼弦,症本脏阴营液俱亏,木击金鸣,下损于上,精血脂膏不归正化,恙化为痰,咳嗽多痰,喉疼音哑,乍寒乍热,自汗盗汗,气喘似促,腹鸣便泄,二气不相接续,藩篱不固。转瞬春阳升,动有涌喘,暴脱之虑,姑拟从阴引阳,从阳引阴,质诸明哲。

熟地黄汤,加鹿角　五味子　胡桃肉

咳嗽已历多年,去春失红之后,咳痰延今益甚,干呕噫气不除,颜色憔悴,形容枯槁,左胁作痛不能左卧,左卧咳甚。左右者,阴阳之路,肝气左升,肺气右降,阴亏木火击金,清肃之气不行,难于奏效。

四君子汤,加桔梗　陈皮　半夏　川贝　茅根

症缘秋燥伤肺,痰咳不舒,继又失血。入春以来,痰咳盖甚,气促似喘,内

热便泄,形神日赢,饮食日少,肾损于下,肺损于上,上损从肺,下损从肾,上下交损,从乎中治,脉来细数无神。虚劳之势已著,谨防喉痛喑哑,吐食大汗。

东洋参　白术　炙草　陈皮　生地　怀药　冬虫夏草

肺为水母,肾为水源,补土则生金,金生则音展,壮水则火静,火静则咳平,壮水济火,崇土生金,颇合机宜。原方加减为丸缓治。

生地黄汤,加洋参　阿胶　白术　炙草　陈皮　半夏

为末,以百合煎汤泛丸

清上则肺不受火之炎,实下则金有生水之渐,肾水承制五火,肺金运行诸气。金水相生,喉之肿痛全消,胸之逆气已平,饮食亦进,夜来安寐,唯平明痰嗽独在,脉仍弦数。肺胃伤而未复,仍求其本,依前方加甘草。

肺胃伤而未复,又缘心动神驰,阴精下泄,虚火上升,水亏必盗气于金,不能承制五火,精损必移于肺,无以运行诸气,致令诸症复萌,仍以前日获效之方,更益填精之品为丸缓治为足。

熟地黄汤,加洋参　麦冬　龟板　鹿胶　蜜水为丸

肾主纳气,肺主出气,咳为肺病,喘为肾病,恙缘先天虚弱,后天生气不振,母令子虚,金水两伤,肝脏之虚阳易于上僭。是以呛咳咽痛,动劳则喘,拟金水六君加味。

炙生地　麦冬　沙苑　紫菀　半夏　陈皮　茯苓

肺主气,为水之上源,膀胱为津液之腑,气化乃能出焉。久嗽肺虚,清肃之令不降,日中溲浊而短,卧则溲清而长。夫人卧则气归于肾,肾司二便故也。议培土生金,兼滋肾水俾天气得以下降,而浊阴自化矣。

沙参　百合　夜合花　黑豆　杏仁　山药　茯苓　橘红　车前　枇杷叶女贞　沙苑　莲子

脉滑而数,风伤于肺,痰郁于肺胃,夏令脉洪数,前日初看脉沉滑而数,沉者阴也郁也,滑者阳也痰也,数者火也,邪伏化火生痰。所用苏杏前桔开提,姜夏理脾胃,不治咳嗽而痰咳自解,不治痰而痰自出,用梨汁萝卜汁以调肺胃,展其气化,清肃下行,咳少缓矣。

蜜苏梗　杏仁　桔梗　甘草　大力子　前胡　梨

言乃心之声,赖肺金以宣扬,肺如悬钟配胸中,为五脏之华盖。空则鸣,实则咳,破则哑,肺为仰脏,出而不纳,二十四节按二十四气,为娇脏,不耐邪,侵毫毛则咳,肺主气,为水之上源,受邪入络,必顺归于肾,为痿,为咳,为哑,凡如此者,人不知,总曰劳症。六淫之邪不去皆可能劳症,延载余,声音不出,金已破矣。病者不知医者须推其情本以木火通明,经以荣出中焦,资生于胃,下益肾水,来济五火,火不灼金,金气得清,肾水不耗为妙。今日喉痛已止,欬减痰少,咳声稍闻,仍以原方加减候酌。

孩儿参　甘草　山药　马兜铃　猪肉皮　鸡子清　瓜子壳　苏梗　夏粉　大力子　沙参　杏仁　霞干菜　茯苓　桔梗

病原前方,叠次声明,不复多赘。金水难调之候,全在养摄工夫。天命为主,非人力所为,叨属亲谊敢不尽力,直言病由外感,内伤不由中,而外达郁火,非升麻不可,病将一载,声不出,水源不生,邪不去也。权从补中益气加减候酌。

脉细如丝,按之若无,中伤肺金,不能言语,则喘咳不宁,足肿身热,谨防大汗,阴阳脱离之变。

党参　南沙参　山药　百合　陈皮　茯苓　冬花　杏仁　苏梗　核桃肉

肝藏诸经之血,肺司百脉之气,水虚肝弱,火载血上,肺虚不能下荫于肾,肾虚子窃母气,下损于上,痰嗽带血,相火内寄于肝,君火动则相火随之,心有所思,神有所归,则梦遗之病见矣。有情之精血易损,而培以无情之草木,声势必难相应,速宜屏除尘伴,恬淡虚无,水升火降,方克有济。

熟地　丹皮　泽泻　山药　茯苓　白芍　麦冬　川贝　血余炭

金水亏残,龙雷震荡,载血妄行,上溢清窍,木扣金鸣为咳,肾虚水泛为痰,营卫乖违,往来寒热,脉来细数无神,数载屡发不已,虚劳之势已著。勉拟壮水之主,以制阳光,不可过服,沉寒致戕生气蓄瘀,虽为阴类,运之者其和阳乎?

熟地黄汤,加归身　白芍　麦冬

年近四旬,幼年失血,今春举发,血虽止而痰嗽不已,平明尤甚,脉滑数,痰多食少,阴伤,子盗母气,现在溽暑陈行,谨防狂吐。

生地　丹皮　阿胶　白芍　当归　川贝　紫菀　百部　茯苓

失血多年,早暮呛咳,交节尤甚,现在三四日一发,血未甚涌,胸次作胀,食少运迟,巅疼身热,脉来弦数,阴亏火载血上,木击金鸣为咳,不得思虑劳心,当见静则生阴之理。

牛膝　生地　丹皮　白芍　女贞　旱莲　陈皮　茯苓　炙草

经以大怒则形气绝,而血菀结于上。郁结化火,火载血上,狂吐以后咳嗽,延今不已十余日,心遗泄,脉来弦数,水不养肝,木击金鸣,肝虚侮胃,久延非宜。

熟地黄汤,加女贞子　旱莲草

服药三剂,形神稍振,饮食渐增,刻仍未止,痰色黄白不一,昨日无梦而遗。仍以乙癸同源主治,前方加麦冬、胡桃。

痰嗽带血,起自夏初,日以益甚。延今半载,食少喉干,平明咳甚,气随血耗神虚,血由忧煎,气随怒减,吐血时言语错乱,喉间若烟雾迷离,懊恼莫能名状,七情之火,酒湿之热,灼阴耗液,积损为颓,谨防大汗。

熟地　桃杏仁　三七　牛膝　芦根　童便　藕汁

年逾六旬,二气就衰,客冬风冷,咳嗽延绵不已。今春痰带红紫,夜不能寐,身痛气急,动劳尤甚,饮食少思,足跗肿浮,蔓延于上,阴分大亏,兼有湿热,脉来停止,土败金残,生气大损,虑难奏捷,拟补肾开胃法,胃开为吉。

生地　山药　茯苓　杞子　归身　白桃　胡桃

失血之脉,静为顺,洪大为逆,半产之后,二素乱,血随气上,痰嗽带血,痰少血多,脉来弦洪且大且数。血不养肝,肝不藏血,气冲血逆致有妄行之患,所服之方甚可,奈时肝木用事,气火上腾,慎防喘汗血脱之变。

生地　犀角　丹皮　牛膝　三七　牡蛎　血余炭　麦冬　童便

先天不足,知识早开,水不养肝,肝虚易怒,怒则气上,有升无降,火载血上行,红紫相兼,形神不振,木扣金鸣为咳,肾水上泛为痰,痰少血多。延今血少痰甚,阴弱不济火,中伤气不接续,壮水滋木兼和脾胃。

女贞　旱莲　熟地黄　丹皮　怀药　茯苓　泽泻　沙参　麦冬

素有失血之患,心营肺卫俱伤,近又复感寒邪,已经表散未解。身热憎寒,短气自汗,痰嗽带血,声嘶,脉软。正虚邪实,殊为棘手。

柴胡　黄芩　孩儿参　当归　白芍　甘草　陈皮　半夏

昨服小柴胡汤,表邪已解,本症阴亏,曾经痰血,龙雷内炽,五液交枯,虚热经来,浊不能饮,自汗不收,痰嗽带血,面色无阳,声嘶,脉软。所幸胃气尚存,忧虑复感寒邪,变生难治,用药大旨,迎夏至一阴来复,以滋金水之源。

六味,去萸肉,加阿胶　麦冬　沙参

进补金水之源,诸症悉退,惟喉痒仍然。夫肺属金而主咳,金之所畏者火也,金之化邪者燥也,燥甚必痒,痒甚则必咳也。症本阴亏,水不济火,火灼金伤,精不化气,则肺病燥。法当润补为宜。

六味,去萸肉　山药,加五味　麦冬　杏仁

肝藏诸经之血,肺引百脉之气,肾为藏水之脏,水亏不能生木,木燥生火,载血上行,木击金鸣为咳,肾水上泛为痰,阴偏不足,阳经乘之。舌绛咽干,蒸热夜甚,脉来细数无神,虚劳已著。勉拟壮水之主,以镇阳光。现在木火上升之令,慎防狂吐。

六味,去萸肉,加白芍　麦冬　牛膝　山栀

思为脾志,心主藏神,神思过用,病所由生。心为君主之官,脾为后天之本。本经受病,五内必虚,水不能生木,木火载血上行,木击金鸣为咳,木乘土位,津液凝滞成痰,阴液不足以滋脏腑,二阳之病发心脾,心烦意乱,形容枯槁,病魔不去,精神不生,展转沉固,岁月临深,所服之方,却是法程。胃者,卫之源,脾者,劳之本。卫外失司则寒,营内失守则热,离经远来则紫,吐后失红者近血也,渐与痰合而为一者,血迫近而未及化也。痰血本为同类,脏气盛,痰即化,血即化痰。前哲谕痰为精血所化,譬如乱世之贼,即治世之良民。舌上白苔,丹田有热也。足得血而能步,血少故难行。中州不运,饮食少思,内功运动,心有循持,未吐血前,脉强而硬,既吐血之后,脉弦而软,显系血从肝来。营弱心虚则口难言,血化为痰,吐出方快,时或思卧,土困于中,心肾不交,竟夕不寐,脉时弦而急或凝,若不自还,此三五不调近乎涩革,两关尤甚,又似动脉。总之脉缓则平,脉急则甚,左右者,阴阳之道路,阴阳互相克制,脉急,左右偏强。脾属坤土主治中炎,最易服食,土不制水,水溢高源,涎吐不禁,清气在下,则生飧泄。昔黄帝问于岐伯曰:形弊血尽而攻不立者,神不使也。精神不进,志意不治,精怀神七,营卫不可复收,嗜欲无穷而忧患不止,诚能屏除尘伴,恬淡虚无,辅以药饵,何忧不已。

　　熟地　洋参　茯苓　白术　甘草　归身　枣仁　远志　杞子

　　血富于卫,所在皆是,赖脉络以堤防,从隧道以流注,久咳肺络损伤,血随咳上,鲜瘀不一,脉来浮数兼弦。症本阴亏,水不济火,灼伤肺金,木击金鸣,清肃不降,络有停瘀,未宜骤补。王肯堂云:治血之症,必先荡尽停瘀而后培养。今宗其法多酌高明。

　　牛膝　三七　桃仁　糖查　藕节　丹参　侧柏　茜草根　当归　白芍
杏仁　桔梗

失　血

　　左脉弦大而扎,右脉弦而洪,水不养肝,肝不藏血,气逆则血遂而上,血不归络,冲郁阳明致有狂吐之患。天下无逆行之水,由乎风,人生无逆行之血,由乎气,脉不安静,波涛不测,防其涌逆,慎之。

　　犀角地黄汤,加青铅　还魂草　糖查　灯草灰　童便　青麟丸

　　又加柴胡　芩炭　赤芍　牛膝

　　上年失血得于醉饱之后,全属胃病。今次失血,因嗽而起。夫咳血与呕血不同,咳因嗽起,呕是逆来,脉来左关右尺弦而有力,余部细数,阴分素亏,交春令之气,龙雷鼓动,故不时头烘面热,耳鸣呛咳,误以头风,竟以辛温升散致阳火猖狂,卫破血脉,咳吐两昼夜未止。犀角地黄则清心解热,未能制及龙雷,鄙意大剂育阴兼以苦降之法,必得雷藏泽中,龙潜海底,方可向安。

　　天麦冬　玄丹参　龟板　细生地　丹皮　黄柏　知母　洋参　木通

　　女子以肝为先天,盖肝藏血且为血海,又当卫脉,汪讱庵创论实千古之确论也。肝藏血,血亏,情怀不遂,气动于中,人身气血譬如权卫,一胜则一负,气旺而阴愈伤,而络血不注卫脉,此月事稀少所由来也。既肝无血养,而肝木愈燥,燥则化气化火,妄动则血络不安,而或胀或痛。龋法之血,必借雷火以上升,由肝胃而出,涎唾夹红上,后觉头晕心悸,津泛汗出。心主血,汗为心液,液耗阴伤,故精神萎顿,肢面虚浮,下体气坠,眼皮倦于开合,木旺则土衰,脾失转

297

输，清阳下陷，不能达于肌腠，故见症若此。咳当先养脾，兼柔肝木，后议乙癸同源之法，鄙见若此敢质明眼。

山药　当归　丹参　白芍　龙齿　茯苓　沙苑　洋参　柏子仁　夜合花　旱莲草　黑豆

先是腹中䐜胀，猝然吐血盈碗，血后胀消，精神饮食俱减，由思虑伤脾，抑郁伤肝所致。肝为血海，脾为血源，胀本肝脾之病，肝虚不能藏血，脾不统血，血无所依，致有妄行之患。以理肝脾为主，佐以引血归经，从血脱益气例治之。

洋参　怀药　于术　熟地　当归　白芍　丹皮　牛膝　三七　茯苓　泽泻　车前

经以中焦取汁变化而赤，是谓血积劳损，中气大伤，化机不健致，则精中所吐黑瘀，即经中败血，吐白沫即未化之血也，《灵枢》谓：白血出者，不治也。勉拟理中汤从伤胃论治多酌，高明。

血吐谷倾，气随以脱，危急之秋，当先其急，因气为主，盖有形之血不能即生，无形之气所当急固，使气不脱，则血可渐生。所谓血脱益气，阳生阴长是也。公议十全大补去川芎、肉桂，加杞子、麦冬，阴液不足，木火有余，近因起居饮食失宜，加以调治之心懈怠，遂致前症复萌。仍以壮水潜阳主治。

生地　归身　丹参　龟板　白芍　丹皮　地骨皮　五味子

遗　精

心旌上摇，相火下应，意淫于外，精滑于内。精伤无以化气，气虚无以化神，形神慵倦，肢体无力，阴不敛阳，浮火时生，寐来口燥，兼有妄梦，症属阴亏。

熟地黄汤，加石莲子　女贞子　旱莲草

心主藏神，肾主藏精，神伤于上，精滑于下，五日一遗者，非独心肾不交，乃中土大亏之明验也。五为土之生数，生气不固，殊属非宜。

熟地　洋参　冬术　甘草　枣仁　远志　归身　黄芪　水泛为丸

肝主疏泄，肾主封藏，二脏俱有相火其系上属于心。心为君火有所动，则相火翕然而起，此遗泄之所生。宜先服荆公妙香散，安神，闭精。

龙骨　丹参　茯神　远志　益智仁　赤茯苓　洋参　甘草

共为细末，每服二钱，温酒送下

病原已载前方，惟心肾不交求其所致。缘少年真阴不固，真阳失守，目有所睹，因有所慕，意有所乐，欲想方兴，不遂所致。盖心有爱，则神不归，意有想，则志不定，心藏神，肾藏志，神志未和，遂致三经病膈，此心肾不交之本末也。二十余年，病多变态。近服归脾而效，是求本之功，岂泛治所能了瘳哉？心肾不交，必谋中土，拟谋合黄婆以交婴婉法。

洋参　冬术　炙草　黄芪　归身　茯苓　木香　益智仁　枣仁　远志桂圆肉

煎汤泛丸

精之藏剔虽在肾，精之主宰实在心，肾精之蓄泄，听命于心。君心为君火，肾为相火，君火上摇，相火下应，二火相扇，消铄真阴精泊于中，莫能自主。肾欲静，而心不宁，心欲清，而火不熄，致令婴婉不交。夜多妄梦，精关不固，随感而遗，反复相仍，二十余年。前进谋合黄婆以交婴婉，数日以来颇为获效。第病深药浅，忧虑未覆，仍加意调养。通志意以御精神，宣抑郁而舒魂魄，方克全济。

熟地　菟丝　怀药　冬术　黄芪　洋参　枣仁　远志　莲子　芡实粉糊丸

思为脾志，实系于心，神思过妄动，暗吸肾阴，肾阴亏则精不藏，肝阳强则气不固，心相不静，遗泄频仍。古云：有梦治心，无梦治肾，治肾宜固，治心宜清。持心息虑，扫去尘情，每日仍服水陆二仙丹。

玄丹参　洋参　熟地　枣仁　柏仁　远志　茯苓　五味子　当归　螵蛸菖蒲

经云肾主藏精，受五脏六腑之精而藏之，独专主于肾也，当察四属以求其志，吟诵不倦，深宵不寐，寐则梦遗。形神日羸，饮食日少，脉来细数。此属血耗心虚，神不摄精，水不济火，肾不交心，非郁思不遂可比。心不受病，当从乎厥阴包络论治。

生地　犀角　川连　辰砂　枣仁　远志　归身　洋参　茯苓　胡连

肾受五脏六腑之精而藏之，源源而来用宜有节。精固则生化出于自然，脏腑皆赖其营养，精亏则五内互相克制，诸病之所由生。素体先天不足，中年复为遗泄所戕，继之心虚白浊，加以过劳神思，以致心肾乖违。精关不固，精不化气，气不归精，渐成羸疾。经以精食气，形食味，味归气，气归精，精归化，欲补无形之气，须益有形之精，欲补有形之精，须益无形之气，形气者有无之象也。今拟气味俱厚之品，味厚补坎，气厚填离，冀其坎离相济，心肾交通，克金有济。

熟地　麦冬　杞子　黄精　五味　河车　冬术　覆盆　丹参　菟丝　洋参　黄柏　沉香　枣仁　鱼胶　鹿胶　龟胶　蜜水为丸

年甫二十四，二天皆虚，纳谷不丰，去冬劳感，咳嗽愈后，频频走泄。或有梦，或无梦，有梦治心，无梦治肾。有时心悸，体倦食少，劳心耗肾，心肾两亏，脉不宁静，心相火旺，阴虚精遗于下，阳虚气冒于上，心肾不交，水不济火。暂拟变化地黄汤。

地黄汤，加蜜查　交藤　淡菜

走泄频频，精关不固，俗曰漏精，经曰下消。阴精上蒸者寿，阳虚下陷者危。

虚阳无根,真元失守,血不化精,精不化气,阴不气化,阳无阴敛,浮火时生。人生之阴,难成而易亏,补阴不易,补阳尤难,天地造化之机,无非静养。《文选》云:石韫玉而山晖,水怀珠而川媚。悟得保精之道,亦可却病延年。三才封髓、水陆二仙、皆是好方。树皮草根,无非领袖。补偏救弊之意,全服补气,未必尽善,未尝无药,益水之源,固肾之关,亦是良方。

三才封髓、水陆二仙,用人参,加海螵蛸　洋参　生地　猪溺器

心为主宰,肾为根本,精神生于坎府,运用应乎离宫,曲运神机,劳伤乎心,心肾过用,暗吸真阴,劳心倍于劳肾,不拘于酒色也。况先天薄弱,加之操劳,有未老先衰之象,不可不早为培养,冀有生生之妙。

熟地八两,酒蒸　鱼线胶四两　山药四两　菟丝子四两　党参四两　于术四两　枣仁四两　归身二两　炙黄芪二两　茯苓四两　木香八钱

如法为末,熟地杵饼,晒干烘脆,研细和匀。再用桂圆肉八两,枸杞八两,熬膏为丸,每早开水送下二钱,夏用盐汤下

脉象虚数,两尺不静,水亏于下,火炎于上,午后渴饮,肺胃阴伤,大便结,小便频,常多梦泄,能食不能充养形骸。壮其气血,水不济火,谨防消渴而变三阳结病,速当息虑宣神,撇去尘情,静养调摄,水升火降,心得太和之气,服药方能有济。

生熟地　天麦冬　北沙参　金钗石斛　怀山药　茯神　细莲子　藕

淋　浊

劳心耗神,肝不藏血,血不化精,精不化气,湿热伤阴,心火下注。溺血者,血去无痛,有痛者,乃赤淋也。癃闭亦能溺血,三焦为决渎之官,水道出焉,气化则能出矣,脉来涩象,气化无权,火掩精窍,血注阻溺窍,所用之方,当在理路。

犀角地黄汤,加藕汁炒白芍　丹皮　茜草　木通　三七

疼势稍松,血已止,再用猪肾荠苨合小蓟、白薇、犀角,以清心保肾,清其上源,气化不及州都,阳明湿热下注于肾,便不能畅,湿火无从宣泄,频发不已。血不化精,精不化气,膀胱不化,服药效而不效者,里气虚也,不能化邪再以萆薢分清饮。

萆薢　茯苓　草梢　菖蒲　益智仁　水炒乌药

年甫十三,尚未出幼,当请专科调治。去秋小便不利,出时激痛。今春二月,溲赤痛甚,现小便淋漓,湿热伤阴,心火下注。

犀角　生地　丹皮　白芍　石斛　甘草　孩儿参　湖莲

水泉不止者,膀胱不藏也,小便频数,脉来虚数,心火下注,气急阑门,由癃而变淋,火掩精窍,已服多方,先效后不效。气虚阴亏,二便齐小,束约无权,宜

清心保肾。

犀角地黄,加孩儿参　猪溺器　童便_{以上淋}

血淋载余,溺管疼痛,始因苦寒伤胃,继则温补。咳嗽有痰,形神日羸,饮食日少,皮肤发热,下损及于中州,脉来坚弦。肾之阴亏,肝之阳强,三焦俱伤,殊属数可虑　商政。

川石斛　北沙参　太子参　麦冬　熟地　山药　茯神　荷叶包元米　藕

湿热伤于血分则赤,伤乎气分则白,赤白并见,气血两伤。时值秋燥,热甚伤气伤阴,腑以通为调,脏以藏为补。服药以来,汗已渐敛,背脊蒸热,瘟瘟不宁,心肾不交,脾虚湿困。

茯苓　泽泻　苡米　川连酒炒　木香　益元散　当归　白芍　沙参　糖查　藕　新莲子

淋属肝胆,浊由心肾,淋浊茎如刀割,刺痛时或白浊,少腹作胀,神虚心烦,食少阴亏,抑郁,湿热结闭,膀胱气虚不化所致。久延防成劳怯。

萆薢　茯苓　车前子　乌药　益智　远志　生地　归身　牛膝　草梢

阴　痿

精也者,神依之,如鱼得水,气依之,如雾覆水。先天氤氲而无形,后天有形而可见,男女媾精,万物化生,得自然之气,生子必寿,养先天练后天。水升火降则为和合,见欲欣之举,自然之榖,不可清阳,燥热竭阴,致有偏充之弊,非徒无益而又害之。

鲤鱼子　鹿角胶　胡桃　芡实　黄鱼胶　熟地　茯苓　巴戟天　覆盆子　益智　橘皮　菟丝子　杞子　苁蓉　车前子　山萸肉　桑子　于术　怀药　洋参

水泛为丸,每早服之。

思为脾志,心主藏神,神思过用,病所由生,心为君主之官,端拱无为,相火代心用事,曲运神机,摇动相火,载血上行,下为遗泄,因情急治,病势转深,更增虚阳上越,眩晕等症。诸风掉眩,皆属于肝,面色载阳,肾虚故也。不能久立久坐,肝主筋,肾主骨,肝肾不足以滋营筋骨也。眼花耳聋者,肾虚,肾气通于耳,肝开窍于目,水弱不能上升,血少不能归明于目也。胸背间隐痛如裂者,二气无能陈贯,脉络不通也。呕吐黄绿水者,肝色青,脾色黄,合色则绿,乃木乘土位之明征也。前阴为宗筋之会,会于气街,而阳明为之长,心脾不足,冲脉不充,宗筋不振,阴缩不与,滋阴降火苦坚之法最是良谋。惜少通以济塞之品,以故无效。不受寒热温补之剂者,盖壮年非相火真衰,乃抑郁致火不宣扬,膻中阴膜,离光不振也。相火不足,治宜益火之源,以消阴翳,相火不宣,则宜斡旋中气,以畅诸经,譬如盛火蔽障,透风则翕然而起矣。

洋参 冬术 甘草 茯苓 归身 枣仁 远志 琥珀 木香 沉香 生地 玄参 黄柏 蜜水泛丸

肿　胀

　　脾为生痰之源,肺为贮痰之器,年七十阴阳就衰,脾肺肾三经俱病。肿自下起蔓延于上,腰大如围,下体重着,二便不利,湿不运行,少食作胀,清浊混淆,气化无权,势入老境,金匮肾气是理气化,脉见滑数,脾虚生湿,渍之于肺,有喘满之虑。暂而苏杏轻通,化湿化热再进肾气可也。

　　苏梗蜜炙 杏仁 槟榔 于术 茯苓 猪苓 益元散 香橼皮
　　服后去杏仁,加人参 冬瓜子 橘红

　　湿热为病,非是一端,肿胀不越脾肺肾三经,其治不一。脾司清阳,胃行浊气,东垣论塞因塞用,纳气归窟,最为详细。仲景云:欲升阳气,必降浊气,欲降浊阴,必升清阳。尊年之恙,实难着手,偏寒偏热,皆太过不及之弊。

　　补中益气,加黄芪皮 干蟾皮 甘草皮

　　脏寒生满病,脾虚生气胀,湿热不行,肿满见矣。左胁胀甚,脾肾俱病,清浊混淆,升清降浊,补阴益气,开太阳以走湿邪。诸法服之皆不应效,鄙见浅陋当访诸,高明。

　　晚服金匮肾气丸三钱　早服资生丸三钱 ｛一助坤顺
　　　　　　　　　　　　　　　　　　　　一助乾健
　　五苓散,加干蟾皮 羌活

　　疟后风邪为弊,湿热归囊,肚大脐突,青筋暴露,形如抱瓮,小便点滴红赤。经云:诸胀腹大,皆属于热。已成膨胀,难以挽回。

　　服滋肾丸三钱　大橘皮汤,加柴胡 条芩 木通

　　气满中虚,腹大如鼓,内外皆胀,古方甚多,得效者少。金匮肾气,济生肾气,败鼓之后,琥珀安神,木香化气,牛溲马勃分消等饮,皆不能使液化为气,气化为火。虽有调五脏,安六腑之法,除此之外便无良药。

　　每服小温中丸五钱　西瓜皮二钱　冬瓜皮二钱　砂仁一钱　赤小豆二钱　茯苓皮一钱　冬葵子二钱　香橼皮一钱五分　琥珀三分
　　又用千里马右腿一只　麻仁 郁李仁 煎服

五　积　论

　　心之积曰伏梁,起脐上至心下,大如臂,令人烦。心肝之积曰肥气,在左胁

下,有头足,令人发咳逆,痎疟连岁不已。脾之积名曰痞气,在于胃脘,大如盘,久不愈,令人四肢不收或发黄,饮食不为肌肤。肺之积名曰息贲,在右胁下,洒淅寒热,喘咳发肺痈。肾之积名曰奔豚,于少腹上至心下,若脉伏上下,无时令人喘咳骨痿,及男子七疝,女子瘕聚带下。金匮云:坚而不移者,名曰积,为脏病。移而不定者名曰聚,为腑病。

痞　块

肝之积名曰肥气,脾之积名曰痞气,左胁心下,俱有形大如覆杯,按之则痛,弹之有声。中虚木旺,健运失常,升降失司,血凝痰注。枳术治中加减,资顺之法,益乾之功。

人参　白术　甘草　炮姜　枳实　青皮　木香　泽泻　水红花子　为丸每服三钱

五味不宜,七情不节,失其和顺之机,致令水谷精微之气不归心化,凝于肠胃之外,募原之间,为五积之治可也。

木香　丁香　陈皮　半夏　青皮　黄连　三棱　莪术　乌梅　巴豆　姜汁和水为丸

难经云:积者,阴气也,阴沉而伏血之所积,故积者五脏所生。心下有形大如覆碗,按之痛不移为痞积,当以攻剂伐之。

宜局方温白丸

难经云:聚者阳气也,阳浮而动气之所聚也,故聚者六腑所成。心下痞,按之移,寻之无迹。此谓气积,当以宣剂扬之。

藿香　木香　青皮　乌药　香附　橘红　炒枳实　白术

五志违和,六淫外袭,脾胃失其健运之机,致令水谷精华之气,不归正化,结于虚里,大如覆碗,按之不移。上运膻中,不时攻痛。膻中为阳气之海,虚里乃胃之大络,症结盘踞其间,阳气闭塞,故人虽有养正除积之法,效者甚鲜。经云:坚者消之,留者功之,结者散之,容者除之。盖有形之结,以攻为是。

东洋参　川连　柴胡　菖蒲　肉桂　皂角　炮姜　淡吴萸　椒目　紫菀三棱　莪术　巴豆　茯苓　川芎　桔梗　为丸

清阳不升,浊阴不降,左胁盘踞,此肝积名曰肥气。肝属木,木克土,故肥气久而脾土必亏。脾为生化之源,源竭而肝木愈旺,上刑肺金,致有呛咳,咯红之患,热移于脑,则鼻渊浊涕。东垣曰:痞满皆血症也。谓脾胃水谷之阴伤也,心主血,心虚则嘈杂似饥,故得食则安。肝藏血,肝虚则阴伏于阳,蓄气血不运而成,即虚转实也。若用气药破之,虽取快一时,忧日后,痞气坚而阴愈伤,功之愈急,必变中满矣。脉象虚数,脾胃之阴分,宜调宜养,参以乙癸同源为法中之法,正气足,积自除,不治痞而痞自消矣。

　　洋参　太子参　麦冬　石斛　川贝　白芍　归身　沙苑　橘红　半夏
麦芽　苡仁　二味煎汤代水

　　肝积曰肥气,在左胁下。恙起前年,疟后肝邪未净,口腹未谨,邪与痰滞互结络中。春夏以来,渐以硬大,客秋时感,病后脾胃虽强,而脾阳困顿,土衰木旺,肝邪愈强,积益散大,硬及腹右,食后觉饱,虑成蛊疾。脉象左部细弦,右关兼滑。每过劳顿,气逆耳鸣,心肾营亏,肝阳上僭,法当扶土抑木,兼和营泄浊之法候裁。

　　党参　白术　枳实　当归　鳖甲　青皮　木香　砂仁　冬瓜子　椒目
陈稻子　煨姜　天曲

　　经云:积之始生,得寒乃成。肥气为肝积,脏病也,脏难而腑易,久病而脾土必伤。故肚腹胀满,连投健运分消,撑胀稍舒,而坚积未见,松软不宜速攻,仍固本兼以温化。

　　党参　于术　干姜　厚朴　枳实　青皮　茯苓　当归　砂仁　瓦楞子
白芥子　红花子

　　郁怒伤肝,肝营亏虚,气从中逆,阳明之浊,痰借以上升,始则胸肋痛胀,走窜无定,继则脐下气海梗痛,二便不爽。此肝木始则上行,继则下克脾脏,于是清不能升,浊不能降,似觉喘促,喉间有痰,或上或下。苔白厚中腻滑,脉沉涩软弱,正气已伤,拟养血柔肝,兼和中化浊之法。

　　当归　丹参　茯苓　半夏　青皮　杏仁　福曲　郁金　佛手　冬葵子

　　一剂二便较爽,喘促已平,胸脘较舒,少腹疼痛亦减,舌白亦退。前方加生首乌,谷芽。晚诊,皆俞加热,浊痰化热,郁于气分。

　　原方加　通草　芝麻楷　法半夏

　　左脉沉弦不静,右脉滑数,肝郁不畅,气不调达,气聚为瘕,任脉为病,肝病为患,肝脾皆伤,不宜忧虑,郁结则月事不调,常多白带,议养心脾和肝胃。

　　归脾汤去芪　加生地　金橘皮

　　水停心下为饮,水积肋下曰痞,肾纳无权,中虚积饮,清浊混逆,湿热为患,先以东垣先生法。

　　补中益气汤,去黄芪

　　二天不振,寒湿不化,饮积中焦,积聚为患,脏寒生满病,脾虚生湿肿,攻痞成满,破气成膨,脾虚运化无权,肾虚真阳不旺,气主煦之,血主濡之,补命肾以健中阳,调脾以化痞。

　　党参　冬术　当归　莪术　桃仁　冬瓜子　红花　鸡内金　糖查

　　早服温中丸以化癥瘕,午后服资生丸以理脾胃,胀势稍平,心仍嘈甚,食入作胀并呕。

原方加五谷虫

服养正化邪之剂，瘕痞渐软，养肝肾以化之，以丸代煎。

党参　冬术　当归　白芍　青皮　陈皮　砂仁　莪术　水红花子　五谷虫　鸡内金　糖查　推车汉五对，去壳　蟾皮研，包　麦曲和麦穗稳火煨

上为末，用红糖、神曲打糊为丸

郁怒伤肝，忧思伤脾，肝脾营损，气结于中，贲门不利，食入作哽，痰多，干食难下，脉弦左关沉涩。中枯症也，拟健胃和中兼柔肝木。

于术　茯苓　当归　沙苑　半夏梨汁炒　橘红　瓦楞子　郁金　佩兰蔻壳　谷芽

噎 膈 论

夫张机峰之论噎膈也，其言曰：此病是神思之病，法当内观静养，方始得益。盖百病之因，多兼六淫而成噎膈，则虽以七情所致，由于饮食者也兼有之，治症之法，无非开胃止呕，养阴润燥之方。然病在神思，所谓心病还须心药也，内观者，外之对此症，向为事外忘内，未尝收摄此心，或为利锁名缠，或为酒沉色困，以致五脏空虚，气无所主，食不能进，入亦反出。若不垂帘反照，及忙里偷闲，浓中看淡，何由并绝诸魔夫。如是为内观静者，动之对此症，向为多动少静，未能恬逸此心，非是诱于大喜大怒而致伤肾伤肝，即被牵于劳思过扰而致伤脾伤胃，致五火丛起，血无由生，胃脘干枯，大便结燥，务须安养休息，即僻山深祗迹隐，宁静其志，虽车轰马骤，亦是清心，夫是之谓静养。能此二者，则噎膈可通，饮食可进，逆自退而呕吐自止，燥自润而血自生，结自开而二便自利。

左脉细涩，右脉弦小，中伤肺损，摄纳无权，阴阳两败，药难为力回府，当以血肉有情之品，养生之气，每日服人乳牛乳皆可。

半夏　秫米　苁蓉　五味子　白蜜　长流水煎

怒则气上，思则气结，脉沉弦而滑，肝郁中伤，胃失冲和，气血作阻，机关不利之象，呃逆不容饮食，三阳结也。怡情开怀为妙。

补中益气合雪羹汤，用孩儿参，加五味子

接展悉原敬悉尊体，由服方来，稀粥渐增，因操心劳顿，清痰复多，饮食日减，症缘劳心耗肾，肾不吸胃，胃不冲和，思则气结，忧则耗肾，肾气通于胃，胃脉络胸中，静养太和，则正气洋溢。喜则气和，志达心畅，胃开庶臻康，秦胶方虽好，必得补中调气，若过补则壅塞气机。

黄精　玉竹　党参　福橘　杞子　生地　麻胶　苁蓉　茯苓　桂圆　沙苑　于术

用桑柴煎加夏粉收膏

又　煎方黑归脾,去黄芪,加谷芽,煎汤代水

食入抗拒,胸脘隐痛,涌涎,二便支阻,阳结于上,阴枯于下,为关格之渐。

党参　郁李仁　茯苓　附子　干姜　川连　半夏　通脱木　姜汁冲服

太阴湿土,得阳始运,阳明燥土得阴自安,胃以降为和,脾以升为健,食入上逆,胃已病矣,大便频溏,脾已病矣。能粥而不能饭,虑成噎膈。凡九窍失和,都属胃病,法宜刚柔并济,令其降为安。

秫米　半夏　橘白　益智仁　厚朴　枳实　木香　泽泻　茯苓　麦冬　石斛

老年气血渐衰,津液枯槁,胃管窄隘,汤饮可进,饮食难入,急宜滋润,以甘酸化阴,勿进温燥之剂。

沙参　麦冬　石斛　花粉　炙草　杏仁　乌梅　玫瑰花　木瓜　梨汁冲服

脉来两关弦细,肝气犯胃,胸咽梗痛,有如刀割,势成膈疾矣。

当归　丹参　郁金　远志　柏子仁　佩兰　沉香　半夏　茯苓　砂仁　金橘饼

关 格 论

饮食不入谓之格,小便不出谓之关。阴阳有所偏乘,尺寸为之覆溢,气口脉浮大,上引结喉之人迎,吐逆不能食,大便兼旬不行,小便如癃闭淋。阳明胃液就枯,合明之气化火,金伤治节不行,阴阳不相营运,幽门气化不及,州都关津不利,乃三阳将结之危疴也。

生地　玄参　山药　黄肉　麦冬　五味子　蜜　牛乳

注:出《难经》。合明者,二阳合明也。

食入则噎,痰气作阻,痛彻心背,已经三载。现在糜粥难下,三阳结病已著。所服之方,都是法程,仍请原手调治,何用多歧,勉拟补阴益气煎。

生地　山药　甘草　陈皮　柴胡　升麻　当归

病原已载煎方,服补阴益气煎六剂,噎塞虽开,势必旋闭。经以三阳结谓之隔,隔者,格阳于外,不与阴气相荣,阴阳离决之候也。人迎一盛,病在少阳,二盛,病在太阳,三盛,病在阳明。胃为水谷之海,脾为中正之官,膀胱为津液之腑,忧思抑郁损伤甲木春生之气,不能化津液灌溉州都,膀胱津液虚少,无濡润阳明,阳明之火离出,三阳本位,胃津就枯。譬如釜底无火,火在釜盖之上,安能腐熟水谷精微。势必吐逆,食不得入,故罹此病,方多寡效者。盖未思及助甲木春生之气,化生气液如天雨下降,流注膀胱,承制阳明,倒吸离出三阳之

火,化作釜底之薪,使胃来潮。水火既济,氤氲彻顶,生气勃然,其病自已也。会拟缘就诊,心诚化裁,泄法当候贵邑明哲政之。

升麻　柴胡　当归　川芎　熟地　党参　茯苓　甘草　陈皮　枣仁　远志　夏粉　苁蓉　黄粟米　淡竹汁为丸

容纳主胃,运化属脾,脾升则健胃,降则和。抑郁伤肝,木乘土位,清阳无以展舒,浊阴上潜,致生痞象。津液不归正化,凝渍生痰,蒙蔽清空之所以故。膈咽不通,饮食不下,年逾六旬,五液先亏,大便结燥,肺肾干枯,乙癸同源,金水相生,未有肝病肾不病,肾不病而肺病者。勉拟斡旋中枢,以畅清阳为主,清上实下辅之,冀其土德融和,金令清肃,五液得生,三阳不结。

生地　麦冬　丹皮　怀药　茯苓　泽泻　东洋参　白术　炙草　橘红　归身　柴胡　升麻

乾运中枢,清上实下,共服八剂,咽膈渐利,饮食渐受,中州颇有复振之机。咽膈之间,步位最高,清虚之所,旷然无物,如苍天贵清静,阳气和畅。症本烦劳抑郁损伤,致令三阳结病,宣中则清阳畅,而春和之气升清,上则清肃降,而膀胱之液化实,下则五液充,而三阳之结解,前方既获效机,略为加减为丸缓治。

地黄加四君子,又加归身　柴胡　升麻　麦冬　苁蓉　为末泛丸

天气通于肺,肺主喉,喉者气也,地气通于咽,咽属胃。咽者,物也,情志抑郁,气否于中,会厌合失常,咽喉气阻,饮食不下,肺胃干枯,三阳结病也。著年逾六十,尤属不宜。勉拟归脾六君加减,从乎中治,多酌高明。

东洋参　枣仁　远志　罂粟壳子　半夏　白蜜

酒入胃,肝浮胆横,暴怒伤阴,暴喜伤阳,木乘土位,火灼金伤,金令不肃,州都气化失常,治节不行,传导之官失职,大便结如羊粪,小便不利如淋。诸逆冲上,皆属于火。体战心悸,火之象也。食不能下,人迎三盛,病在阳明。阳明之火上炎,少阴肾水必耗竭,无以濡润诸经,一任之阳转结,经以一阳其传为隔是也,虑难奏效,勉拟清上实下法挽之。

生地黄汤,加牛膝　车前　花粉　葛花　橘红　青皮　昆布,去萸肉

归脾六君,助坤顺,法乾健,理益命肾,畅中阳,共服十有三剂。食入阻碍已平,呕吐痰涎已止,胸次之病大减,弦数之象亦缓。症本火亏于下,土困于中,津液凝结成痰,蕴结不行,气为之阻,遂致三阳将结。前方既获效机,略为加减为丸缓治。第胸次云门穴病未除,乃荣液枯竭,终属不宜。

熟地　归身　洋参　苍术　白术　甘草　橘红　半夏　枣仁　远志　木香　炮姜　为丸　每日早晚服三钱

食入反吐,脾胃失其健运之机,清阳无以展舒,浊阴上僭,升降失司,否象已见。勉拟东垣先生法,行春令苏中土,不致三阳转结为吉。

东洋参　炙草　冬术　炙芪　陈皮　柴胡根　绿升麻　木香　当归　大枣头　老生姜

中胃如釜，命火如薪，朝食午化，午食暮化，胃之生热，何异大烹之鼎，食入呕吐，火力不足可知。益火之源以消阴翳，前贤大法，仿以为治。

熟地　萸肉　山药　丹皮　茯苓　泽泻　肉桂　附子　牛膝　车前

呕吐反胃

胃虚中阳不运，脾虚传化失常，食入停中不运，朝食暮吐，午后脘气响，转侧不舒。由七情郁结，思虑损伤，补中益气，升健中阳，虽好不若归脾加减，兼养心脾为妙。早服金匮肾气丸三钱，归脾汤养心脾以舒郁，肾气丸益肾火以生阳。服后颇合机宜，脘痛渐平，食入不吐。经以忧惧则伤心，思虑则伤脾，心不受病，患移相火，脾为中土，非火不生，脾伤不运，郁壅脘痛，郁火与阴霾转击有声，故贲响腹胀。益火之源以消阴翳，斡旋中土，以畅诸经，仍以恬淡无为以舒神志，每早仍服肾气丸三钱。

人参　冬术　炙草　当归　枣仁　远志　炮姜　豆蔻　青皮　木香　南枣　煎汤泛丸

纳食主胃，运食主脾，脾升则健，胃降则和。胃阳不足不能纳食，脾阴不足不能运食，阳赖肾水以煦和，阴赖肾水以煦润。纳食运化皆真气为之斡旋，内虚不能生戊土，丁虚不能生己土，壬虚窃气于庚金，癸虚窃气于辛金，金伤则治节传送失常，土困则升降转输失职以故。食入反出，补中益气助春生之气，以舒苏中土，可谓详而细矣。第三阳从地而起，方能渐化春和相火，从肾而升，庶可以消阴翳。是宜益火之源，以求其本，便阳升于下，令阴精上蒸，则融合之气充满中州，脾胃自然强健。每早仍服补中益气汤。

桂附八味，加菟丝　枸杞　鹿角　苁蓉　蜜丸　早晚服四钱

食入反出，脾胃失其健运之机，清阳无以展舒，浊阴上僭，升降失司，否象已见，拟归脾理中，一助坤顺，一助乾健。

人参　冬术　炙草　炮姜　黄芪　归身　木香　茯苓　枣仁　远志

王太仆曰：内枢逆食不能入，是有火也。病呕而吐，食入反出，是无火也。肾火不宣，胃阳不健，传化失常，食入则吐，物入于胃，赖肾火中阳腐化。丙虚不能生戊土，丁虚不能生己土，脾虚不运，胃腑津液为浊，胸中泛泛不安，饮食进而反出，因循急望自瘥，反复相仍，病情转剧，将近半载。前哲以朝食暮吐，暮食朝吐，属相火下亏，食入随吐属胃阳中弱，至于竟夕无寐，小便频数，乃胃不和则卧不安，中气不足，溲便为之变。今食入随吐，当先理胃阳为急，拟理中汤合神香散，建中宣火是否，候酌。

人参　白术　甘草　干姜　泽泻　橘红　青皮　丁香　白蔻仁

《上古天真论》曰：饮食有节，起居有常。东垣先生曰：饮食不节，起居不时，脾胃受伤。王节齐曰：胃阳主气，脾阴主血，胃司受纳，脾司运化，一纳一运，化生精气，津液上升，糠粕下降，斯无病矣。症本辛苦烦劳过度，起居饮食失宜，五志违和，七情不节，致伤脾胃，传化失常，脾胃为中土之脏，仓廪之官，容受水谷，有坤顺之德，化生气血，有乾健之功，使胃健脾强，何反胃呕吐之有？中土既伤，化机失职，饮食不思，食入反出，延绵数月，反复相因，病势益甚，竟成反胃。胃者，卫之源，脾乃营之本，胃虚卫失外司则寒，脾虚营失中守则热。故寒热往来如疟，与外感六淫有间。前服崔氏八味汤，益火生土不效。盖非相火衰微，乃抑郁不舒，致火不宣扬，不能温土，非相火亏虚不能生土可比。且南方卑湿，中土常亏，现在湿土司令，中阳亦困，湿郁生痰，痰饮不化，四进理中汤合神香散，理胃阳以开郁而生火，食入不吐，四肢微热，胃阳微复之征。三投归脾法，益脾阴以渗湿而祛痰，腹内知饮饥，食入不胀，脾阴渐生之兆。岐伯曰：治病必求其本。戊己受伤，法当专培中土，胃强则食进而呕吐自止，脾健则痰消而化机守职。诸恙不治而自治矣，拟早服胃忧散，晚服健脾丸，一助坤顺，一法乾健。

胃忧散，加人参　冬术　炙草　茯苓　干姜　豆蔻　丁香　陈皮，去黄芪
研细末早服三钱，冰糖一钱，和开水调下

医统大健脾丸，去黄连　枳壳　山楂，加当归　枣仁　远志

王冰曰：病呕而吐，食入反出，是无火也。相火不足，中土受亏，土虚不能载木，肝病伤脾，值春木上升之时，复食生冷伤胃，脾土愈亏不能运化精微，胁痛吞酸，食入反吐。前哲为早食午化，午食暮化，胃中阳凝，无异大烹之鼎食，不能化火，力不足可知。益火之源以消阴翳，上病取下，最是良谋，仍以益火之本。

熟地　党参　炙草　附子　炮姜　冬术　苁蓉　杞子　当归

胃虚肝乘，纳谷则呕，甚则吐蛔，适补阳明，开泄厥阴。

党参　吴萸　乌梅　半夏　茯苓　川连_{姜汁炒}　姜汁冲服

肾乃先天，纳气藏精之穴。脾属后天，资生化育之枢。先天精分，亏损频年，产育过多，血枯木燥，肝气转汲于胃，汲于脾，脾胃屡输精液于肝，久则不能相继，而反为肝克矣。滋水清肝，补精纳气，实为正治。故补阴滋降，似乎有效。后天薄弱者，滋降岂能久服？今拟欲求降稳，当莫如滋水涵木，扶土柔肝，则先天后天皆得其治，土气不为木制矣。据愚见，治病用药，须要中正和，方能胃气无损。倘胃气虚则五脏无养，诸病蜂起矣。故曰：胃气治，则诸病不生，胃气弱，则诸邪辐辏是也。苦辛降逆，只可暂折其肝气之怒威，呕止痛平，即宜补肾和胃，方无掣肘之弊。脉来沉弦兼涩，肝气不舒，少腹痛逆，直冲于胃，胃气不运，反胃重症，和中抑木法。

土炒冬术　半夏　炙草　茯苓　陈皮　白蔻仁　荔子核　白芍　当归
木香

又经云:曲直作酸。酸者,肝之味也,肝气怫郁,上升扰胃,以致胸痞气逆,
吞酸呕吐,昨进泄肝和胃,似合机宜,原方进治。

左金丸,加川楝子　半夏　代赭石　姜汁　山栀　竹茹

脉来六部弦动,朝食暮吐,完谷不化。

首乌　益智仁　灶心土　大麻仁　代赭石　半夏　牛膝　桂心　车前子
茯苓　茅术

蛔厥作痛,呕得俱出,皆缘平素劳郁,多怒伤肝,思虑伤脾,二气日亏,胃气
日损,饮食少进,遂致湿蒸热郁生蛊。脉来弦数,乌梅丸加味。

乌梅　半夏　青皮　川楝子　白术　附片　川朴　吴萸　煨姜　楝树根
枳壳　茅术

又方　甘草粉四两　铝粉　炒大黄五钱　白蜜一两　蜜汤调服

早服粉蜜汤　晚服乌梅汤

脉来弦细少神,气血已衰,食少,胸背作痛,有时呕涩,脾胃两败,拟和中养
营治法。

冬术　干姜　益智仁　砂仁　陈皮　半夏　香附　吴萸　丹参　当归
生姜　红枣

诸　　虫

虫以湿土为窠臼,治湿燥脾以化之,乃治虫之通套法也。然有五脏之别,
形状之异,寸白与扁虫不同,寸白无妨,扁虫类马蝗能大能小,嘴尖尾秃,接续
可长数寸,与寸白类害人甚速。唯养胃元,先杜其补子之患,每服黑锡丹、灰丸。

熟地　黄精　茯苓　白术　黄柏　附片　乌梅　榧子　桂枝　萹蓄　净
黄土　煎汤代水

脏气实者,虫无以生,生虫者,脏气虚也。证本肾虚于下,木失敷营,木乘
土位,脾困于中,湿蕴生热,化生蛔虫,虫食脂膏,痛如锥刺,时作时止,脉反浮
洪。痛甚面青肤赤,是虫之明验也。治宜固肾扶脾为主,追虫渗湿佐之。

生地　怀药　洋参　冬术　当归　茯苓　川槿仁　木香　使君子　白芜
荑　荔枝核　黄柏　水泛为丸

便　　结

经以肾开窍于二阴,主五液而司开阖,饮食入于胃,津液输于脾,归于肺,

注于膀胱,是为小便。糟粕转入小肠,传送大肠,出于广肠,是谓大便。其酝酿氤氲之气,化生精血,滋润五脏,营养百骸。盖大肠传送,赖相传为之斡旋,故肺与大肠相表里。肺为相传之官,治节出焉,肾之液润,赖膀胱为之藏蓄,故肾与膀胱相为表里。膀胱为州都之官,津液藏焉。小溲多而大便结,正与大肠泄小便闭同归一体。便溏溲秘,乃清浊相浊混。溲多便闭,乃清浊太分,过犹不及,脉来软数无神,尺部尤甚。症本阴亏,水不制火,火灼金伤,寒热与疟,注泄之后,五液耗干,肺不清肃,无由下降,致令开合失司,传送失职,州都津液少藏,故大便秘而小便数。所服之方极是。拟清上实下法,主治清上则肺不受火之炎,实下则肾有生水之渐冀,其金水相生,肺肾相资,清归于肺,润归于肾,则大肠无燥闭之患矣。愚见云然,未识高明以为善否。

鲜首乌　牛膝　归尾　杏仁　南沙参　羚羊片　甘润水煎分二次服

哮　喘

肺为娇脏,配胸中为五脏华盖,清虚之所不耐邪侵。外司皮毛,下阴于肾,喘哮十载,脉来滑疾,两尺不静,郁湿郁痰郁热伏风为患,极难脱体。

苏梗　杏仁　半夏　茯苓　豆豉　白前　白果　孩儿参

前因咳嗽哮症复萌,痰多气阻,额上有汗,肾司五脏之精,肺司百脉之气,肺气不降,肾气不纳,中虚不能抵定,中满肺虚不能主扬诸气,调中养肾,纳气归窟,子母相生。

海参连泥瓦上炙　苏梗蜜炙　党参　茯苓　麻黄蜜炙　姜　枣

痰喘不时举发,邪伤肺俞,胸结窠囊,每过劳碌,触邪即咳,温肺化痰。

三子养亲合温肺饮,去桔梗,加半夏　橘红　前胡　金沸草　生姜

肾不纳,则诸气浮,脾不健,则诸湿聚。湿聚痰生,气浮脾举,素本操劳易饥,精神疲倦,喘哮即发,发则巅疼不寐,除亏可知。喉间水鸡声,又胸中去岁起一块,有时作痛,至今未平,乃老痰凝结于肺络,即湿痰陈注之属。总由正气亏不能荣运,结喉旁生结核,齿龃数日一发,阴亏不能制火,血耗无以营筋,金匮肾气引火归窟,是其大法。桂附反助其热,病真药假,为之奈何,勉拟一法,多酌高明。

熟地　怀药　五味子　杏仁　白芥子　杞叶　于术　炙草　陈皮　半夏

髫年喘哮,秋冬举发,发则不能安卧,豁痰乃平,于兹廿余载。现在举发,气促痰鸣不卧,痰未豁,食不甘,脉弦兼滑。肺有伏风,为外风所引动,液败为痰,痰成窠臼,虑难脱体。先以小青龙加减。

麻黄　细辛　半夏　杏仁　桂枝　白芍　炙草　五味　干姜　豆豉

脉滑而数,肺蕴风痰,热郁清肃不行,哮喘痰鸣,舌燥唇干溲混。巅疼食减,

宜先清燥救肺,所服之方,井井有条,仍请原手调治,何必远步就诊。肺为娇脏,恶寒恶热,苦寒虽效,未宜常服,恐戕生发之气。

羚羊角　苦杏仁　炙草　地骨皮　孩儿参　桔梗　苏梗　半夏　橘红桔梗　芦根

清上源之水,导州都之热,服后溲色已清,诸恙悉退,形神复振,眠食俱安,哮喘既平,自宜补正。现交秋令,燥气加临,虽曰肺旺于秋,自得其位而起,然有亢制之弊,仍加清上之品。

生地　丹皮　云苓　山药　泽泻　羚片　杏仁　麦冬　沙参　骨皮　陈皮　沉香　芦根　煎之泛丸

髫年哮喘,起自风寒,风伤于肺,液变为痰,风痰盘踞,清位每遇秋冬即发喘,兼咳痰带涎沫红丝,竟夕无眠,齁齁声闻四起,形丰脉软,外强中干。补则风痰愈结,散则正气不支,邪正既不两立,攻补又属两难,少壮若此,衰老何堪,暂以崇土生金,是否,观其进退。

四物汤,加半夏　苏梗　杏仁　桔梗　胡桃　橘皮

哮喘起自髫年,延今廿余载,六味、六君、三子、八仙、青龙等遍尝无效者。伤风痰饮,回搏肺胃,曲折之处为窠为臼也,必借真火以煦和,真水以煦润,中气为之斡旋,以渐消磨,方克有济。以金匮肾气,杨氏归根益气,参入宣风豁痰之品,倏酌贵邑高明。

桂附八味丸,加归　海石　牛膝　枣仁　车前　洋参　黄芪　远志　木香　冬术　防风　炙草　醉鱼草花

服十剂,更以十剂或廿剂为末,以桂圆肉煎水泛丸,每早服三钱。

阴阳两损,脾胃双亏,以致风伤肺经,喘哮屡发,不扶其土,无以生金,不固其下,无以清上。治宜固肾扶土,清上实下,爰以六味六君加减,收守常调,治或可图功,质之高明,未知当否。

六味六君,去萸肉、人参,改用洋参水泛丸。

素本善饮善怒,土为木侮,土受湿侵,渍之于肺,动劳哮喘,不能安卧,痰豁乃平,不时举发,不宜频劳动怒,怒则气上,所谓气升则痰升也。

熟地　当归　茯苓　半夏　葶苈　橘皮　炙草　南枣

肺为娇脏,内配胸中,为五脏之华盖,六叶,两耳,二十四节应二十四气,司百脉之气,至娇之脏,不耐邪侵,毫毛则咳,庚辰寒客肺俞,宜小青龙化邪外达,因循怠治,致令邪郁肺络,变生哮喘。法则不能安卧,延今四载,终力之累也。

麻黄蜜炙　熟地　半夏　桂枝　五味子　干姜　白芥子　杏仁

脉来沉滑而疾,童年哮喘,风伤肺络,延今廿余载。正气肾气俱亏,不能化邪外达,前进补土生金法,久病宜和养肺胃。至于三子养亲,苏子降气,小青龙,虽取效一时,非常服之法。太阴湿土司令,湿侵渍肺又当一论,现在火气发泄,

用药尤难,多酌高明。

茯苓　半夏　冬术　孩儿参　陈皮　牡蛎　苏梗　炙草　桃肉　冬虫
夏草

喘哮遇冷则发,东垣参苏温肺汤。

党参　苏梗　白术　茯苓　陈皮　半夏　炙草　桂枝　杏仁　桑皮
姜汁

实喘治肺,虚喘治肾,肺主出气,肾主纳气,衰年下元虚乏,动则气喘,宜用
填补。所谓上实下虚,上病则下治也。

熟地　黄肉　茯苓　山药　龟板　车前子　磁石　坎炁　五味子

便溏,浮肿,喘咳不得卧眠,脾肺虚也。脾为肺母,肺为气籥,土旺自能生
金,补脾可以宁肺。

西党　霞天曲　冬术　茯苓　炙草　大腹皮　苡仁　半夏　陈皮　莲子

产后下虚,最多痰饮,易于上泛,喘咳食减,有浮肿胀满不得卧之虑,不可
轻视。

茯苓　白术　干姜　五味

脉沉,喘咳浮肿,鼻窍黑,唇舌赤,渴饮则胀急,大便解而不爽。此秋风化
燥,上伤肺气,气壅不降,水谷汤饮之湿,痹阻经隧,最多坐不得卧之虑,法当开
太阳之表,用仲景越婢、小青龙合方。若畏产后久虚,补亦温燥,客气散漫,三
焦闭塞则危矣。

桂枝　杏仁　生白芍　熟石膏　茯苓　炙草　干姜　五味

肾统五脏之精,肺司百脉之气。症本肾水素亏,子窃母气,致令肺虚于上。
经以邪之所凑,其气必虚,肺合皮毛,先受风邪,邪气以从其合,肺中津液,不归
正化,凝结为痰。屡有伤风气促之患,喉间作痒,金水枯燥,可知发时,宜宣风
豁痰。暂治肺嗽之标,平复后,宜温养真阴,常服补正阴之本。

熟地　归身　茯苓　炙草　半夏　橘红　苏梗　杏仁

常服肾精丸　熟地　山药　黄肉　归身　菟丝　冬术　杞子　龟板牡蛎
炒　鹿角胶牡蛎炒

喘　促

肾虚精不化气,肺损气不归精。气息短促不能相续,提之若不能升,咽之
若不能降,呼吸之间,挥如欲断,下损上元,海无根,子午不交,孤阳上越,虑难
奏功,多酌明哲。

熟地　肉桂　人参　归身　炙草

脾肺气虚,上焦微热,作渴作喘。

洋参　麦冬　五味子

诸逆冲上，皆属于火。自觉气从少腹上冲，乃水虚不能制火，火性上炎也。肺失清肃，法当壮水之主，以制阳光。

六味，加黄柏　炙龟板

肝气逆行犯胃，痛呕不能纳谷，议归脾与二陈两和肝胃，痛呕未平，大便且闭，木反侮金，胃病传肺，肺与大肠相为表里，肺气下行，传送守职，大便自解，通则不痛，得大便宣畅，痛呕方能平复。仍以二陈加味。

杏仁　郁李仁　当归　牛膝　白蜜

气虚不能转运，液耗不能濡润，气主煦之，血主濡之，肾司二阴，胃司九窍，肾水承制五火，肺金运行诸气，气液不足，濡润肝阳，木横中伤，转输失职，血燥肠肝干，故大便不解。痛呕不舒，通夕不寐，拟生脉散行肺金之治节，滋肾水之源流，冀其清肃令行，肝胃自治。症不拘方，因人而使，运用之妙，存乎一心，公议如是，谨呈均鉴。

生脉散，加白川蜜。

昨进生脉散，夜得少寐，今仍痛呕，虽体气素旺，然将三月之久，脾胃已困，肝木独旺，肝在声为呼，胃气愈逆不能饮食，转输愈钝大便不行。肝为刚脏，非柔不和，胃为仓廪，非谷不养，肝气郁极化火，火灼阴津为痰，痰血凝结，幻生实象，咋若食积，凝滞可下也。公议仍以生脉散加半夏，痛呕不止，饮食不进，大便不解。总由水不济火，火灼液耗，两阳合明之气未能和洽，故上不入下，不出中脘，呕不舒也。此时虽宜壮水清金，两和肝胃，木欲实金以平之，肝苦急，甘以缓之，水能生木，土能安木，脾和则胃开，纳谷胃开，则安寐便舒，此不治痛不通便，而通便止痛之法在其中矣。仍以生脉散合金匮参蜜半夏汤加甘麦大枣法，腑气虽通未畅，脏气未和，痛尚未止。总由肝气横逆，夫肝属木，赖肾水以滋营，不思食者，胃阳不展，土受木制故也。胃为阳土，得阴始和，其原委皆缘平昔肝阳灼炽，耗损肾阴，以致水亏于下，莫能制火，火性上炎，与诸阳相率为患。王道之法惟有壮水之主，以镇阳光，俾水能济木，则肝自平，胃自和，痛自止矣。

又六味合生脉散　人参　麦冬　五味了　半夏　甘草　蜜　黑枣　黄粟米　甘润水

木喜条达，郁则侮土，性藉水济，涸则燥急，心烦口燥，母病及子，胃气由心阳而开，肝木得肾阴而养。中阳贵健运，金令宜清肃，大便通大肠之气已顺，痛呕止阳明之气已和，惟是胃气未开，尚不思食。乃病久气馁，中伤胃不清和，阴液未能遽复。养肝和胃，益气生津，俾二气守其乡，庶免变生之患。

六味合生脉散加牛膝

肝制中胃不能纳谷，大便复闭，稽核各家，并无攻下成法。据韩医通中云：

或问曰大便不通,暂服通剂可否? 乃曰:症非伤寒痢疾,症岂可下乎? 虽然取快一时,来日闭结更甚,致令阴亏于下,阳结于上,燥槁日甚,三阳结病,势在必然。经以此方黑气入通于肾,开窍于二阴,肾恶燥喜辛润,为五液之长,阴液足,则大便如常,阴液衰,则大便燥结,高年血燥阴亏,每有是疾。经言肝木太过,则令人喜,怒不及则令人胸痛引背下,则两胁胀痛。痛久伤气,气伤阴亏,火燥便结,肠胃气滞,外似实象,内系枯燥,所谓太虚似实象是也。转瞬木令司权中枢益困,急宜养阴涵木,子母相生,俾春生之气,华于一方,自能勿药有喜。

六味,去丹皮 泽泻 加人参 牛膝 当归 麦冬 五味子

蜜水泛丸,早晚服三钱

昔肥今瘦,神倦食减,胸痞作痛,曲直作酸,痰饮作呕,中虚木侮,传运失常,宜治中宣补。

洋参 于术 炙草 炮姜 豆蔻 半夏 橘红 青皮 木香

冲任并损,脾肾有亏,壮年产育过多,精血不足以营养心脾,心脉循胸出胁,脾虚不能为胃行其津液,凝滞成痰,随气流行,乘虚而进,先犯心脾之络。是以胃脘当心而痛,横侵胁肋,攻冲背膂,膨胀有声,时作时止,乃痰饮之征。夫气血犹泉源也,盛则流畅,畅则宣通,少则凝涩,涩则不通,无急暴之势,惟连绵不已。虚痛可知用药大旨,培补脾肾,以资冲任,精血之本,宣通脉络以作痰饮之标,拟丹溪白螺丸合景岳大营煎加减。

熟地 当归 茯苓 白术 炙炒 胆星 白螺壳 豆蔻 五灵脂 没药 半夏 橘水泛丸

大营煎之养血,白螺丸之祛痰,营血渐生,宿痰渐化,脉络通调,病何由来? 精血充满,痰无以生。痛止年余,近又复发,此精血未满,痰饮犹存,散降经中,气为之阻。自述病时小溲如淋,乃痰隔中州,升降失司之据,养阴宣络,古之成法,药合机宜,原方增损。

熟地 洋参 炙草 草果 智仁 陈皮 当归 姜黄 半夏 延胡 山栀 螺壳 生姜 红枣 煎汤泛丸

肺为气之主,肾为气之根,肾虚则气不归根,肺损则气无所附,致使孤阳浮泛无所,以致喘鸣息肩,动劳益甚,脉来细数兼弦,诚为剥极主候。

附桂八味,加沉香

火燥金伤,上焦热甚,烦渴多饮,肺虚则喘。

生石膏 知母 甘草 牛膝 生地 麦冬 沙参

食少饮多,水停心下,喘呼总不得卧,卧则喘甚,此肾邪乘肺,肺气不布,滞涩不行,子病及母。经言不得卧,卧则喘者,是水之塞也。夫水者,循津液而流也,肾者水脏主津液,主卧与喘也。拟直指神祕汤加减。

洋参 苏梗 炙草 桔梗 半夏 陈皮 桑皮 茯苓 煨姜

诸气膹郁,皆属于肺。肺合皮毛,为气之主。寒风外束,肺卫不舒,气壅作喘。经以虚邪贼风,阳先受之,阳受之则入肺,六腑则身热不得卧,上为喘呼是矣。当以轻剂扬之。

麻黄　桂枝　炙草　赤芍　干姜　五味　细辛　半夏　杏仁　茯苓

痰火内郁,肺脏受伤,喘促,脉滑。法当清肃上焦。

麻黄　黄芩　半夏　杏仁　桔梗　生姜　枳壳　炙草

外受风寒郁遏,内因胃火上升,寒热相持,肺脏失其清肃,气机壅滞,则喘。治宜凉散。

蜜炙麻黄　生石胶　桂枝　大枣　甘草　生姜

血随气行,气赖血附,产后亡血过多,气无依附作喘,谨防汗脱。

附桂八味,加洋参

水不配火,肾不纳气,气不归原。气有余便是火,右肾热气上漫,常多走泄,精神不振。肾属水,虚则热,补阴不易,补阳尤难,脉象按之虚数不静,两尺尤甚,心肾两亏。今拟斑龙、归脾,起元两仪,合为偶方,培补合肾之阴阳,冀其水火既济,自然纳气归窟。

鹿茸　鹿角胶　茯苓　杞子　木香　冬术　龟胶　黄芪　炙草　枣仁
麦冬　远志　人参　菟丝　橘皮　归身　柏子　熟地　蜜水泛丸

脘　　痛

积食停寒,脘痛如刺。

藿香　陈皮　炮姜　木香　枳实　厚朴　乌药　香附

胃脘当心而痛,痛则水泻,脉滑而弦,舌有黄苔,胸次不舒,不食饮。积食停饮,阻隔阴阳,升降失司,和中胃以展清阳。主治客秋脘痛,中心愦愦,莫能自立,服黄连三剂稍好,现在大痛不止,痛时胸中气郁如焚,贯膈冲咽,痰窒咽喉,咯咽不去,午后尤甚,头眩,形神不振,饮食少进,脉来弦数。五志不伸,肝火犯中土为木侮,以苦泄辛开法调之,左金戊己本好,先以泻心服后再议。

人参　白术　炙草　茯苓　炮姜　豆蔻　延胡　枳壳　厚朴　木香　半
夏　黄芩　川连　干葛　泽泻　大枣

当脐作痛,痛时作吐作胀,已历多年。肾火不足,积寒为患,每日服金匮肾气丸。

积食积寒,脘痛如刺,上焦不行,下脘不通,俗名心痛,吐之则愈。经云:至高者,引而越之。痛在胸膈为高,越之为吐,拟二陈加莱菔子探吐,胸次胸痛如锥,心烦消渴饮冷,热郁上焦,宜清降。

二陈,加黄芩　山栀

脉滑数，小腹痛如针刺，大便坚，溲混赤。火郁下焦，法宜清利。

赤猪苓　泽泻　车前　滑石　白术　木通　甘草　黑栀

脉弦数，横连胁肋，脘痛昼轻夜重，此为痰郁，宜苦泄之。第经旬不食，气馁于中，不胜涌吐，暂以失笑散加味。

五灵脂　蒲黄　无灰酒一杯　水煎服

症延两载，曾以盛寒之令，手浸水中，因而心痛已而复发，日以益甚。四肢者，诸阳之本，足阳明胃亦主四肢，冬时阳气在内，胃中烦热为寒所束，化机失职，而精华气血不归正化，互结于中，是以痛无休止，法当理气为先。

人参　白术　炙草　炮姜　陈皮　藿香　乌药　沉香　木香　蜜水泛丸

水湿之气，直犯阳明，饮食之滞，停留于中，邪滞搏结于中，势不两立。是以心腹绞痛，欲吐不吐，欲利不利，挥霍撩乱，莫能自主，乃干霍乱之危症，先以盐汤探吐，后服金不换正散。

藿香　苍术　川朴　陈皮　甘草　半夏　槟榔　草果

脉来洪数而弦少，腹痛连胸背，虚烦自汗，入食则吐，溲赤下痢，便有沫。《内经·举痛论》十三条：寒居十一，惟二便不爽，属热，今上则吐呕不安，下则二便不利，此二阳之火，蕴结不开。值经水适来，血为热所搏结，厥阴脉络愈壅，诸逆冲上，皆属于火，故食不得入，诸中属阳明，心烦由血热。法当清利肠胃之火，直行下焦瘀血。

茯苓　泽泻　木通　猪苓　山栀　车前子　枳壳　丹皮　当归

昨投药后，诸症轻减，惟少腹胀痛不舒，夜无寐，水不制火，阳跷脉盛，阴不上承，心阳独旺，血为热所搏结不行，经水适来，热入血室。议壮水补阴为急，行血逐瘀为缓。

生地黄汤，去萸肉，加当归　白芍　半夏　黄粟米　甘润水煎

血积下焦，少腹胀痛拒按，时觉上攻胸背，饮食少思，自中心烦不寐，二便不利，症属有余。然久病二气俱亏，不胜攻伐，先进辅正之剂，二气渐增，症势渐解，合渐进行瘀之品。

当归　生楂　桃仁　红花　牛膝　香附　青皮　木香

少腹胀痛拒按，上攻胸背，便黑不爽，溲赤而浑，血蓄下焦已著。昨进通瘀之品，胀痛及甚，非药不对症，乃药浅病深。况病久正气延虚，无能斡旋药力，正治之法从缓，暂以养阴宣络为主。

当归　牛膝　茯苓　泽泻　没药　乳香　青皮　陈皮

瘀停少腹，胀痛不舒，火在二阳，自汗不寐，血由热搏，滞涩难行。呕吐心嘈，二便不爽，症延日久，而气交亏。屡进通瘀补正之剂，症势退而复进，瘀血行而又止。盖血为热搏，干涩于中，有非气复津回不能融化之势。今拟清轻之品以彻三阳之火，俾肠胃清和，再议行瘀可也。

生地黄汤,去萸肉　山药,加牛膝　当归　山栀　车前

两进轻清彻热之品,诸恙俱减,少腹胀痛依然,心下反觉不快,按之则痛,时呕痰涎。此恙久,脾胃两虚,转输失职,不能运化精微以致中宫不快。脾阴不能为胃行其津液,凝结成痰作呕,胃虚不能斡其药力,流畅诸经,停痰不散作痛。欲培脾胃守补之剂非宜,欲散停痰胃弱,攻剂不胜,暂以其通彻阳明治之。

熟地　孩儿参　茯苓　甘草　当归　枣仁　远志　半夏

木乘土位,传化失常,清阳不升,浊阴不降,升降失司,否而不泰,脘痛如刺,呕吐痰涎,不思饮食,脉软数。已历多年,正气已亏,殊难奏效。拟调气法加辅正之品。

太子参　冬术　炙草　橘红　白芍　当归　青皮　木香　草豆蔻　沉香　枣仁　远志　蜜水泛丸早晚服三钱

阴虚于下,肾不养肝,木乘土位,健运失常,不能运行精微二气,源流不畅,痛则不通,是以痛呕,不能容纳水谷,延今四载有余。春末夏初举发,今年发在冬时,脘痛如刺,呕吐不食,呻吟不绝,几至汗脱。延绵四十余日,服药痛呕虽平,饮食难进,脉仍未起,虑其未复,以丸代煎,徐徐培养。

熟地　当归　沉香　洋参　肉桂　山药　萸肉　白芍　枣仁　半夏　远志　橘红　木香　茯苓　蜜水泛丸

时　邪

寒伤营分,发热头重,骨疼咳嗽,胸胀饱,便泄。邪伤中表,散寒导滞。

柴胡　葛根　薄荷　青陈皮　前胡　荆芥　防风　黄芩　杏仁　苏梗　竹茹　生姜

中脘痛连少腹,气滞寒停,寒热时作,感冒温邪,左脉弦数,右脉迟细。宜疏散畅中。

柴胡　青皮　半夏　苏梗　砂仁　佩兰　薄荷　元胡索　荷叶

表邪渐达里,邪未清,仍然骨疼发热,腰背酸疼。皆缘平素肝胃两亏,刻当扶正清邪为法。

当归　茯苓　青皮　车前　荷梗

温邪旬余不解,耳聋,溺赤,中脘按之觉膨,便闭旬日。腑气不通,表邪未彻,解肌导滞。

柴胡　葛根　蒌仁　枳壳　半夏　杏仁　雪羹　茯苓　木通

温邪三日,头重骨疼,舌苔厚腻,尖红,脉来弦大,按之数。少阳阳明合病,解之以白虎汤。

柴胡　葛根　石膏　茯苓　豆豉　半夏　苍术　竹茹　姜皮　甘草

温邪八日,壮热渴饮,舌燥生苔,鼻红咳血。邪蕴肺胃,左脉模糊,险症也。

知母　石膏　粳米　甘草　黄芩　豆豉　山栀　丹皮　竹叶　竹茹　灯心　玉竹

秋邪伏热,月余不解,汗利之后,热退不清,口干舌燥,不欲渴饮,不思饮食。伏邪伤阴耗气,少阳阳明不利。经以诸寒寒热取之阴,所治之方俱在理路。显然邪陷于阴,不能外达,拟逍遥散加减。

银柴胡　青蒿　生地　丹皮　当归　泽泻　甘草　山药　茯苓　陈皮谷芽

时感九朝,胸闷,寒热,口渴,腹痛,舌白,脉伏。有内陷之虑。

桂枝　黄芩　甘草　柴胡　葛根　当归　陈皮　赤芍

时邪夹湿热甚,防内陷得中方解,囊大如斗。湿热下注,小便通利为佳。

葛根四苓,加生地　苡仁　车前子　半夏　通草　川柏　桑叶

时邪七朝,胸痞胀闷,烦躁舌焦,频频渴饮,形神恍惚,斑疹内闷。脉伏邪遏,已成陷症。

柴胡　葛根　赤芍　当归　焦曲　条芩　豆豉　槟榔　莱菔

斑疹隐隐,发而未达,喉疼,手足麻,头身皆痛而喘。脉伏邪闭,肺胃皆病,防其哮喘之患,服方是理仍以法治。

笋尖　羌活　胡荽　陈皮　防风　葛根　甘草　桔梗　大力子　蝉衣茅根　升麻

时邪八日,身发白㾦,舌苔淡黄而润,口干不渴,脉沉数。有化热之势,热在血分,所以不渴。拟方候诸高明酌之。

瓜蒌　生地　赤芍　山栀　枳壳　竹茹　丹皮　熟军　大力子　连翘知母　归身　贝母　观音柳

昨已更衣无几,通身有汗,热未尽退,舌强舌心红干,脉数少力,吃茶较多。邪势难解,仍防内陷。

生地　竹茹　枳壳　当归　甘草　柴胡　黄芩　胆心

时疫四朝,壮热,无汗,胸闷,身痛,腹泻,呕恶,神烦,口渴,脉浮数。妊娠两月,斑尚未透。

苏梗　薄荷　柴胡　干葛　荆芥　桔梗　赤芍　笋尖　陈皮　黄芩　升麻　甘草　观音柳

秋邪夹滞夹湿,延今十朝,汗出热仍不退,胸中痞郁。表邪不清,伏邪内郁,伤阴耗气,防厥。

柴胡　当归　半夏　黄芩　茯苓　青皮　槟榔　瓜蒌皮　荷叶　陈皮甘草

昨服药后大便一次,症势稍平,舌黄中红。伏邪内郁,正气肾气皆虚。

小柴胡汤,加当归　枳壳　神曲　荷梗　陈皮

秋邪十日,夏伤于暑,秋冒风凉,脉弦右滑,按之不靖,尺脉甚小,正气肾气皆虚。胸闷,神烦,口渴,得食而呕。少阳阳明皆病,防其内陷,速扶正气。

归身　柴胡　茯苓　半夏　粉草　川朴　橘红　黄芩　党参　生姜红枣

春温九朝,头晕身疼,发热不退,口干鼻衄。邪干血络,最怕神昏谵语内陷之变。

赤芍　丹皮　柴胡　葛根　生地　当归　甘草　麦冬　茅根

恙已十五日,神糊,气促,入阴烦剧,舌燥无津,脉象细数,按之不静。身无壮热,邪盛正亏,不能外达,伤阴耗液,甚为险要。姜贝二陈佐以益阴,是其正法,已服一帖,仍以原方和阳明,扶正化邪。

大贝　茯苓　赤芍　川草薢　当归　甘草　神曲　橘红　姜渣　藕节陈皮　荷叶

妊娠足月,感冒时邪,身疼烦躁,壮热口渴,脉数舌绛。邪郁阳明,谨防伤胎气急。

当归　葛根　川贝　川朴　知母　苏梗　甘草　黄芩　焦术

时感十朝,日前寒热如疟,目今已止,惟胸胃不开,精神萎顿,五更作呕,溲黄内热,脉来弦滑,且不宁静。伏邪未化,少阳阳明皆病,未可以愈为告。若能不生风波,方可许吉。

柴胡　葛根　半夏　陈皮　川朴　甘草　炒芥　赤苓　神曲　当归

时邪六朝,胸中闷结,口呕白沫,有汗。热仍不解,邪滞交结阳明为患,谨防内陷。

柴胡　川朴　半夏　藿香　枳实　葛根　甘草　神曲　瓜蒌　生姜

风　火

脉来沉弦而数,沉者郁,心气不畅,气化为火,少阳不宁,右脉滑,湿热生痰,心肾两亏,厥阴之气鼓动火炎于上,上盛则下耗,养心肾以和厥。

生地　麦冬　丹皮　茯苓　柴胡　灯心　泽泻　黄肉　菊花　蒺藜双钩

心肝之气郁结,化火刑金,阳不化气,喉痛生颗,颈项结核,两耳闭气。少阳厥阴用事,风火相煽,清心凉肝,兼解郁结。

生地　石决　当归　菊花　柴胡　木通　茯苓　甘草　薄荷　麦冬赤芍

湿　热

经以风胜则动,热胜则纵,燥胜则干,湿胜则溏泄。左右盼顾,尚未如胜,深秋入腊,湿热作浮,暂和阳明,兼化脾湿。

补中益气,去姜枣,加葛根　白术　瓜蒌　车前

湿热生痰,近入冬初,两尺滑数不静。以三补三泻法。

生地黄,加橘红　苡仁

少壮年华,湿热久郁,今夏大腿虽患湿痰,溃脓之后,湿热伤阴,虽然完功,脉尚不宁,以补其不足,泻其有余。

原方加　车前　料豆　归身　用芝麻油熬膏为丸

精不化气,气不生阴,脉不安静,阴中之阳不运,阳腑之气不调,舌有裂纹,气分有热,热中有湿,所用之方,俱在理路,轻可去实。每日服猪肚丸三钱。

洋参　黑豆　通草　橘皮

湿热伤阴,气化无权,利湿伤阴,清热耗气,无形幻出幼质,补则气聚,破则气满,轻可去实,涩以固脱,肝肾内亏,心肾不交。每日早服六味地黄丸合十几味资生丸,一助坤顺,一法乾健,午后服猪肚丸三钱,化脾肾郁湿。

料豆　茯苓　沙苑　连翘　苡仁　交藤　枳壳　车前子　冬瓜子　北沙参

脉沉而滑,湿热郁肺,肺气受伤,肾气不纳,湿热上冲,去秋喘咳,咳甚不能安卧。现今频频举发。

温胆合六君,加款冬花　豆豉　杏仁　姜　枣　白蜜

温湿入肺,目赤舌绛,心火肝阳不宁,湿热上行,喘咳不止,清火化痰,防有气冲厥逆之患。

苏杏二陈,合百合　花粉　黄芩　桔梗

痰　饮

午后清水泛溢,浊阴冲逆则呕,阴邪为患也。痰饮阻塞则不寐不便,洁古治法,通阳始能逐阴饮。

苓桂术甘合大半夏汤

暮夜浊阴冲逆,交午后清水泛溢,议真武法以逐阴邪。

熟附子　白术　炙草　茯苓　姜汁

痰饮之作,必由元气亏乏,及阴盛阳衰而起,以致津液凝滞不能输布,留于胸中,水之清者即变为浊,水积阴即为饮,饮凝阳即为痰。若果真元充足,胃强

脾健,则饮食不失其度,运行不停其机,何痰饮之有?《金匮》曰:外饮治脾,内饮治肾。临症权变,痰饮悸忡,欠寐呕吐,胶痰色红,投温胆法。虽安寐而胶痰不尽,或欠寐心烦,后加黑山栀服一剂,烦定寐安。去冬惟气逆作吐,改用旋覆代赭汤,服两剂气减而痰仍未尽,仍以二陈加白芥子,海浮石三剂,胶痰已清,饮食不多,改用理脾法。

山药 茯苓 陈皮 半夏 甘草 北沙参 归身 蔻壳

一剂觉烦扰不安,食入于胃,带饮呕出,吐尽方安,用大半夏汤。早服烦少定,呕仍未止。原方加归芩又一剂,仍复烦躁气逆,不纳,或寒,或热,脉燥,指黑,鼻生烟煤,改用四君子汤加附子粳米汤一剂。呕未尽止,稍能纳谷,脉静肢和,黑气已退,似觉胸膺痞塞,此虚气上逆,浊阴上升。

原方加芍药桂枝以敛虚气,以开脾郁。

二元不振,气不司化,痰郁生饮,内饮治肾,外饮治脾,进后天以培先天,观其进退。

六君子,加苏梗 沙苑 桃肉

脉弦兼滑,偶感暴寒,咳嗽,手足发热,服神曲汤已解,咳嗽未已,痰饮举发,水停心下为饮。风寒伤于外,七情伤于内,茶阴伤阴耗气,思忧伤其肝肾,惊恐伤其心肾,治饮兼解七情,现在感冒未清,治宜先标后本。

苏梗 杏仁 车前子 夏粉 茯苓 豆豉 生姜

肝　郁

忧思怒郁,最伤肝脾,木性条达,不扬则抑土德,敦厚不运,则雍二气,未能流畅诸经,营卫循环道阻。肝乃肾之子,子伤则盗母气,以自养,致令水亏于下,水不济火,灼阴耗血,筋失营养,瘰疬然结于项侧之右,脉来细数无神,溃久脓清不敛。法当壮水生木,益气养营,仍须恬憺无为,以舒神志,方克有济。

生地 洋参 当归 川芎 香附 贝母 冬术 桔梗 黄芪 玄参 海藻 长流水桑柴火熬膏

木性条达,不扬则抑土德,敦厚不运,则雍忧思,悒郁不解则伤神。肝病必伤脾,精虚由神怯,情志乖违,气血交错。夫心藏神,脾藏意,二经俱病,五内交亏。心为君主之官,脾乃后天之本,精因神怯而无依,足以神摇意乱不知所从,动作行为倏然非昔,甘温之品培之。

熟地 党参 归身 白术 杞子 菟丝 远志 枣仁 炙草

肝郁中伤,气血失条达,月事愆期,肢节酸楚,气坠少腹,胀痛不舒,兼有带下,脐左右筋梗按之牵痛,如动气之状,按摩渐舒,先宜调气和中。

异功散,加香附 砂仁 当归 赤芍

病原已载前方,进异功散加味,调气和中,诸症渐减,既获效机,依方进步为丸缓治。

于术　炙草　陈皮　沉香　木香　香附　归身　太子参　茯苓　姜汁枣　为丸

女子以肝为先天,肝为血海,经前胀痛,肝木不调,血不和畅。曾患疟疾,邪留肝肾,足胫常肿,逢阴烦劳则痛,且发寒热,脚气类伤寒已著,甚至湿热,随气冲心则厥,冲胃则吐。当治少阴阳明,调气血以化湿热。

人参　白术　炙草　独活　沉香　生地　山药　泽泻　茯苓　丹皮为丸

经以阳受风气,阴受湿气,伤于风者,上先受之,伤于湿者,下先受之。清湿袭虚,病起于下,两足蒸蒸而热,肿痛至膝,蠕蠕而动,痹软无力,病名脚气。本为壅痰,然必少阴血虚,阳明气馁,湿邪得以来之。脉来细数无神,有拘挛痿躄之势,法当除湿通经为主,辅以宣补少阳阳明之品。

槟榔　苍术　独活　南星　霍香　牛膝　桔梗　木瓜　乳香　防己　橘红　没药　通草　归身　生地　半夏

不寐

不寐之因,共十六条,从无间日,重轻互为起伏之事。惟少阳受病,半表半里,乃间日举发。然少阳尚在阳分,未入太阴,纵或受病不能久踞,今延绵数载,未能霍然。盖因肝经积有肥气,与少阳互相勾结。少阳为三阳,厥阴为三阴之尽,甲乙同宫,又得少腹极阴之所,为藏身之地而根蒂深矣。经云凡内伤者时作时止,言正胜邪伏而暂止,邪胜则复作而故也。其阳明不和,时作嗳逆,太阴不运,中脘气痞,肝胆之所被累,非脾胃之本病,即心阴不足,肾气不充,只可曰三阴虚,非致痛之根本。若非拔本塞源,则时作时止,安有已时?惟受病已胜涤其势实足以胜正气,而抗药力非可旦夕奏效。拟煎丸并投,寓涤荡于调养之中,俾无形之气自阴而出,有形之浊自后阴而出,然后再为调摄,庶可安痊。

生熟地五钱　潼白蒺五钱　川连、桂心各一分　生熟枣仁各三钱　赤芍三钱天麦冬各三钱　白芍二钱　龙齿骨各一钱　赤白苓各三钱　川钗石斛各三钱　黑绿豆皮各二钱　鲜百合一枚　河井水煎服

高年气血两亏,平素思虑过度,耗损心脾,以致寤不成寐,连投归脾汤三剂不效,何与名医张兑谈及此症,曰:若要成功,原方加酒炒川连一分。继与服之,果验。

胆经湿邪夹心,以致长笑面红,治以四妙散。

桂心　薄荷　双钩　姜　枣

不寐怔忡之症,得思虑惊恐。夫惊气伤胆,恐气伤肾,五志不伸,必生痰聚饮,饮聚气注于胆,则胆气不洁,肝蹇肝热,热升于胃,则心胸懊憹,得饮汤,饮稍安,不涌吐清涎方适。阅方均调养心脾之法,未获效者,俱未论及胆胃二经。况寐悸在胃脘心下,脉来两关弦强搏指,非明证欤? 书云:水停心下为悸。又云:胃不和则卧不安。正合经旨。拟苓秫半夏汤和其阴阳,兼有猪胆汁为足少阳之先导,谅必有益。

猪胆汁炒半夏 茯苓 秫米 甘草

三剂已愈大半,原方加丹参、枣仁、竹茹、枳实壳、又四剂,症已大减,觉遍体均有痰流动摩捺,则从以蕴出。

原方去胆汁,加瓦楞子

暴怒伤阴,心境不畅,肝失条达,两胁痛如刀刺,胸闷嗳气,口肉作甜,夜不成寐。七情郁结化火,老年殊属不宜。

远志 延胡 川连 柏子仁 冬瓜子 茯神 枣仁 益智 楝子 石斛 龙眼

疟后失调,加之气懊郁结,酒客中虚,郁结生痰,心肾不交,肾虚不能养肝,肝虚生风,风痰上扰清空,神志为迷,神情恍惚,息怒安神,戒酒为要。

羚羊角 孩儿参 半夏 橘红 茯苓 杏仁 远志 黄芩 竹茹 枳实

心火肝火上扰,神不安舍,痰火居之,月事不调,而又带症,头常作痛,遍身骨节俱疼。近来肌肤作痒,两目呆瞪,项颈气胀,牙缝出血,右鼻作醒,言语错乱,脉来滑数。肝风痰火不宁,扰乱心包为患也。

川连 半夏 橘红 竹茹 钩尖 蒺藜 羚羊 生地 阿胶 鸡子青

三　　消

阴虚有二,有阴中之火虚,阴中之水虚,水火居于一窟,肾脏主之,阳不化气,水精不布,水不得火,有降无升,饮一溲二,名曰肾消。结载不治,拟方挽之。

附桂八味,加巴戟 苁蓉 石斛 五味 麦冬 远志 菖蒲

经以二阳结,谓之消。谓手足阳明胃与大肠也,胃为水谷之海,大肠为传导之官,二经热结,则运纳倍常,传送失度,故善消水谷,不为肌肤,名曰消中。诚属危候,谨防疽发。

生地 生石膏 知母 麦冬 牛膝 生甘草 木通 滑石

岐伯曰:五气上溢名曰脾瘅。夫五味入口,藏于胃脾,为之行其津气,津液在脾,故令人口甘也,此肥美之所发也。肥者令人内热,甘者令人中满,故气上溢转为消渴。治之者,除陈气也。

佩兰 白葵花 知母 黄柏 天花粉 升麻 洋参 麦冬 五味子 生

地　生藕节

善食而瘦,名曰食侅,亦名中消。结热阳明胃腑,防其疽发,拟调胃承气汤加减治之,知柏八味去萸肉加石斛。

大渴引饮,舌裂唇焦,火灼金伤,津涸液竭,能食,脉软。此系上焦,亦名膈消。谨防发背,白虎加人参。

知母　石膏　甘草　粳米　人参

善渴为上消属肺,善饥为中消属胃,饥渴交加,肺胃俱病,肺主上焦,胃主中焦,此由上焦胃火上炎,上焦肺经失其清肃,津液为之枯槁,欲得外水相救,故大渴引饮。阳明主肌肉,故多食而瘦削日加也。乃水谷精华不归正化,故善食而瘦,阳明症也。经言:亢则害,承乃制。拟白虎汤主之。

经以二阳结,谓之消,有上中下之别也。下消者,小便如膏如淋,浑浊是也。良由过用神思,扰动五志之火,消烁真阴精血脂膏,津液假道膀胱溺管而出,故小便如膏如淋,五火失其营养,一身失其灌溉,日消月缩,殊为可虑。拟两仪加味以滋肾阴之源,取金水相生之意。第草木功能难与情性争胜,更宜屏除一切,恬澹无为,俾太和之气聚于一身,自能勿药有喜。

生地　天麦冬　东洋参　南沙参　归身　羚羊片　秋石　牛膝　熬膏

消渴已止,眠食俱安,痰嗽未平,胸腹仍胀,乃木火余威,木击金鸣,火灼金伤故也。曾经大产后,经前作痛于兹七载,尚未妊育女子,八脉有亏,现在经闭二月有余,脉象细数无力,非胎候也。有虚劳之虑,宜静补真阴。

天麦冬　玉竹　生熟地　龟板　女贞子　冬术　孩儿参　熬膏

脉来软数无力,症本阴液有亏,五志过极,俱从火化,万物过火则消,必先荡涤积热,然后补阴。否则得补而愈炽。服泻火汤五剂,大势已积,宜补真阴。

知柏八味,加山栀　龟板　为丸

泄　泻

脾喜燥而恶湿,湿蕴痰滞伤脾,腹中痛泻。进胃苓汤,痛泻已止,宜和中胃。

冬术　炙草　半夏　陈皮　白蔻　木香　赤苓　神曲　谷芽

寒湿水气,交并中州,泄泻是理。延今月余,绕脐作痛,腹中气坠,痛则便泄,湿郁化热之势,精通之岁,阴未和谐,泻久伤阴,殊为堪虑。每早进六味地黄丸三钱,午后食服十九味资生服丸三钱,再以补中益气加香连丸进治。

洋参　茯苓　冬术　炙草　归身　陈皮　柴胡　升麻　川连　木香

清气在下,则生飧泄,浊气在上,则生䐜胀,肝脉布于两胁,脾脉络于胸中,肝实胁胀,脾虚腹满,木乘土位,食少运迟,营卫不和,往来寒热,补中益气,是其法程,更兼以涩固胃关之品为妙。

洋参　冬术　怀药　炙草　橘皮　柴胡　升麻　茯苓　肉果　补骨脂

淫雨兼旬,时湿暴甚,脾肾受伤,脾属土,肾属水,水土混淆,清浊不分,大便泄,小便少。经言谷气通于脾,两气通于肾,湿甚则濡泄,拟胃苓加减通调水道,以清其源。

枳实　厚朴　藿香　木香　陈皮　山楂　炒苡仁　泽泻

暴泻为实,久泻为虚。曾经饮食失调致泻,延今不已,泻色淡黄,完谷不化。火不生土,命门虚寒,脾胃俱困,化机不振。经言肾者,胃之关也,开窍于二阴,景岳胃关煎略为加减。

熟地　山药　炙草　白术　炮姜　肉果　吴萸　补骨脂　五味

经以清气在下,则生飧泄,数年洞泄,脾胃久伤,清阳不升,浊阴不降。胃关不固,仓廪不藏,乃失守之兆,非其所宜。

洋参　炙芪　冬术　炙草　归身　柴胡　升麻　煨木香　肉果　补骨脂

少腹痛寅泻,完谷不化,此真阴不足,丹田不暖,尾闾不固,阴中火虚故也。

熟地　怀药　萸肉　附子　吴萸　五味　茯苓

曾经暴怒伤肝,木乘土位,健运失常,食滞作泻,遇怒则发,已历多年。病名气失,调脾之气,补脾之虚,未知是否。

冬术　炙草　藿香　陈皮　枳壳　川朴　木香

过服克伐之剂,中胃受伤,腹中窄狭,便泻不已,脾虚气痞于中,化气不展,拟归脾六君助坤,以法乾健。

洋参　茯苓　冬术　炙草　半夏　陈皮　木香　枣仁　远志

阳气者,若天与日,失其所,折寿而不彰,故天运当以日光明。人与天地相参,与日月相应,膻中为阳气之海,生化著于神明,命门为阳气之根本,养由于中土,故曰君火以明,相火以位。明即位之光,光即位之质。症本相火之亏,不能生土,土虚无以生金,肺司百脉之气,脾乃生化之源,肾开窍于二阴,相火不振,膻中阴瞑,脾失斡旋,肺失治节,中土困于阴湿,乌能敷布诸经? 湿甚则濡泄,注于二阴,是以大便溏,小便数,诸症蜂起。譬如雨淋湿土为水浸,堤防溃决,庶物乖违。盖火之本以消阴霾,离照当空,化生万物,阴平阳秘,精神乃治。

熟地　洋参　冬术　鹿角胶　附子　肉果　补骨脂　诃子　吴萸　白芍　小茴香　白龙骨　蜜泛为丸

曾经洞泄,又值大产,脾肾两亏,经以肾乃胃之关,清气在下,别生飧泄,脾虚则清气不升,肾虚则胃关不固,足以洞泄日增。近复完谷不化,脾主运化属土,赖火以生。火虚不能生土,土虚不能运化精微,胃能容纳,脾不健运,肾火不足可知。脉来细数无神,有血枯经闭之虑,治当益火之源以消阴翳。

熟地　怀药　吴萸　洋参　冬术　附子　升麻　五味子　肉果　补骨脂　罂粟壳　石榴煎汁泛丸

服固肾温脾之剂,洞泄已而复作。症本火亏于下,土困于中,不能运化精微,致令升降失司,胃关不固。益火之源以消阴翳,古之良法,反复者必有所因。自述多因怒发,怒为肝志,乙癸同源,肾主闭藏,肝主疏泄,怒则肝木能升土,肾欲固而肝泄之,脾欲健而木克之。是以反复相因,绵延两载,非药不对症,盖木功能难与情性争胜,是宜澄心息怒,恬憺无为,辅以药饵,何忧不已。

熟地　附子　洋参　冬术　干姜　肉果　五味子　吴萸　木香　诃子肉 赤石脂　粟壳　石榴皮煎汁为丸

脾统诸经之血,肾司五内之精,曾经三次血崩,七胎半产,脾肾久亏。脾与胃脂膜相连,为中土之脏,仓廪之官,容受水谷,有坤顺之德,化生气血,有乾健之功。中土受亏,化机失职,清不能升,浊无由降,乃见呕吐吞酸,肠鸣飧泄等症。乘肾之虚,戊邪传癸,遂成肠澼。肾气不支,澼势危殆,昼夜无度,五色相兼,呕哕大汗,绝食神疲,自服热涩之剂,正合局方之理,是以获愈未能如故。脾肾两亏,肾兼水火之司,火虚不能生土,水虚盗气于金,脾土为肺金之母,大肠与肺相为表里,辛金上虚,庚金失权,土虚不能胜湿,肾虚胃关不固。且南方卑湿,脾土常亏,既失所生,又素不足,土弱金残,湿胜濡泄,是以每至夏令则必泄泻。经所谓长夏善病洞泄,寒中是矣。经旨为常人立论,尚且洞泄,而况脾肾久亏者乎?足以诸症蜂起,自与众殊,此年当少壮,能受峻补,病势一退,精神如故。然峻补之剂,仅使可愈,未能杜源,近复一二日之间,或五志不和,饮食失宜,泄泻吞酸,不寐怔忡等症立起。即以酸补之剂投之,愈已复发,反复相仍,于兹四载。今年六月,间因忧劳病发,仍以前法治之,立已。第病药入则减,药过依然,洞泄日久,虚劳叠见,怔忡惊悸,莫能自主,嗳响腹胀,竟夜不寐,呕吐吞酸,时时欲便,非便即泄,泄即虚不能支,欲便能忍,忍则数日方减,精神日败。盖肾主藏精,开窍于二阴,泻则阴不固,精不化气,气不归精,相火不振,君火失明,宗气上浮,心神昏暝,怔忡惊悸,阴阳不交则不寐,土不制水则腹鸣吞酸,乃西金收气太过,呕吐是东水犯土有余,此皆火不归窟,气不归精,不然何以猝然颓败?倏乎神清,使非气火为病,安能迅速如此?治病必求其本,症本大亏于下,气不归精,屡服益火之剂,病势未能尽却者,以火能生土,亦能伤金。肺司百脉之气,气与火不相立,壮火食气,热剂过,当肺金受伤,元气孤浮无主以故。猝然瘦败,补火固是治本之法,所失在不兼济肺标之急。今拟三方,养心清金,育神以济心肺之标,晚服八味、右归,益火生土,治其受病之本,申服归脾、六君,崇土生金,以杜致病之源。疗治标本,虽殊三方,同归一体,冀其肾升肺降,中土畅和,二气两协,其平水火,同归一窟,精神化气,气降归精,天地交通,何恙不已。

晨服方

洋参　熟地　茯神　当归　柏子仁　枣仁　炙草　五味　天冬　麦冬

申服煎方

洋参 黄芪 桂圆 炙草 茯苓 冬术 木通 远志 枣仁 半夏 当归 陈皮

晚服丸方

六味 桂附 杞子 菟丝 鹿胶 杜仲 蜜水泛丸

尊年脾肾两亏,值暑湿余气未尽,食饮少思,便泻不禁,肾虚胃关不固,脾虚传化失常,致令水谷精微之气不能上升,反从下降,有降无升,犹四时之有秋冬而无春夏。拟东垣先天法和中土,展清阳行春令,质诸高明。

补中益气,去黄芪,加茯苓 怀药 煨肉果

便 血

阳明多气多血,大肠本无血,肝藏血,诸经之血赖脾以统之,中气以摄之。气不摄血,渗入大肠,而下血,不养肝,肝不藏血。不能藏血者,血海空虚也,生产之后,血不归精,气不归窟,形丰脉虚,外强中干。养心肝以和脾胃。

洋参 于术 茯神 炙草 远志 木香 枣仁 当归 阿胶 生地 白芍

心主血,肝藏血,脾统血,气摄血,湿热肠风,血随经下,常发常止。

地黄汤,加生地 白芍 槐米 芥炭

肝藏血,脾统血,气摄血,大肠本无血。脾虚生湿,湿郁血分。今夏酷暑伤阴耗气,气不摄血,渗入大肠而下,年甫九龄,另有专科,痴聋不识,虽十三科一理,本无知识,况又龙钟。思纯阳之体,便血鲜红,无七情之伤,所服诸方是理。不效者,恐肠热而利气分有热,逼血下行。拟以白头翁汤,未识当否,请质专科酌之。

白头翁 秦皮 川连 川柏 黄芩 姜炭 木香 赤石脂 糖查 甘草

服药以来,血点已无,大便或三次不等。湿热伤阴,中气不足,余气尚有未尽,以丸代煎,缓缓调治。

党参 冬术 生地 怀药 白芍 炙草 泽泻 炒芩 川连 侧柏 苡仁 木香 橘白 糖查 茯神 炼蜜为丸

阴络伤则便血,粪前血近血也,粪后血远血也。湿热伤阴,中气虚也。

补中益气,加生地 卷柏

便血,骨痛。肝脾两伤。

生地 白芍 旱莲 当归 芥炭 槐米 侧柏 茯苓 术炭 荷叶

络伤便血,历十余年,精神不振,肝气病痛,心虚气短,不相接续,阳事痿顿。年甫四二,未老先衰,脉来虚软,右关弦滑。中虚肾虚,肝之气亦虚,阴阳并损,从阳引阴,从阴引阳,大封大固,是其法程,第营出中焦,资生于胃,阳根于地,气根于胃,当从心脾进步,精血生于谷食,脾胃振作,为资生化源之本,不必专事于阳,见血投凉,拟归脾汤加减。

人参　熟地　茯神　阿胶_{藕粉研冲炒}　枣仁　黄芪　于术　甘草　木香　远志　桂圆肉

十剂后加鹿角胶　角霜　炙龟板_{用十倍为末}　桂圆肉煎膏和丸_{如胸次作痛即以红糖汤过下}

便后血乃远血也,血色鲜红,肛脱半时乃上已十余年,头眩神倦,脉来软数。肾水不足,肝阳少藏,脾失统司,气无摄纳,从乎中治,议归脾举元。

熟地　人参　茯苓　白术　炙草　当归　枣仁　远志　木香　升麻　桂圆

脉滑数,湿热伤阴,肠风便血。

生地　丹皮　山药　泽泻　茯苓　芥炭　黄芩　槐花米　侧柏叶

便血数升,先后不一,红紫相兼,中带血块,腹中隐痛,脉来滑数,按之无力。三阴内亏,湿热不化,阴络受伤,脾不统血,气不摄血,渗入大肠而下。

生地　阿胶　白芍　归身　于术　枣仁　赤石脂　槐花　鲜地榆

衰年心脾气馁,肝肾阴亏,气馁不能摄血,阴亏无以制火。心主血,肝藏血,脾统血,肾开窍于二阴。四经俱病,则营血失其统摄之司,血畏火燔,无能守静谧之职,妄行从魄门而出,拟归脾加减。

人参　炙草　炙芪　当归　茯苓　枣仁　远志　三七

血因火动,凉以和之。

生地　白芍　生草　黄芩　炒地榆　川续断　槐蕊　乌梅

经以中焦取汁,变化而为赤,是为血。劳损中伤,化机衰惫,注泄下行,其色如赭,脉来细数。此阳败无阴,真元气脱之象。拟回阳之法,多酌明哲。

熟地　人参　当归　炙草　炮姜　附子　山药　萸肉　五味子

便血已历多年,近乃肤胀腹大,脉沉潜无力,绝不思食。脾肾两亏,生阳不布,水溢则肿,气凝则胀,心开窍于耳,肾之所司也。耳闭绝无闻者,肾气欲脱,上求于心也。勉拟一方以尽人力。

苡仁　洋参　茯苓　甘草　冬术　熟地　归身　枣仁　远志

脉来浮数而空,尺部独甚。症本心脾气馁,肝肾阴虚,血失统司,水不济火,血逆后阴,鲜瘀不定,便前便后,俱有远近之血,交流脉络,不能扃固,血滑气脱,殊为棘手。

洋参　冬术　炙草　鲜橘白　熟地　龟板　山药　白芍　五味　诃子　续断　归身　炼蜜为丸

血随气行,气赖血辅,气主煦之,血主濡之。夫血生化于心,统摄于脾,藏受于肝,宣布于肺,施泄于胃,流注一身,所在皆是,经隧如河海,六脉如细流,皮肉筋骨如堤防,以故,还周不休而不泛溢。素本阴亏火盛,壮火食气,气不摄血,血逆妄行,如决江河,势莫能御,从阳明胃腑渗入大肠,便后下血,已历多年,不时举发。年逾五十,精力就衰,脉来软数无神,阴血难成易败,妄行之血日甚,殊为可虑。拟六味归脾加减,补阴制火,补气摄血,以折妄行之患。

生地　人参　山药　茯苓　白术　炙草　地榆　槐花　乌梅　归身　枣仁　白芍　炼蜜泛丸

溲　血

经以胞移热于膀胱,则癃溺血。痛与不痛有别也,不痛为溺血,痛为淋血,先溲后血,有时停溺管,令不得溲,窘迫痛楚,莫能言状,必得瘀块先出,大如红豆者数枚,则小便随之,已而复作,于兹十载,当从热入血室论治。

犀角　生地　白芍　丹皮　归身　甘草　牛膝　柴胡　黄芩　木通　地榆

素来善饮,湿中挟虚,五志不和,俱从火化,壮火食气,气不摄血,血不化精,湿热相乘,致有溺血之患。初服四苓、导赤而愈,后又举发。服知柏、八味化阴中之湿热,理路甚好,未能获效者,情志所伤也。第情志中病,虽有五脏之分,总不出乎心肾,议六味、养心二方加减。

生地　丹皮　怀药　泽泻　茯苓　归身　柏子仁　枣仁　麦冬　洋参　蜜水泛丸

因忧思扰动五志之火,致令冲任血失其平,由命门出乎精道,少腹酸痛,脉来无神,非少壮所宜,当以补心。

熟地　洋参　茯苓　橘红　五味子　麦冬　归身　枣仁

衄　血

水不制火,火犯阳明,血溢清窍,名曰鼻衄。

生地　丹皮　泽泻　茯苓　白芍　甘草　麦冬　黄芩　牛膝　茅根　犀角

操劳过度,真阴不足,水不制火,冲任血动,上溢于鼻,名曰鼻衄,脉来细数无神,自述素耽酒色。当培补正阴,未可作火热论治。

生地　丹皮　怀药　泽泻　茯苓　白芍　归身　牛膝

阴虚火动,齿衄消渴,脉来浮滑,神倦气怯,大便坚,小便数,阳明有余,少阴不足论治。

生地　丹皮　牛膝　知母　麦冬　甘草　泽泻　茯苓

齿者,骨之所终也。齿龈动摇,并无火症,六脉可据,乃肾阴不固,虚火上升,宜壮水以制之。

生地　丹皮　怀药　萸肉　泽泻　茯苓　牛膝

阳明燥热,内扰冲任,逼血妄行为衄,治以清降为主。

生地　犀角　白芍　丹皮　山栀　牛膝　槐花蕊

素本阴精不足,疟后阴津大伤,阴亏阳亢,水不济火,迫血妄行,出于肺窍,肺司百脉之气,肝藏诸经之血,肾司一身之精,水虚无以制火,精不化气,火性炎上,血随气行,足以溢于肺窍,有喘促痰厥之患,脉来软数无神。治宜壮水为主,与六淫在经,邪热壅盛有间。

生地　丹皮　泽泻　麦冬　丹参　白芍　知母　甘草　牛膝

痿　躄

久嗽不止,肺弱形瘰,两足环跳穴按之则痛,不能步履。经云:肺热叶焦,则生痿躄。肺为华盖,司气化而主皮毛,譬如天之雨露不施,则万物不生树之剥肤之液,则枝叶必槁也。若知壮筋骨而治腰膝,失其旨矣。下病治下,则滋养肺金。

炙黄芪　北沙参　玉竹　扁豆　茯苓　毛燕根　麦冬　甜杏仁

腰为肾府,膝为筋府。盖肾脏藏精,肝脏藏血,肝肾两亏,后天生化之气又不充旺,血枯髓涸,以致大筋软短,小筋弛长,软短为拘,弛长为痿。膝痛脊突,足膝难行,形体日渐瘦消。症势非轻,宜乙癸并调,以充筋髓。

生地　怀药　当归　白芍　东洋参　冬术　茯苓　玉竹　牛膝　杜仲　胡桃　金脊　猪脊筋

正在壮年,三阴不足,阴寒湿邪乘虚陷入下焦,两足胫肿胀,腿足疼酸,大肉渐瘦,脉象弦细微数,神疲食少,面黄。气血俱亏,虑成残废,宜平补三阴,兼利湿舒络之法。

炙生地　龟板　山药　当归　冬术　茯苓　独活　苡仁　萆薢　木瓜　桑枝　红枣　牛膝

再诊,足三阴之络自足过膝而入腹,肝肾血液内亏,湿邪乘虚而入,股痛有年,夏令为甚,下午则股痛为剧。阴虚邪客经隧,当固本治标。

炙生地　龟板　当归　丹参　牛膝　秦艽　独活　苡仁　萆薢　木瓜　桑枝　红枣

三诊,叠进甘寒,舒络兼培气血,腿股外臁痛已渐减,而内臁大筋伸则痛。经云:湿热不攘,则大筋软短,小筋弛长,软短为拘。且汗出不透,究系营卫不充,湿邪逗留不解,仍用前法少佐辛温之品,直达下焦,以冀痊可。

　　萆薢　独活　附片　木瓜　丝瓜络　桑枝　大生地　全当归　白芍　牛膝　川断　甜瓜子　茯苓

　　腿有六经,内前廉属肝脾之络,筋脉扎起,屈伸则痛,酸楚乏力,筋无血养,络温不清,即系夏令,犹须绵护,显属虚寒,法当温养。

　　熟地　杜仲　牛膝　党参　冬术　当归　柏子霜　巴戟　狗脊　萆薢　虎骨　茄皮　木瓜　桑枝　丝瓜络

　　言发于心,语发于肾,水火气偏,神志不藏,肝风痰火扰乱心胞,思想无穷,所愿不得,郁结化火生痰,壮水之主,以制阳光,亦是一法。现在午火司权,少阴用事,清心宁肝一法是否? 候酌。

　　温胆泻心,用孩儿参,加青果汁

　　胃为水谷之海,脾为生化之源,脾气散精,上归于肺,肺失降令,脾失转输,水谷之湿邪下聚,而为痰饮,停蓄于中,以致中脘不舒。食少作胀,痰气上升,肺之治节无权,于是二便不畅,两足软弱难行,痿躄难行以经旨治痿独取阳明,盖阳明主宗筋,束筋骨,而利机关者也,当先理脾胃,佐清痰气。

　　半夏　陈皮　茯苓　厚朴　苡仁　牛膝　杏仁　当归　款冬花　冬瓜子

　　四剂后咳减胀消,二便亦畅,原方去厚朴、冬瓜子、冬花,加冬术,川断,服四剂,足渐有力,惟肺脾湿痰未尽。

　　原方去杏仁　苡仁,加料豆

颠　狂

　　思则气急,忧则气耗,然衰动中,形神攻乱,肝胆自怯,心肾不交,多寤寡寐,神不安舍,舍空则痰火居之。多饮高粱伏酒,兴而后寐,胆虚不寐,阳跷脉空,心神不敛,肝阳不宁,有狂乱之患。

　　生地　阿胶　孩儿参　半夏　秫米　连翘　枳壳　竹茹　鸡子清

　　情怀抑郁,气动于中,五志过极,皆从火化,心胆自怯,惊则气乱生心也,悲则气下伤于肾也。肝风痰火上扰,神志不藏,风火相煽,阴阳自实,致有狂乱之患,清心化痰解郁疏肝。

　　羚羊角　钩藤　枳实　竹茹　半夏　茯苓　川连　干姜　孩儿参　青果汁

　　暴怒伤阴,暴喜伤阳,包络为臣使之官,喜乐出焉。肝为风木之脏,虚则生风,郁则化火,肾为少阴主水,水不养肝,心肾不交,神不安舍。痰火居于心,肝肾三阴内亏,加之郁结化火生痰,上扰心胞,阳明内实,虚火虚痰虚风难免狂乱,逾垣之患,风痰之药,遍尝无效,肝为刚脏,济之以柔一法程也。

十味温胆,用生地,加孩儿参 天冬 羚羊角 钩藤 青果汁 童便

肝不藏魂,肺不藏魄,神不归位,风火痰扰乱不宁,颠狂咬身,日夜无眠,身强有力,有逾垣上厥之势,阳明内实,难以奏效。

犀角 羚羊角 生熟地 天麦冬 玄参 黄柏 黄芩 川连 赤芍 丹皮 半夏 橘红 竹茹 枳实 远志 青果汁 茯苓

经以重阳为狂,重阴为颠,胎产之后,恶露不行,因而卧早,败血上冲,扰乱心胞,瘀凝作胀,人事不省,如醉如疯,鼓郁肝风,多笑多语,心神不安。包络者,臣使之官,喜乐出焉。化瘀是理,脉来沉滑,沉者郁也,气血不得和畅,气化火,风败血随之,颠狂见矣,仍宜化痰。

归尾 桃仁 杏仁 丹皮 赤芍 郁金 石决明 童便

七 疝

经以任脉为病,男子内结七疝,冲任同源,为十二经之海,起于肾下,出于气街,并足阳明经,夹脐上行,至胸中而散。症因思索烦劳,损中气亏及奇经,任虚则失其担任之职,冲虚则血少不能营筋。肝主一身之筋,与肾同归一体,前阴为宗筋之会,会于气街,以致睾丸下坠,不知痛痒,名曰颓疝。前哲之法,颇多效者甚鲜,暂从中治。

熟地 怀山药 洋参 冬术 炙草 半夏 陈皮 当归 川芎 柴胡 升麻 蜜水为丸

肝藏诸经之血,肾司五内之精,疾走恐惧,饥餐渴饮,致伤肝肾精血,血亏精不化气,血气无以营筋,致令气滞寒凝,筋挛血积,因而成疝。数载以来,日以益甚,不知痛痒,此乃癞疝,七疝之中此其最甚。温通气血以散寒凝,培补肝肾以舒筋络,古之成法也。

有案无方

二天不振,八脉有亏,任脉不足,睾丸下坠,偏于左者,肝位也,肾气通于耳,水不济火,则耳鸣火炽,阴消则精泄,脉来虚数少神。脾肾双培为主。

木香 枣仁 远志 熟地 怀药 萸肉 洋参 当归 茯苓 橘皮 甘草 蜜水为丸

冲为血海,任司胞胎,下司肝肾,上颖阳明,气血凝结,湿热郁之,服药以来,热势虽减,癥瘕,未扶正气徐徐消化。

归尾 牛膝 糖查 延胡 茜草 杏仁 苏木 茯苓 陈皮 青皮 千里马 山栀

心之所藏者神,肾之所藏者精,精神生于坎府,运用出乎。离宫心肾两亏,少腹有小块,按之不痛不移,气往上冲。每朝溏泄,精神散乱,无梦而遗,清阳

在上,则生飧泄,阴不敛阳,坎离不济,水升火降,则为和,会合有欢欣之举,婴儿姹女,赖黄婆撮公,先治其心脾,冀火水有济,清升浊降,饮食如常,乃可为妙。早服资生丸以助坤顺,疼痛不止,诸药不效,暴病在经,久病入络。第老迈龙钟,难以为力,回府多访高明,拟交加散加减。

生地二两　生姜四两

以生地汁入姜渣,以姜汁入生地渣,加红糖芝麻油九两,以渣用阴阳水煎用,上二味冲服

用交加散合红糖芝麻油法,服后痛稍缓,仍然坠痛,腹鸣未止,大便濡溏,小便混黄,嗳气则少腹痛,脐属少阴,少腹入厥阴,肝肾不足,郁湿化热,伤阴耗气,不能拘定。疼痛属实,但久病属虚,脏不藏也,则气不和,拟黄柏苦以坚肾化湿,牡蛎固脱,鄙见浅陋,当访明哲。

牡蛎　黄柏　红糖　麻油

疝气九年,大如鸡卵,常发不止,发则胀大,不耐仍寒劳碌。

补中益气,加金铃子　橘络　枸橘　姜　枣

丸方　金铃子　青陈皮　枸橘　防己　赤芍　肉桂　猪茯苓　泽泻　海藻　红糖为丸

疝气三载,脉弦兼滑,经以任脉为病,内结七疝,大如鸡卵囊如瓜,满腹攻痛,劳则胀大作坠。肝肾不足,中气亦虚,劳者温之,损者益之。

补中益气,又合六味,加延胡　荔子　金铃子　橘核

头　痛

头偏左痛,巅顶浮肿,痛甚流泪,半身顽麻,三阳行首面,厥少合巅顶,属虚风上冒,真阴下亏。养肝肾之阴,开巨阳之表。

羚羊角　蒺藜　菊花　羌活　防风　川芎　天麻　熟地　茯苓　泽泻　丹皮

阳明胃火上炎,头中震痛,如动脉之状,时作时止,脉洪而数。寒以取之。

熟地　知母　麦冬　木通　石膏　甘草　粳米　泽泻

素本阳虚,不时头痛,脉来细数,容色索然。阴翳上扰精明之府,法当益火之原。

人参　白术　炙草　附子　干姜

宿疾阴亏,巅顶时疼,面色戴阳,脉来软数。浮阳上扰清空,暂以壮水主之。

地黄汤,去萸,加归

脉象沉滑,头痛如破,作呕,胸满胁胀。湿热盘踞中州,清气无由上达清虚之所,名曰痰厥,头痛主以温中,佐以风药取之。

平胃散,加蔓荆子 川芎 细辛

头痛兼眩,不寐,肢先厥冷,中心溃溃如驾风云。此风痰上扰清虚,有痉厥之虑。拟半夏白术天麻汤去黄芪,加川芎、蔓荆子。

半夏 白术 天麻 泽泻 黄柏 干姜 人参 茯苓 陈皮 神曲 麦芽

头为诸阳之会,作痛上实下虚。上实为阳明有余,下虚乃少阴不足,拟玉女煎加减。

熟地 麦冬 石膏 牛膝 升麻 知母

心腹痛 附脘痛

病原已载煎方,第脘痛甚则发寒肢冷,不可当风,此属气闭,不能营敷四末,上走清空,非真虚也。服理气之剂,佐以山栀清其气郁之火,病势随愈,呕吐亦平,饮食亦进,数亦缓。症本木乘土位中伤,气郁化火伤阴,不宜烦劳动怒,肝病治脾,前贤良法。拟六君加减,运中枢以畅清阳为主。

孩儿参 白术 炙草 茯苓 当归 白芍 青皮 橘红 木香 沉香 佩兰 蜜水泛丸

肝郁气痛,痰多作嗽,肺有伏风,值秋燥令行,自得其位而起,乌足虑也。

苏梗 杏仁 半夏 茯苓 陈皮 甘草 当归 白芍

气痛均止,痰嗽未平,咽痛似伤,非喉痹也,乃阴亏火燥,肺有伏风,仍以清肃肺胃。

照前方,去白芍,加阿胶蛤粉炒 牛蒡子

痰嗽稍平,脘痛复作,按之则痛缓,可按为虚也。经以脾络布于胸中,肺脉环循胃口。症本木旺中虚,土不生金,风伏于肺,气机不展,痛则不通,不可拘无补法之说。通则不痛,通在宣和也,非必通利也,补亦不通也,益水生木,培土生金,展气化宣,伏风以治之。

熟地 人参 霞天曲 广皮 枣仁 炙草 茯苓 于术 半夏 远志 当归 桂枝炒白芍 蛤粉炒阿胶 陈米煎汤代水为丸

服丸徐治,入冬以来,痛时作时止,嗽或减或增,饮食虽较多进,细数之脉未起。脾胃两亏,伏风未尽,肾当愈于冬,自得其位而起,不愈者以水旺于冬,而冬水反涸,润下之,令体少精气故,水冷金寒,肺有伏风,外风易感,同气相求也。而使理气融和,方先有济,暂从温散。

熟地 当归 五味 麻黄蜜炙 半夏 干姜 茯苓 杏仁 桔梗 苏梗 甘草 细辛

乙丑五月,诊脉仍细数,素本阴亏,木不条达,克制中胃,中伤络损,气失冲和,脾郁则痛,胃伤则呕。阳明之气下行为顺,太阴之气则和,经以六经为川,肠胃为海,以通为主。五六日一更衣,阴液不濡肠,胃燥结可知。香燥开胃非所宜也,议润燥生阴,佐和中胃。

　　熟地　人参　当归　阿胶　苁蓉　牛膝　橘红　白蜜

　　润燥生阴,佐和中胃,服后痛呕俱平,唯胸次不畅,大便未解,阳明传送失职,太阴治节不行,皆缘阴液有亏也。不必强行伤气,照原方加郁李仁五钱,大便已解,腑气已通。症本阴亏,当从缓治,益阴无骤补之法,仍以甲子所拟丸方调治,逢节气以人参汤下。

　　丙寅二月,诊脉细数如初,饮食较前略进,形神渐振,痛呕并减,举发渐稀。症本阴亏不敛,克制中胃,胃失冲和,传化失职,津凝为痰,肺为起痛之原,胃为传病之所,脾络布胸中,肺脉环循胃口,中虚清气不展,阴霾上翳,否象呈焉。七方中甘缓最为妥协,服之五剂后,仍以甲子所拟调治。

　　归脾汤,去桂圆,加姜　枣

　　肝阴不敛,胃阴不滋,健运失常,中伤饮聚,痛呕并见,屡发不瘳。肾损窃于肝,肝病传于胃,胃脉布于胸络,脉通调则不痛,胃气强健则无痰。治病必救其本,滋苗必灌其根,若不培养正元,徒以痛无补法,即定呆理,安望有成?数载以来,病势退而复进,脉体和而又瘩者,病势苦深而少静定之力也。盖阴无骤补之法,且草木功能难与情性争胜,金为水母,水出高原,谨拟补肾生阴为主,清金抑肺,辅之。俾金水相生,从虚则补母之法,乃经旨化裁之妙,非杜撰也。

　　熟地黄汤,加阿胶　麦冬　苁蓉　霞天曲　北沙参
　　共为细末,水泛为丸,逢节人参汤下

(完)